物理医学与
康复手册

PHYSICAL MEDICINE AND REHABILITATION POCKETPEDIA

第3版

主 编
MATTHEW SHATZER, DO   HOWARD CHOI, MD

主 译
徐丽丽 袁 华

副主译
赵晨光 陆沈吉 蔡 斌

U0212421

译 者（按姓氏笔画排序）
王 菲（山西医科大学第一医院）
叶济灵（上海交通大学医学院附属第九人民医院）
田 飞（中国人民解放军空军军医大学西京医院）
刘丽琨（上海交通大学医学院附属第九人民医院）
刘莎莎（上海交通大学医学院附属第九人民医院）
孙晓龙（中国人民解放军空军军医大学西京医院）
吴超伦（上海交通大学医学院附属第九人民医院）
张 克（山东大学齐鲁医院）
陆沈吉（上海交通大学医学院附属第九人民医院）
陈 旭（上海交通大学医学院附属第九人民医院）
金 磊（上海交通大学医学院附属第九人民医院）
周辉红（上海交通大学医学院附属第九人民医院）
赵晨光（中国人民解放军空军军医大学西京医院）
胡 旭（中国人民解放军空军军医大学西京医院）
袁 华（中国人民解放军空军军医大学西京医院）
徐丽丽（上海交通大学医学院附属第九人民医院）
曹 辉（中国人民解放军空军军医大学西京医院）
琚 芬（中国人民解放军空军军医大学西京医院）
鲁君兰（上海交通大学医学院附属第九人民医院）
蔡 斌（上海交通大学医学院附属第九人民医院）

人民卫生出版社
·北 京·

版权所有，侵权必究！

The original English language work:
Physical Medicine and Rehabilitation Pocketpedia, third edition
isbn: 9781620701164
by Matthew Shatzer, DO
has been published by:
Springer Publishing Company
New York, NY, USA
Copyright © 2018, All rights reserved.

图书在版编目（CIP）数据

物理医学与康复手册 /（美）马修·沙泽
（Matthew Shatzer）主编；徐丽丽，袁华主译 . —北京：
人民卫生出版社，2021.3
　ISBN 978-7-117-31365-0

　I.①物… Ⅱ.①马… ②徐… ③袁… Ⅲ.①物理医
学－手册②康复医学－手册 Ⅳ.①R454-62②R49-62

中国版本图书馆 CIP 数据核字（2021）第 043511 号

人卫智网 www.ipmph.com	医学教育、学术、考试、健康， 购书智慧智能综合服务平台
人卫官网 www.pmph.com	人卫官方资讯发布平台

图字：01-2018-2406 号

物理医学与康复手册
Wuli Yixue yu Kangfu Shouce

主　译：	徐丽丽　袁　华
出版发行：	人民卫生出版社（中继线 010-59780011）
地　址：	北京市朝阳区潘家园南里 19 号
邮　编：	100021
E - mail：	pmph @ pmph.com
购书热线：	010-59787592　010-59787584　010-65264830
印　刷：	三河市潮河印业有限公司
经　销：	新华书店
开　本：	850×1168　1/32　印张：10
字　数：	291 千字
版　次：	2021 年 3 月第 1 版
印　次：	2021 年 4 月第 1 次印刷
标准书号：	ISBN 978-7-117-31365-0
定　价：	60.00 元

打击盗版举报电话：010-59787491　E-mail: WQ @ pmph.com
质量问题联系电话：010-59787234　E-mail: zhiliang @ pmph.com

中文版序（一）

　　康复医学着眼于功能，旨在恢复临床各种疾病对于患者功能的损害，帮助患者回归家庭、重返社会。伴随着我国社会经济发展，人们健康意识日益提高，对于康复医学的需求也大大增加。康复医学日常工作所涉及的疾病几乎涵盖了临床所有学科，所需知识面之宽可能是所有学科之最，这对康复医师提出了非常高的要求。

　　如何快速的掌握如此多的知识呢？

　　《物理医学与康复手册》（*Physical Medicine and Rehabilitation Pocketpedia*）是美国康复医师人手一本的"百宝书"，已经更新到第三版，书内涵盖了康复医学科日常处理的各个系统疾病，并针对不同主题，如神经康复、骨科康复、心脏康复、肿瘤康复、烧伤康复等进行了比较全面的介绍。令人惊喜的是，这本书非常小巧精悍，可以放在口袋里，非常实用，可以作为我们康复医师平时看门诊、查病房的一本专业工具书。

　　本书由徐丽丽、袁华主译，赵晨光、陆沈吉、蔡斌担任副主译；同时译者均是来自国内知名医院、从事康复医疗工作多年的康复医师，他们都有着丰富的临床经验和教学经验，保证了翻译的准确性。相信这本"百宝书"可以给康复医师的日常工作带来便利和帮助，也能够作为带教住院医师规范化培训的辅助教材。

吴毅

2020 年 12 月 25 日

中文版序（二）

我一直认为写序是名人、大腕的专利。蔡主任邀我写序，确实让我有些惶恐。但这本康复科的口袋书确实是我推荐给蔡主任的，所以也就勉为其难，厚着脸皮写一下自己的感受。

我在进入康复科做住院医生的时候，行将毕业的住院医生会给新的住院医生一些生存秘籍，其中就有这本小册子。别看这本小册子体量不大，但从中风、截瘫、脑损伤等住院康复疾病，到骨骼肌肉损伤、脊柱疼痛等门诊康复疾病，从步态分析、肌电图到支架辅具，包罗万象，几乎囊括了康复科的方方面面。作为住院医生三年期间，这本小册子陪伴我度过几乎所有科目的轮转，它帮助我应对主任刁钻的提问，帮助我处理罕见的病例，帮助我写辅具轮椅的处方，帮助我进行注射和肌电图的操作，甚至还帮助我考过了美国康复执业医师考试。即便是执业以后，它仍然是我的好帮手，我时常会在应急时翻阅它一下。虽然这本书在美国的主要读者是康复科的住院医生，但据我所知，许多执业医师甚至非康复科的执业医师、康复师也在使用这本小册子。当然，要提醒大家的是：这本小册子并不能替代康复的专业书籍。但作为口袋书，这本小册子的功效会出乎您的意料！

顾延

2020 年 7 月 15 日

于美国费城

原 著 前 言

《物理医学与康复手册》第 3 版在前两版的基础上进行了扩展,提供了新的循证数据,并更新了与物理医学与康复领域相关的主题参考文献。新的章节涵盖了日益重要的主题,包括质量改进、癌症康复、针灸和超声波。

我们希望这一新版本将在我们目前的教育和临床实践中继续为读者提供一个简明、方便、最新的参考。

Matthew Shatzer, DO

Howard Choi, MD

编 者 名 录

Hilary Berlin, MD, Clinical Assistant Professor, Departments of Physical Medicine and Rehabilitation, and Pediatrics, Donald and Barbara Zucker School of Medicine at Hofstra-Northwell, Hempstead, New York

Adrian Cristian, MD, MHCM, Chair, Department of Physical Medicine and Rehabilitation, Glen Cove Hospital, Glen Cove, New York

Renee Enriquez, MD, RMSK, Attending Physician, Assistant Professor, Interventional Pain Management, Department of Physical Medicine and Rehabilitation, UT Southwestern Medical Center, Dallas, Texas

Katie Gibbs, DO, Resident Physician, Department of Physical Medicine and Rehabilitation, Donald and Barbara Zucker School of Medicine at Hofstra-Northwell, Hempstead, New York

Emily Gray, MD, Chief Resident, Department of Physical Medicine and Rehabilitation, Donald and Barbara Zucker School of Medicine at Hofstra-Northwell, Hempstead, New York

Diane Horowitz, MD, Assistant Professor, Department of Medicine, Divison of Rheumatology, Donald and Barbara Zucker School of Medicine at Hofstra-Northwell, Hempstead, New York

Natalie A. Hyppolite, DO, MBS, Former Resident Physician, Department of Physical Medicine and Rehabilitation, Donald and Barbara Zucker School of Medicine at Hofstra-Northwell, Hempstead, New York

Navdeep Singh Jassal, MD, Attending Physician and Assistant Clinical Professor, Department of Pain Medicine and Neurology, Florida Pain Medicine and University of South Florida, Wesley Chapel, Florida

Sylvia John, MD, Vice Chair, Department of Physical Medicine and Rehabilitation, Northwell-Southside Hospital, Bay Shore, New York

Sarah Khan, DO, Assistant Professor, Department of Physical Medicine and Rehabilitation, Donald and Barbara Zucker School of Medicine at Hofstra-Northwell, Hempstead, New York

Cosmo Kwok, MD, Resident Physician, Department of Physical Medicine and Rehabilitation, Donald and Barbara Zucker School of Medicine at Hofstra-Northwell, Hempstead, New York

Thomas Lione, DO, Former Chief Resident, Department of Physical Medicine and Rehabilitation, Donald and Barbara Zucker School of Medicine at Hofstra-Northwell, Hempstead, New York

Susan Maltser, DO, Director, Cancer Rehabilitation, Department of Physical Medicine and Rehabilitation, Donald and Barbara Zucker School of Medicine at Hofstra-Northwell, Hempstead, New York

Fergie-Ross Montero-Cruz, DO, Former Resident Physician, Department of Physical Medicine and Rehabilitation, Donald and Barbara Zucker School of Medicine at Hofstra-Northwell, Hempstead, New York

Anthony Oreste, MD, Assistant Professor, Department of Physical Medicine and Rehabilitation, Donald and Barbara Zucker School of Medicine at Hofstra-Northwell, Hempstead, New York

Edward Papa, DO, Assistant Clinical Professor, Department of Pain Medicine, Stony Brook University Hospital, Stony Brook, New York

Komal Patel, DO, Resident Physician, Department of Physical Medicine and Rehabilitation, Donald and Barbara Zucker School of Medicine at Hofstra-Northwell, Hempstead, New York

Shaheda A. Quraishi, MD, Assistant Professor, Departments of Physical Medicine and Rehabilitation and Neurosurgery, Donald and Barbara Zucker School of Medicine at Hofstra-Northwell, Hempstead, New York

Craig Rosenberg, MD, Eastern Region Regional Director and Chairman, Department of Physical Medicine and Rehabilitation, Northwell Health-Southside Hospital, Bay Shore, New York

Rosanna C. Sabini, DO, Assistant Professor, Department of Physical Medicine and Rehabilitation, Northwell Health-Southside Hospital, Bay Shore, New York

Julie Schwartzman-Morris, MD, Associate Professor, Donald and Barbara Zucker School of Medicine at Hofstra-Northwell, Hempstead; Attending Physician, Northwell, Department of Medicine, Division of Rheumatology, Northwell, Great Neck, New York

Adam Stein, MD, Chairman and Professor, Department of Physical Medicine and Rehabilitation, Donald and Barbara Zucker School of Medicine at Hofstra-Northwell, Hempstead, New York

Dana Sutton, MD, Former Resident Physician, Department of Physical Medicine and Rehabilitation, Donald and Barbara Zucker School of Medicine at Hofstra-Northwell, Hempstead, New York

Dana Vered, PT, DPT, Physical Therapist, Department of Physical Therapy, Northshore University Hospital, Manhasset, New York

8 · 编者名录

Jennifer Weidenbaum, MS, CCC-SLP, Speech-Language Pathologist, Department of Rehabilitation, North Shore University Hospital, Manhasset, New York

Lyn D. Weiss, MD, Chair and Residency Program Director, Department of Physical Medicine and Rehabilitation, Nassau University Medical Center, East Meadow, New York

目　录

第一章

神经系统查体

精神状态

精神状态是建立在丰富认知功能基础之上的。对人物、地点、时间和环境的定向力是基本认知所必需。注意力是一种能够在不分心的情况下处理各种情况的能力，可以用连续7秒实验进行测试。专注力是指可以长时间集中注意力的能力。记忆的三个组成部分包括识记、保持和重现。先让患者复述三个物体，5分钟以后再回忆这三个物体。通过询问患者过去24小时内和一生之中发生的重大事件可检测近期记忆和远期记忆。可以通过下述问题询问情绪，如"你觉得怎么样？"或者"你觉得难过或者沮丧吗？"洞察力是患者知道自己的病损、治疗需求和症状特征的能力。通过评估患者解决日常生活问题的能力来了解判断力。可通过语速、清晰度、流利度、命名、单词理解、复述、写作、阅读等分析言语和语言能力。更高级的认知功能包括计算、抽象思维和绘制时钟。简易智能精神状态检查量表（Mini Mental Status Examination, MMSE）是一个认知功能筛查的评估工具，总分30分，≥ 24分为正常。

脑神经

第一对脑神经（cranial nerve, CN1），嗅神经，可以通过芳香的非刺激性物品来检测嗅觉。视神经（CN2）通过检查视野和视力来检测。三对与眼球运动有关的神经分别是动眼神经（CN3）、滑车神经（CN4）和展神经（CN6）。动眼神经参与瞳孔收缩、睁眼及支配除外直肌和上斜肌外的所有眼外肌。外直肌由展神经支配，使眼球可以向外转动。滑车神经支配上斜肌，使眼向下和向内运动。三叉神经（CN5）包含运动神经和感觉神经。运动神经支配颞肌和咬肌，使下颌咬紧和侧向运动。感觉神经支配面部感觉，分为三支：眼支（V1）、上颌支（V2）和下颌支（V3）。面神经（CN7）支配面部肌肉运动，包括面部表情、闭眼和闭嘴，还支配舌前 2/3 的咸、甜、酸、苦的味觉。前庭蜗神经(CN8)有两个作用:听觉(耳蜗神经)和平衡(前庭神经)。舌咽神经(CN9)支配咽的运动、鼓膜和外耳道的后部、咽部和舌后部的感觉,包括味觉(咸、甜、酸和苦)。迷走神经(CN10)支配软腭(抬高)、咽和喉的运动。迷走神经也支配咽和喉部的感觉,可以通过咽反射检查。副神经(CN11)支配胸锁乳突肌和斜方肌上束的运动。舌下神经(CN12)是支配舌肌运动的纯运动神经。

肌张力

肌张力是指肌肉被动拉长产生的抵抗阻力。如果对牵拉没有抵抗力则是肌张力低下。临床上下运动神经元损伤可见于吉兰-巴雷综合征、脑卒中急性期和脊髓损伤。痉挛是指速度依赖地对肌肉牵拉的抵抗力增强,是上运动神经元受累的临床表现,常见于多发性硬化、脑卒中的慢性期和脊髓损伤。通常采用改良 Ashworth 量表评估痉挛。强直是指与速度无关的对肌肉牵拉的抵抗力增加,是基底节受累的一个临床指征,常见于帕金森病。

肌力分级

分级	描述
0	肌肉无收缩
1	可以看到或者触到轻微收缩
2	全关节范围活动,但不能抵抗重力
3	抵抗重力的全关节范围活动
4	可抵抗小~中等阻力的抗重力全关节范围活动
5	可抵抗最大阻力的抗重力全关节范围活动

通过叩诊锤敲击肌腱引起肌肉收缩来检查肌肉牵张反射

上肢反射包括肱二头肌反射(C_5,C_6)、肱桡肌反射(C_5,C_6)和肱三头肌反射(C_6,C_7);下肢反射包括膝跳反射($L_2 \sim L_4$)、内侧腘绳肌反射($L_5 \sim S_1$,坐骨神经中的胫神经部分)、跟腱反射(S_1)、跖反射(L_5, S_1)。为了强化反应,还可以让患者双手相扣来分散其注意力[延德劳希克手法(Jendrassik maneuver)]。

分级	描述
0	反射消失
1+	反射减弱
2+	反射正常
3+	反射活跃(亢进但没有阵挛)
4+	反射亢进伴有阵挛

感觉检查应该包括浅感觉和深感觉,并且在患者闭眼状态下比较双侧皮节区感觉

- 轻触觉:使用棉签的尖端。
- 痛觉:使用安全别针。
- 温度觉:使用分别装有热液体和冷液体的测试管。
- 关节位置觉或本体感觉:抓住患者手指或者脚趾的内侧和外侧边,上下移动检测其是否能区分向上和向下活动。
- 振动觉:用128Hz或者256Hz音叉放在特定的骨性突起上,询问患者何时振动消失。
- 点定位:轻触患者询问是否能识别触摸的位置。
- 两点辨别觉:在指尖或手掌上给予刺激,看患者是否能区分一个点和两个点。
- 实体觉:将一个常见的物体放在患者手中,让其辨别说出物体的名称。
- 皮肤书写觉:在患者的手掌上写一个数字或者字母,让其辨认。

通过协调性、姿势和步态分析检查有无运动迟缓、共济失调和平衡障碍,明确小脑功能

- 指鼻实验和跟膝胫试验。
- 快速轮替试验。
- 轻瘫试验:让患者在闭眼状态下保持手臂举起,如果出现手臂向下移动,则为阳性。

- Romberg 试验：让患者在闭眼状态下双脚合拢站立，如果出现任何身体摇摆，则为阳性，提示位置觉缺失。
- 让患者在走廊上行走，交叉步伐（tandem walk），足跟/足尖行走，单足跳跃，轻度屈膝，观察患者步行。

（袁 华 译，徐丽丽 校）

推荐阅读

Bickley L. *Bates' Guide to Physical Examination and History Taking.* 8th ed. Philadelphia, PA: Lippincott Williams & Wilkins; 2003.

Daroff RB, Jankovic J, Mazziotta JC, & Pomeroy SL. *Bradley's Neurology in Clinical Practice*, 2 Vol., 7th ed. Philadelphia, PA: Elsevier; 2016.

第二章

步态与步行辅具

步行周期

正常步行周期有两个主要组成部分:支撑相,代表脚与地面接触的时间;摆动相,代表脚在空中的时期(图 2.1)。支撑相占步行周期的 60%,而摆动相占 40%。步长是指一只脚发生某一动作到对侧脚发生相同动作的时间。步幅是指一只脚的某一动作到同一只脚再次发生相同动作的时间。

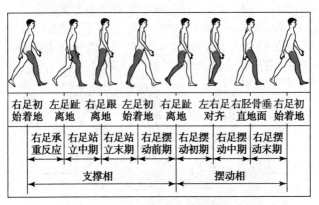

图 2.1　步行周期的组成

步态的六个决定因素

Saunders 等[1]认为身体重心(center of gravity,COG)在垂直方向和侧方的摆动最小时,步态效率最高。他们确定出 6 个在正常步态中自然发生的可减少重心摆动的"决定因素",而这些决定因素在受到损害时可出现病理性步态。

1. 骨盆在水平面的旋转——在双腿支撑至最充分期间,骨盆向两侧各旋转 4°,使重心运动轨迹的最低点升约 1cm。

2. 骨盆在冠状面倾斜——在摆动腿一侧,在髋外展肌控制下,骨盆下降 5°,使重心运动轨迹顶点下降约 0.5cm。

3. 膝关节屈曲(knee flexion,KF)——使重心顶点在站

立中期降低 1.1cm（10°～15°）。

4. 膝与踝的活动——站立早期跟骨发生旋转，以及站立后期时伴随屈膝跖骨头发生旋转，使重心形成平滑的正弦路径。

5. 骨盆侧方移位——正常解剖的膝外翻和髋内翻减少了侧方摆动，将总的水平位移从约 15cm 降低至 < 5cm。

正常步态中的肌肉活动

踝背屈肌——从足跟着地到足部放平期间，这些肌肉（主要是胫前肌，但也包括趾长伸肌和拇长伸肌）离心收缩，使足平稳地实现从足跟着地到足掌放平。在摆动相，这些肌肉向心收缩以背屈踝关节，并有效缩短摆动肢体以廓清地面。

踝跖屈肌——在站立中期，小腿三头肌离心收缩，以控制身体向前的动量引起的踝关节背屈。在蹬离期，它们向心收缩从而将足跟和足趾从地面抬离（图 2.2）。

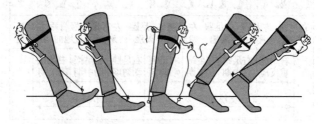

图 2.2 正常步态中踝关节背屈 / 跖屈肌的活动
（资料来源：修改自参考文献[2]）

髋外展肌——在支撑相，臀中肌和臀小肌离心收缩以限制摆动腿一侧的骨盆倾斜。足跟着地之后其收缩最大。

髋屈肌——在站立中期之后，髋屈曲肌（主要是髂腰肌）离心收缩，减慢由地面反作用力（ground reactive force，GRF）向后越过髋关节引起的躯干伸展。摆动相，阔筋膜张肌、耻骨肌、缝匠肌以及髂腰肌向心收缩，使髋关节屈曲、缩短肢体，以有效地廓清地面。

伸髋肌 / 腘绳肌——足跟着地之前，GRF 在髋关节前方，臀大肌和腘绳肌开始离心收缩，以维持髋关节稳定并减慢躯干向前的动量。足部放平后，一旦 GRF 越过髋关节到其后方,这些肌肉即不再收缩。为了在摆动相廓清地面,腘绳肌轻微收缩以屈曲膝关节。在足跟着地前后腘绳肌呈双峰激活。第一次峰值发生在摆动相,此时是开链运动(足未接触地面)。这次激活通过伸髋屈膝时的离心收缩来减慢腿的向前摆动。在踝关节着地瞬间,开链运动转变为闭链运动(足与地面接触),同时腘绳肌主要作为伸髋肌,防止髋膝同时屈曲。在站立后期,当臀大肌推动 COG 向前使髋关节伸展时,有一个较小的持续的活动峰值。

伸膝肌——股四头肌主要作用是在足跟着地时离心收缩,以吸收震荡来保持膝关节稳定。在足趾离地前,它们也很活跃,以帮助启动肢体的向前摆动。

站立——腓肠肌 - 比目鱼肌复合体(主要是比目鱼肌)是在安静站立时唯一正常激活的肌肉。其他关节的稳定性由韧带与骨性关节维持。COG 位于骶 2 前方 5cm(图 2.3)。

步态异常和处方

肌肉——异常步态

疼痛步态——为减轻疼痛,患侧肢体避免负重(weight bearing, WB)。检查者可观察到患侧支撑相缩短,健侧步长减少,以及双支撑相时间延长。

腓肠肌步态——在站立末期以及足趾离地时跖屈肌力弱使足跟抬高不足。在站立末期,在足跟未抬高的情况下,为限制 COG 降低,对侧腿的步长缩短。治疗:以全足长的固定或半固定踝足矫形器(ankle-foot orthosis, AFO)模拟站立末期的踝跖屈。

慢性腓肠肌步态("先退后进"步态)——慢性腓肠肌无力导致跟骨变得更垂直,且高弓足在足跟上形成大的有弹性的滑囊。足跟着地

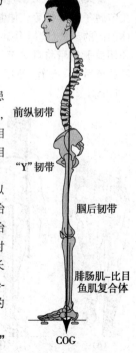

前纵韧带

"Y"韧带

腘后韧带

腓肠肌–比目鱼肌复合体

COG

图 2.3　重心力线
(资料来源:修改自参考文献[3])

时,身体的运动往往使足部在滑囊上向前滚动。当 GRF 通过踝关节前方且腿的推力直接向后时,脚将在滑囊上向后滚动。这种摇摆的运动看起来像是在向前移动之前先倒退一步。此外,在支撑相缺少推力可使足跟离地到足趾离地期缺失,导致从足部放平期直接抬起。患腿支撑相趋向缩短,以避免踝关节不稳定出现背屈。

臀中肌 - 臀小肌(Trendelenburg)步态——无代偿的 Trendelenburg 步态(图 2.4A),站立相髋外展肌无法稳定骨盆,继而对侧骨盆下降。代偿的 Trendelenburg 步态(图 2.4B),躯干向患侧横向倾斜以代偿外展肌无力,减轻无力肌肉所承受的应力。治疗:对侧手使用手杖可加宽支撑面,并降低维持骨盆水平所需的髋外展肌力量。双侧外展肌力弱的患者,可使用双侧手杖,用四点步行走。

臀大肌(伸肌倾斜)步态——可见于臀下神经损伤或髋关节转子下骨折后。伸髋肌无力,不能减小足跟着地时身体前倾的动量(髋屈力矩)。为了代偿,患者身体明显后倾,并用髂股韧带将髋关节锁定于伸展位,以使 COG 维持于髋关节后方。治疗:使用两个拐杖或手杖,采用三点步行走(图 2.5)。

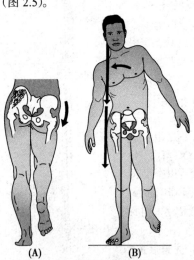

图 2.4 无代偿(A)及代偿(B)
的 Trendelenburg 步态

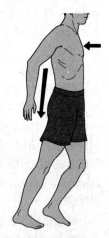

图 2.5 臀大肌
(伸肌倾斜)步态

　　股四头肌(膝过伸)步态——股四头肌无力或抑制(如股骨远端骨折)时,患者采取措施防止膝关节屈曲。一种代偿方式是用手强迫膝关节伸直。躯干也可能在足初始着地时向前倾斜,踝跖屈肌强烈收缩以将 COG 带向膝关节前方并强制膝关节伸展。另一种代偿方法是在初始着地和站立早期时腿外旋将内侧副韧带转向前方以防止膝关节屈曲。治疗:可使用膝关节支具在足跟着地时稳定膝关节(图 2.6)。此外,还可以使用滚轮助行器促进躯干屈曲,将 COG 带向膝关节前方。

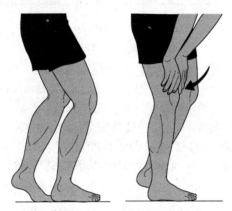

图 2.6　股四头肌(膝过伸)步态

　　胫前肌步态——胫前肌无力,如果肌力至少可抗重力(≥3/5 级),可能导致在足跟着地之后的足掌拍地。若肌力<3/5级,因更可能形成跨阈步态而听不到足掌拍地。跨阈步态时,摆动相髋关节和膝关节可能过度屈曲以廓清地面,否则可能形成拖曳步态(图 2.7)。在摆动阶段,患肢可能会选择交替地划圈步态。治疗:标准后叶弹簧矫形器(standard posterior leaf spring orthosis,PLSO)可允许跖屈并辅助背屈。经常使用AFO 防止脚掌拍地,并在摆动相使足廓清。但需要注意踝跖屈可稳定膝关节。因此,标准的铰链 AFO(防止后方跖屈)可能使膝关节不稳定。

中枢神经系统步态异常

　　偏瘫步态——伸肌协同的患者通常会独立行走。典型的伸肌协同模式有髋伸展、踝跖屈内翻的倾向。因此,伸肌的肌张力使得偏瘫侧肢体比非偏瘫侧更长。划圈步态通过夸张的

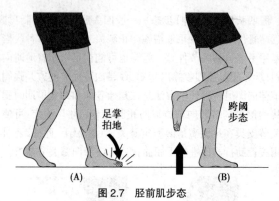

图 2.7　胫前肌步态

（A）足掌拍地（B）跨阈步态

髋外展来代偿使足趾廓清,最后以足趾着地结束。除了划圈,偏瘫侧步长和摆动相都缩短。步速降低以维持可接受的能量消耗速率。治疗:固定式 AFO 或带后制动的铰链 AFO 有助于减少有效肢体长度。但股四头肌无力时,保持轻微跖屈可稳定膝关节。膝过伸时,足跟抬起更多[图 2.8(D)]可提供额外的踝跖屈,和 / 或切割紧邻跖骨头的足板[图 2.8(E)]使重心向后移至膝关节水平,与未治疗时相比可减少膝关节伸展动量[图 2.8(C) [4]]。

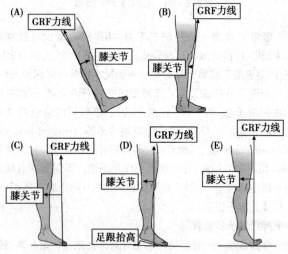

图 2.8　地面反作用力（GRF）与踝关节活动性有关

（资料来源:修改自参考文献[4]）

帕金森步态——帕金森病的经典三联征是震颤、运动迟缓和不稳定，至少后两者都会影响步态。当站立时，膝关节、躯干和颈部通常处于典型的屈曲状态，身体显得僵硬。当行走时，会出现特征性的伴有小碎步的拖曳步态，就好像患者在追着重心跑（慌张步态）。转弯时以整个身体一起转动。手臂摆动减少进一步影响平衡。治疗：足跟抬高和使用辅助装置可以帮助减少向后跌倒的倾向。增加重量的助行器可以提供额外的稳定性。物理治疗有助于改善姿势问题（图2.9）。

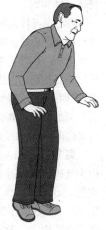

图2.9 帕金森步态

痉挛性截瘫或双瘫/蹲伏步态——常见于脑瘫患者。站立时，髋关节和膝关节屈曲并内旋，足固定于马蹄内翻状态。步行时，大腿内收肌肌张力增高导致每走一步，双膝交叉呈剪刀样内收。髋内收导致步长缩短，使脚看起来好像粘在地上一样。支持面减小，使平衡受到影响。为弥补这一点，患者常向前倾并向支撑腿一侧倾倒。上肢常半屈曲，肘固定于向两侧伸出的姿势。诊断性神经阻滞有助于确定是否存在挛缩。治疗：可使用AFO支具改善马蹄内翻足。肉毒毒素注射治疗有助于改善内收肌剪刀内收和马蹄内翻足。可使用辅助器具（如助行器）增加稳定性。

步行辅具

手杖基础知识

手杖的长度应为：在使用者站立时，从鞋跟底部到股骨大转子顶端的长度。肩部水平，握住手杖的手臂肘关节屈曲20°～30°，以给予适当的推力。根据手杖的设计和使用者的训练水平不同，手杖可以最多减轻负重腿的20%负荷。

一般而言，手杖应握在神经肌肉无力或存在关节异常的下肢的对侧手中。它与患肢一起以三点步模式前进。上楼梯时，通常先上有力的下肢，手杖和患侧下肢再跟上。下楼梯时患侧下肢和手杖先下（"好上坏下"）。但在实践中，并没有硬性规定。

在Kottke的教科书中详细地阐述了髋关节病患者将手杖

拄在对侧的基础原理[5]。实际上,当患侧下肢处于单支撑相时,手杖提供了一个旋转的力矩(图 2.10,C),抵消身体的重量(W),并减少了维持髋关节支点(H)平衡所需的臀中肌力量(F)。

拐杖基础知识

拐杖与身体有两个接触点,因此比手杖稳定性更好。在使用拐杖步行时,主要运用的是肩下降肌(背阔肌和胸大肌)。其他的肌肉包括肱三头肌、肱二头肌、股四头肌、伸髋肌和髋外展肌。这些不同的肌肉可能会受益于最佳的肌力强化训练和更好的拐杖使用耐受性。

腋杖(图 2.11A)——腋拐的长度应为从腋前皱褶到站立时脚跟外缘前方约 15cm 处,再加 2.5 ~ 5cm。手柄

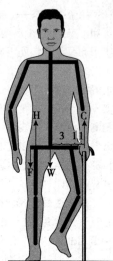

**图 2.10　手杖拄在患髋
对侧的基础**

位于肘屈曲 30°、手腕伸展,手指握成一个拳头时的位置。使用者应该能通过完全的伸肘将身体抬高 2.5 ~ 5cm。应劝阻患者在拐杖腋下区域使用厚垫,尽管这是一种流行的做法。这样会养成身体倚靠在拐杖上的习惯,增加形成压迫性桡神经病的风险。如果使用得当,双拐可减轻下肢负担的全部身体重量。

前臂杖[加拿大,Lofstrand;图 2.11(B)]——这比腋杖对躯干提供的支持少,但禁忌对腋窝施加压力,例如有开放性的伤口或神经压迫时,可采用这种前臂杖。单个前臂拐杖可为下肢减轻高达 40% ~ 50% 的体重。B/1 前臂拐杖使用得当时,可为下肢减轻全部身体重量。

拐杖步态(图 2.12A)——在两点步(摆至步)中,拐杖和患肢作为第一点,非患侧肢体作为第二点。在三点步中(如患侧肢体可部分负重),拐杖(第一点)和两下肢(第二点和第三点)分别前进,三点中始终有任意两点保持与地面接触。在四点步中,每个拐杖和下肢分别前进。为提高稳定性和平衡,牺牲了效率。在没有栏杆上下楼梯时,一种方法是上楼时采用较强肢体→较弱肢体→拐杖→拐杖的顺序;下楼时采用拐杖→较弱下肢→较强下肢的顺序。如果有扶手或栏杆,可用其取代一个拐杖(图 2.12B)。

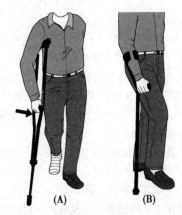

图 2.11　拐杖

(A)腋杖;(B)前臂杖

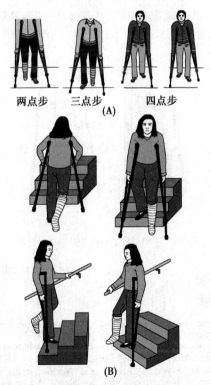

两点步　　三点步　　　四点步

(A)

(B)

图 2.12　拐杖步态

(A)两点步、三点步和四点步;(B)使用栏杆作为支撑上下楼梯

助行器基础知识

助行器(图 2.13A) 提供了一个更宽的支持面,通常比手杖或拐杖更安全。它可为患肢减轻最多达 100% 的体重,这取决于其使用方式。助行器应放于患者前方 25 ~ 30cm 处。使用者站直、肩部放松、肘关节屈曲 20°,在此情况下将助行器调至合适高度。主要的缺点是会导致患者步态缓慢而笨拙,长此以往会造成不良的姿势。

滚轮助行器适用于那些缺乏协调能力或上肢力弱不能将标准助行器抬起并向前移动的人士。由于使用此种助行器行走时前进平滑,故在全髋关节置换术后患者优先采用此种助行器。

半助行器用于偏瘫患者。其基底面宽,比四脚手杖能提供更好的侧方支撑,由非瘫痪的一侧推进前行。

平底助行器(图 2.13B) 用于如上肢远端畸形、抓握无力及肘关节屈曲挛缩等多种情况。其允许肘关节处负重,绕过手、腕及部分前臂,可适用于无法使用传统助行器的伤者。

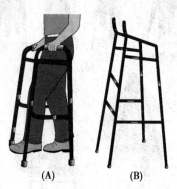

(A)　　　　(B)

图 2.13 (A)基础助行器;(B)平底助行器

(胡 旭 译,袁 华 校)

参考文献

1. Saunders JB, Inman VT, Eberhart HD. The major determinants in normal and pathological gait. *J Bone Joint Surg Am*. 1953;35:543–548.

2. Inman V. *Human walking*. Philadelphia, PA: Williams & Wilkins; 1981.

3. Cailliet R. *Low back pain syndromes*. 5th ed. Philadelphia, PA: FA Davis; 1995

4. Appasamy M, De Witt ME, Patel N, et al. Treatment strategies for Genu Recurvatum in adult patients with Hemiparesis: A case series. *PM R*. 2015;7(2):105–112.

5. Kottke FJ, Lehmann JF, eds. *Krusen's Handbook of Physical Medicine and Rehabilitation*. 4th ed. Philadelphia, PA: WB Saunders; 1990.

推荐阅读

Blount WP. Don't throw away the cane. *J Bone Joint Surg Am*. 1956;38:695–698.

Deathe AB. The biomechanics of canes, crutches, and walkers. *Crit Rev Phys Med Rehab*. 1993;5:15–29.

第三章

轮　椅

手动轮椅

一个全面的有关轮椅(wheelchair,WC)和座位评估应包括病史、认知/交流、特殊感觉能力(视觉和听觉)、运动和感觉功能、皮肤完整性、当前座位/移动装置、轮椅技能、家庭环境/障碍、可用的交通方法、社区功能水平(例如,就业或教育)。坐垫评估包括仰卧和坐姿评估,有助于确定姿势畸形(例如,关节挛缩,骨盆倾斜,脊柱后凸,或脊柱侧弯);躯干/姿势控制情况以及相关的活动范围检查结果。重要的患者测量包括臀部/躯干/肩宽、膝盖到座椅深度、膝到足跟长度、肩高和腋高(图 3.1)。

标准测量值

靠背高度	自行驱动,良好的躯干控制	肩胛骨下角以下 5cm
	自行驱动,躯干控制差	肩胛冈下 5cm
	上肢肌力差,躯干控制差	标准(一般 42cm)
座位宽度	躯体最宽点,通常是臀部,加 2.5cm	46cm
座位深度	臀部到腘窝,减去 5cm	40cm
座位高度	腘窝到地面,加 5cm	48cm
轮椅宽度	46cm 座椅宽度通常对应 69cm 轮椅宽度(门廊宽度 > 81cm 以符合 ADA 要求)	
轮椅重量	标准(没有设置定义)	20 ~ 22kg
	轻量型	< 15.8kg
	超轻(例如,运动轮椅)	< 12.6kg
	重型(使用者 > 113kg)	20 ~ 27kg
轮椅大小	标准	60cm
	"偏瘫轮椅"	50cm

ADA,Americans With Disabilities Act,美国残疾人法案;WC,轮椅。

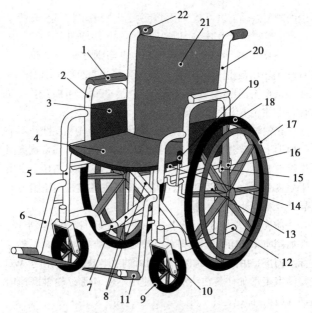

图 3.1　典型的户外悬吊座椅轮椅的组成部分

(1)臂垫;(2)台式可拆卸扶手;(3)衣服护板;(4)悬吊座椅;(5)下管;
(6)脚踏管;(7)底轨;(8)十字撑、X杆或X框架;(9)前小轮;(10)脚
轮叉;(11)脚踏板;(12)倾翻杆;(13)轴;(14)座椅导轨;(15)扶手托
架或无环绕扶手孔;(16)扶手托架或环绕扶手孔;(17)手推圈;
(18)轮子;(19)轮子刹车;(20)后立柱;(21)靠背;(22)推把

轮椅处方考虑

框架和重量——折叠框架容易运输,但可能较重,耐用性
较差,驱动时需要更多能量。刚性框架的轮椅更耐用,驱动时
更节能,但运输较困难。刚性框架的轮椅不是特别适用于可
走动的使用者,因为它们的脚踏板不能收起,使用者难以进行
坐 - 站转移。减少手动轮椅的重量可减少滚动阻力,但不能
显著降低其在水平面上的驱动做功。然而,爬坡时差异显著。
对使用者或照顾者来说,将较轻的轮椅提到交通工具中较为
容易。研究表明,钛、铝和碳纤维的轮椅框架驱动效率相近,
但与钛、铝相比,碳纤维框架轮椅降低了振动传递[1]。

轴——轴后置对于躯干控制不良、截肢者和倾斜 / 向后
的轮椅使用者有利,但其增加了转弯半径、滚动阻力和前轮离

地的难度。轴前置可减少滚动阻力,提高机动性(减少转弯半径和前轮离地难度减小),但向后翻倒的风险增加。

模制塑料(molded plastic,Mag)与钢丝辐条车轮——Mag 车轮稍微重,但比辐条车轮更耐用。大多数运动轮椅首选辐条车轮,但需要更多的维护,对于一些手指可能会被夹在辐条中的人来说不够安全。

充气与橡胶轮胎——充气(内胎内充气)轮胎在凹凸不平的地形上乘坐舒适,但容易变瘪,推进阻力较高。通常首选固体橡胶轮胎,推进更容易,较易维护,特别是如果 WC 主要用于室内(例如,办公室工作,医院),其舒适性与充气轮胎的差异可忽略不计。

曲度(通常是 3° ~ 5°)——增加曲度可减小转弯半径,增加侧向和前向稳定性,降低高速运动时的滚动阻力(不影响标准速度),并在运动时保护使用者的手。缺点包括由于 WC 整体宽度增加使其在狭窄区域使用不便,轮胎/轮轴磨损增加,以及后部稳定性下降。

手推圈——小直径手推圈(运动 WC)可增加每次推动行进的距离,但需要更大的力量。固定手推圈("四钮")提高了四肢瘫患者和手畸形患者的易用性,但制动时受伤风险增加,可接近性降低。

前小轮——小的(直径 ≤ 12.7cm)、窄的前小轮适合光滑、水平表面,不易摆动。但是较小的前小轮更容易陷入人行道裂缝和电梯门槛。宽大(直径 ≥ 15.2cm)的前小轮在粗糙、户外的地面上有优势,但在光滑地面上滚动阻力增加,更易摆动。

<u>坐垫</u>——泡沫垫重量轻、价格便宜,但不可清洗,散热差,不能提供足够的压力释放。适合于可走动者或感觉完好、能独立完成减压的使用者。

凝胶/泡沫组合垫(例如,Jay J2 和 J3)由一种坚固的凝胶乳液和一个波状的泡沫基底构成,外面包裹一层不透气的塑料。它们可提供良好的姿势稳定性,经久耐用,易于维护和清洁,散热良好。但较昂贵、较重,且其外形可影响转移。新的 Jay J3 的基底可定制,稳定性更好,可嵌入 ROHO,而不是凝胶。充气的绒毛垫,如 ROHO,由多个气球状气房组成,确保最大皮肤接触并提供最佳的压力释放。

该设计有利于预防或治疗压疮。这些垫子重量轻,散热性好,便于清洁和运输,但价格昂贵,且姿势稳定性差。使用者需谨慎保持每个气房的最佳空气压力,并根据需要检查和修复破损。

斜倚 / 空间倾斜(Recline/Tilt-in-Space)——斜倚 / 空间倾斜 WC 对于缺乏足够减压能力和直立不稳的人来说可能是必需的。斜倚位置有利于痉挛管理,便于进行操作,如膀胱导管插入术或在 WC 内给下身着装。斜倚 WC 的使用者易在轮椅倾斜时发生痉挛加重,剪切力增加。空间倾斜 WC 可减压而无剪切力,也减少了在倾斜过程中触发痉挛的可能。然而,留置导尿的使用者在倾斜位置上可发生尿液反流。手动斜倚 / 空间倾斜需要照顾者协助完成。这些 WC 通常作为动力 WC 使用者的备份。

特制 WC

"偏瘫轮椅"("Hemichair")——卒中偏瘫患者可选择此类轮椅。座椅高度降低 5cm,并移除一只脚踏板,通过神经完好的脚进行推进和转向。

下肢截肢者——后轴向后移动 5cm,以补偿患者重心的向后位移。转动半径增加。一侧腿板可替换为对患侧残肢的支撑。

"单臂驱动"——对于偏瘫或单臂截肢的人来说,可选择单臂驱动轮椅。两个手推圈在一边,转动两个手推圈驱动 WC;一个手推圈使 WC 转弯。WC 宽度和重量增加。使用者需要有良好的力量和协调能力。

助动 WC——这是一种手动 WC,操作时由使用者和轮子上的电动马达共同驱动。适用于可用手驱动 WC,但耐力差、肩部有问题或在不平坦地面上驱动困难的使用者。助力车轮增加了 WC 的宽度,并且降低了 WC 操作精度[2]。

站立 WC——这些 WC 的框架能让使用者被动地位于站立位置。站立位置可提供减压和负重,可改善肠 / 膀胱功能,并增加一些可接近性(例如,接近柜子)。站立的 WC 也可为使用者提供心理上的益处。必须综合考虑这些潜在的益处和 WC 重量增加、驱动耗能增加及 WC 尺寸增加所致的接近性降低。

动力移动装置

滑板车

适应证——如果使用者可以行走和转移，但耐力差或由于关节疾病或其他原因所致的长期使用手动 WC 耐受性较差，可选择滑板车。滑板车通常用于社区转移，因为它们的转弯半径较大，使其在室内环境使用受限。

使用要求——使用者需要有良好的坐位平衡，认知和视觉感知完好，手眼协调良好，至少有一侧上肢功能以操作轮椅。

注意——有些类型的滑板车很容易翻倒，特别是在高速行驶时。对于患有多发性硬化等进行性疾病的人，一般不建议使用滑板车。患者功能下降可能很快妨碍滑板车的安全使用，但在实际情况下很难找到和获得更合适的动力移动装置。

动力 WC

适应证——体力受限、不能操作手动轮椅的使用者（例如，$C_1 \sim C_4$ 的 SCI 和 $C_5 \sim C_6$ 的 SCI）和因力量、耐力不足［例如，重度慢性阻塞性肺疾病（chronic obstructive pulmonary disease，COPD）和心力衰竭］不适于动力滑板车的使用者，可选择动力 WC。使用者可能因姿势稳定性差、躯干控制差不能使用电动滑板车，并且可能需要滑板车难以提供的支持（例如，定制座位和斜倚／空间倾斜）。

使用要求——使用者必须至少有一个可靠的、可重复的运动来操作控制系统，认知和视觉感知功能尚可，有正确的判断和动机。候选人需要通过测试，以确保他们能够安全地控制动力 WC。

（徐丽丽 译，刘丽琨 校）

参考文献

1. Chénier F, Aissaoui R. Effect of wheelchair frame material on users' mechanical work and transmitted vibration. *Biomed Res Int*. 2014;2014:609369.
2. Kloosterman MG, Snoek GJ, van der Woude LH, et al. A systematic review on the pros and cons of using a pushrim-activated power-assisted wheelchair. *Clin Rehabil*. 2013;27(4):299–313.

第四章

物理因子治疗

物理因子治疗处方的基本要素

物理因子处方的主要内容包括诊断、损伤/功能障碍、注意事项、治疗项目和设置(如强度和温度范围)、治疗部位、治疗频率、治疗时间、治疗目标以及再次评估的时间。

物理因子治疗选择

热(温热疗法)——治疗温度的范围从 40℃到 45℃。表面热的穿透深度可达 1cm,深部热则可达 3～5cm。热作用应保持 5～30 分钟。过度暴露于热作用下,如局部热疗超过 30 分钟而间隔时间小于 1 小时,可导致组织充血和反射性血管收缩,抵消了预期的热疗效应。急性期之后,合理地应用热疗有助于缓解疼痛、放松肌肉以及促进组织愈合。

传导是指通过接触来传递热,如石蜡浴和热敷法。虽然石蜡浴的温度约为 52～54℃,但其导热性差、比热容低,使其具有良好的耐受性。传统上,因水比空气导热效率更高,且湿热敷法可减少治疗部位水分丢失从而避免治疗部位的干燥和促进毛细血管血流的缘故,湿热敷(如湿热敷袋)较干热(如电热垫)更受青睐。但研究未证实湿热疗法比干热疗法在临床上更有效。对流是指热的流动,如流体治疗、涡流及湿空气。转化是指将非热能量转化为热[如红外线、超声波(ultrasound,US)、短波(short-wave diathermy,SWD)及微波(microwave diathermy,MWD)]。红外线穿透深度为 1cm,因其治疗时距离皮肤有一段距离,可用于破损的皮肤。超声波穿透深度 3.5～8cm。由于在骨中的高衰减,在骨-组织界面产热最高。超声波的参数包括频率 0.8～3MHz、治疗面积 25cm^2、治疗时间 5～10 分钟以及强度(以 W/cm^2 计)低于痛阈。短波穿透深度 4～5cm。脂肪比肌肉产热更多。最常用的频率为 27.12MHz。治疗时间持续 20～30 分钟。微波作用深度不如短波。微波应用较少。

热疗的禁忌证包括急性出血或出血倾向、炎症、恶性肿瘤、皮肤感觉麻痹、对疼痛无反应、皮肤萎缩、感染以及缺血。超声波禁忌证还包括富含水的组织(如眼睛和子宫)或邻近起搏器、椎板切除部位、恶性肿瘤或(可能有金属植入物的)塑料关节假体。短波和微波不可用于儿童(因未成熟的骨骺)和有金属植入物的患者、隐形眼镜或经期/孕期的子宫。

冷疗——与热疗不同,冷疗仅限于表面应用,包括冰敷和冷喷雾(如氟代甲烷)。冷的生理学效应包括抑制组胺和其他血管扩张剂(导致缩血管反应)以及通过延长 Na^+ 通道的开放时间来降低神经传导速度(引起麻木的感觉和减少疼痛信号的传递)。通常在应用冷疗 15 ~ 30 分钟后,皮肤温度达到 10 ~ 15℃,此时缩血管反应最为显著。更长时间的冷疗作用引起反射性血管扩张,后者为身体的保护性反应以对受冷部位进行复温。这抵消了预期的冷疗作用。冷作用下的皮肤红斑是由于 O_2 解离下降而引起的氧合血红蛋白水平升高的表现,并不一定是扩血管反应的表现。冷疗禁用于缺血、皮肤感觉下降、严重高血压病(hypertension,HTN)或冷敏感综合征(如雷诺综合征、冷球蛋白血症以及冷过敏)。

牵引——牵引可使椎间盘间隙增加 1 ~ 2mm,扩大神经孔,但这些效果是暂时的。牵引通常用于椎间盘突出压迫神经、椎间孔狭窄、椎间盘源性疼痛、肌肉痉挛以及椎体滑脱、骨刺形成、关节面退行性病变和关节活动度降低。脊柱牵引的一般禁忌证包括韧带不稳定、骨髓炎、椎间盘炎、骨恶性肿瘤、脊髓肿瘤、严重骨质疏松症和未治疗的 HTN。颈椎牵引特有的禁忌证包括椎基底动脉供血不足、类风湿性关节炎、中央型椎间盘突出和急性斜颈。腰椎牵引特有的禁忌证包括限制性肺疾病、妊娠、活动性消化性溃疡、主动脉瘤、痔疮和马尾综合征。

颈椎牵引——对颈椎牵引,推荐牵引重量为 11.3 ~ 13.6kg (其中约 4.5kg 用于克服重力即头部重量的影响)。颈椎屈曲 30° 时椎间隙最大,伸展时有椎基底动脉供血不足的风险,故不推荐采用。

腰椎牵引——需要 26% 体重的力量以克服仰卧位屈髋屈膝的摩擦效应[1]。另外需要 25% 体重的力量来实现椎体分离。分体式腰椎牵引台可以基本消除摩擦成分。尽管腰椎牵引经常应用于腰痛患者(如椎间盘突出和神经根病),但其疗效尚不明确。

TENS——Melzack 和 Wall[2]提出的"闸门学说"认为刺激大的有髓神经纤维（A-β 和 A-γ）激活了胶状质中的中间神经元。这又反过来对第V板层施加了抑制性影响，其中有小的无髓鞘的 A-δ 和 C 类疼痛纤维与脊髓神经元形成的突触。还有其他关于 TENS 作用机制的学说也被提出。

"常规"或高频（> 50Hz）TENS 使用几乎感觉不到的、低波幅、短时间的信号可引起刺痒的感觉。由于可对设置参数的电信号产生耐受，可能需要定期调整脉冲宽度和频率。"针刺样"TENS 使用较大波幅、低频率 1 ~ 10Hz 信号，可能带来不适感（β- 内啡肽的释放可能在镇痛中发挥了作用）。研究尚未显示 TENS 对治疗慢性腰痛（low back pain, LBP）有效，但已显示其对糖尿病周围神经病变有效。TENS 的禁忌证包括在起搏器或刺激器附近、妊娠子宫、开放性切口或擦伤、颈动脉窦或交感神经节。设备使用不当可能会导致灼伤。

按摩——经典的西方按摩技术包括按抚法、揉捏法、拍击法和瑞典按摩（拍击法＋揉捏法＋深部组织按摩）。深部摩擦按摩用于解除慢性肌肉损伤中的粘连。肌筋膜释放的目的是通过在特定方向上长时间施加轻压来松解与筋膜紧密粘连的软组织。东方的按摩技术包括指针疗法和日式指压按摩。

按摩的绝对禁忌证包括恶性肿瘤、深静脉血栓形成、动脉粥样硬化斑块组织和感染部位。相对禁忌证包括瘢痕组织未完全愈合、抗凝治疗、软组织钙化和植皮。

超声波导入疗法——将局部药物（如类固醇和麻醉剂）与耦合剂混合，然后由超声波导入组织。常见适应证包括骨关节炎、滑囊炎、关节囊炎、肌腱炎、劳损、挛缩、瘢痕组织和神经瘤。

电离子导入——使用电流驱动药物跨越生物膜，直接进入症状区域，理论上避免了药物全身性应用的副作用。

（胡 旭 译，袁华 校）

参考文献

1. Judovich BD. Lumbar traction therapy: elimination of physical factors that prevent lumbar stretch. *JAMA*, 1955;159:549–550.
2. Melzack R, Wall PD. Pain mechanisms: a new theory. *Science*. 1965;150: 971–979.

第五章

运动治疗

肌纤维特点

Ⅰ型肌纤维:收缩速度慢,抗疲劳性强,纤维颜色较暗(因血供丰富而呈深红色),在肌球蛋白 ATP 酶(pH 9.4)染色或过碘酸雪夫(periodic acid-Schiff, PAS)染色时显色。Ⅱ型肌纤维:构成"白肌",在上述组织学染色时不显色(见表 5.1)。

在一个特定的运动单位中,所有的肌纤维类型相同。依据 Henneman 大小原则,运动时首先募集较小的运动单位,随着收缩力量的增加再逐渐募集较大的运动单位。

肌电图主要记录Ⅰ型肌纤维的活动。功能性电刺激(functional electricalstimulation, FES)优先募集Ⅱ型肌纤维,但长期应用后可以使Ⅱ型肌纤维转变为Ⅰ型肌纤维。类固醇主要导致Ⅱ b 型肌纤维萎缩。衰老时两种类型的肌纤维都减少。

表 5.1　骨骼肌纤维类型及其特点

	Ⅰ型:慢、氧化	Ⅱa 型:快、氧化、糖酵解	Ⅱb 型:快、糖酵解
运动单位类型	缓慢抗疲劳	快速抗疲劳	快速疲劳
氧化能力	高	中等偏高	低
糖酵解能力	低	高	最高
收缩速度	慢	快	快
抗疲劳性	高	中等	低
运动单位力量	低	高	高

力量训练

等长力量训练——产生肌肉张力时没有可见的关节运动或肌肉长度没有明显变化(例如推墙)。在肌肉的静息长度进行等长收缩训练最有效。在禁忌关节运动(如肌腱修补)、局部疼痛、炎症反应(如类风湿性关节炎)时,等长力量性训练最有用。运动时损伤风险最小。老年患者及高血压病（hypertension，HTN）患者应避免进行等长力量训练，否则易引起血压升高（图 5.1）。

等张力量训练——此类训练的特点是外部阻力恒定，而运动速度不同。例如自由重量（free weights）、器械重量（Nautilus）、健美体操（引体向上、俯卧撑、仰卧起坐）和 TheraBand。这些训练设备很容易获得，但此类训练有损伤的风险。

等速力量训练——这类训练的特点是关节运动角速度恒定，但外部阻力会变化。这类训练在自然状态下不存在，需要特殊设备才能完成，如 Cybex 和 Biodex。使用时，如果使用者用力推，操作部分的设备运动速度不增加，而机器提供的阻力增加。在训练肌肉的整个长度 - 张力曲线内都提供最大阻力，在康复训练的早期非常适用。运动损伤的风险相对较低。

向心收缩与离心收缩——向心收缩的特点是收缩肌肉主动缩短。肌肉快速向心收缩时产生的力量最小。离心收缩的特点是收缩肌肉主动拉长，以较低的能量成本产生较大的力量。肌肉快速离心收缩时产生的力量最大，其次为等长收缩、慢速离心收缩，最后是快速向心收缩（见图 5.2）。

增强式训练——增强式训练是一项快速、爆发性运动，由肌肉离心收缩和随即的向心收缩构成（例如运动中跳跃）。这可以产生更有力的向心收缩。增强式训练的目的是增加力量。

渐进抗阻训练——*DeLorme* 原则认为高阻力、低重复的训练可以增加力量，而低阻力、高重复的训练可提高耐力[1]。*DeLorme* 方法首先需要确定重复 10 次的最大阻力（repetition maximum，RM），分别在 50%、75%、100% 的 10RM 的阻力下每组重复训练 10 次。每周训练 3 ~ 5 次，大约每周需要重新确定 10RM。*Oxford* 方法每组训练的顺序正好相反，首先进行 100% 的 10RM 训练 10 次，随后为 75% 和 50% 的 10RM 组。随后 DeLateur BJ 证明只要肌肉训练至疲劳，两种训练方法在提高肌肉力量和耐力方面的效果相当[2]。然而，高阻力、低重复的训练可更有效地达到效果（如训练组数少，训练时间短）。Moritani 和 de Vries[3] 证实训练最初几周力量增加主要是由于神经因素（例如肌肉激活的协调性增加），而非肌肉增生肥厚。

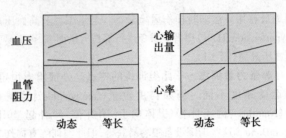

图 5.1 动态(等张)训练和等长训练的急性血流动力学反应

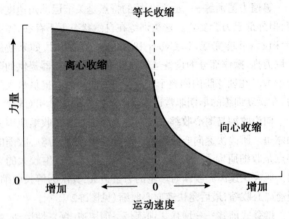

图 5.2 快速离心收缩时力量最大

每日调整渐进抗阻训练(daily adjusted progressive resistance exercise,DAPRE)方法涉及每组肌群的四组训练,第一组以 6RM 的 50% 重复 10 次,第二组以 6RM 的 75% 重复 6 次,第三组是以 6RM 重复尽量多的次数。第四组的阻力依据第三组完成的次数确定。如果第三组在 6RM 的阻力下可以重复 5 ~ 7 次,第四组的阻力不变。如果第三组的重复次数较少,第四组阻力减少。如果第三组重复次数较多,第四组阻力增加。依据情况调整第二次训练的阻力(6RM)。

有氧训练

规律的有氧训练可以增加最大耗氧量(max oxygen consumption,VO_2max),降低静息时血压,而力量训练没有上述两种作用(表 5.2)。有氧训练还有长期的心血管适应效应,包括增加运动时每搏输出量（stroke volume, SV）、最大心输出量（cardiac output, CO）、工作能力、高密度脂蛋白（high-density lipoprotein, HDL）水平，降低静息时心率（heart rate, HR）、次最大工作负荷时的心率反应、静息及次最大活动时心肌耗氧量、低密度脂蛋白（low-density lipoprotein, LDL）和甘油三酯水平。最大心率保持不变。既往认为有氧训练对骨骼肌质量的影响可忽略，但最近报道有氧训练可以延缓肌肉质量减少，甚至可以使其肥大，合成代谢增加[4]。糖尿病患者进行有氧训练可以减轻肥胖、降低胰岛素用量。有氧训练还可以改善情绪、睡眠、免疫功能、骨密度。

　　无氧阈表示运动时代谢性酸中毒开始，通常通过测定血中乳酸水平确定。无氧阈也可以通过在运动试验中无创测定呼出气体来确定，特别是肺通气量（V_E）、二氧化碳生成量（Vco_2）。无氧阈表明了有氧代谢时能量消耗超过循环能力的功率峰值或耗氧量[5]。

美国运动医学会指南

　　美国运动医学会（American College of Sports Medicine, ACSM）推荐中等强度运动至少 30min/ 天，至少 5 天 / 周，至少 150min/ 周。或者高强度运动至少 20min/ 天，至少 3 天 / 周，至少 75min/ 周。此外，推荐抗阻训练（2 ~ 3）天 / 周，关节活动范围训练至少 2 天 / 周[6]。

运动处方

　　运动前评定——医师应进行全面评定，主要包括病史，如现阶段和以前的运动形式、训练的动机和障碍、讨论训练的收益和风险、喜欢运动的类型、社会支持、运动时间和方案。需要特别注意体力限度、目前和过去的医疗问题、目前用药、以前运动诱发的不适症状（气短、哮喘、荨麻疹、胸痛），彻底回顾心脏疾病危险因素，包括 DM、HTN、吸烟、高脂血症、静坐生活方式、肥胖、50 岁前发病的心脏病家族史[5]。依据美国心脏病协会（American Heart Association, AHA）和 ACSM 指南确定需要进行运动负荷试验和其他正式测试的对象。最近的 ACSM 指南（2015）减少了采用和维持规律运动方案或体力活动的不必要的障碍[7]。

表 5.2 健康人有氧训练方案示例

训练阶段	周数	训练时间/频率(每周)	强度(% VO₂max)	训练阶段	周数	训练时间/频率(每周)	强度(% VO₂max)
初期	1	12min/3×	40~50	进阶	6~9	21min/3~4×	70~80
	2	14min/3×	50		10~16	24min/3~4×	70~80
	3	16min/3×	60		17~23	28~30min/4~5×	70~80
	4	18min/3×	60~70		24~27	30min/4~5×	70~85
	5	20min/3×	60~70	维持	28+	30~45min/3×	70~85

VO_2 是身体的氧气利用率[mlO_2/(kg·min)]。一旦达到最大氧气利用率,再提高功率将由无氧代谢(糖酵解)供能。最大耗氧量可以由 Fick 公式计算:

VO_2max=maxCO×(a-vO_2差),CO=SV×HR。

VO_2max,最大氧耗量。

资料来源:参考文献[5]。

运动处方的构成——所有年龄和身体水平的人的运动处方需要包含五个要素。需要仔细考虑患者的健康状况、用药情况、危险因素、行为特点、个人目标、运动喜好。

形式指训练的特定类型。依据预期目标来选择运动形式，选择喜欢并能长期坚持的运动。

强度指训练的相对生理难度。依据 HR 和自感用力度来计算强度。博尔格自感用力量表（Borg Scale of Perceived Exertion）最为常用，分数从 6（一点也不用力）到 20（最大用力）。9 分表示"非常轻"，相当于健康人慢慢行走；13 分表示"有点困难"，相当于中等强度的运动，还可以继续进行；17 分表示"非常难"，相当于健康人可以持续，但必须非常努力。博尔格量表评分依据运动治疗目标而定。例如，中等强度的训练方案需要 12 ~ 14 分。

持续时间（时间）是每次训练的时间。它可以在一天内连续或间歇累积进行。

频率指的是每天和每周的锻炼次数。

进阶（超负荷）是运动训练过程中活动量的增加，随着时间的推移，机体对刺激已经适应。可以调整训练频率、强度和 / 或持续时间[5]。

（徐丽丽　译，刘丽琨　校）

参考文献

1. DeLorme TL. Restoration of muscle power by heavy-resistance exercises. *J Bone Joint Surg Am.* 1945;27:645–667.

2. deLateur BJ. A test of the DeLorme axiom. *Arch Phys Med Rehabil.* 1968;49:245–248.

3. Moritani T, de Vries HA. Neural factors vs. hypertrophy in the time course of muscle strength gain. *Am J Phys Med Rehabil.* 1979;58:115–130.

4. Konopka AR, Harber MP. Skeletal muscle hypertrophy after aerobic exercise training. *Exerc Sport Sci Rev.* 2014;42(2):53–61.

5. Cifu DX. *Braddom's Physical Medicine and Rehabilitation.* 5th ed. Philadelphia, PA: Elsevier; 2016:321.

6. ACSM. Quantity and quality of exercise for developing and maintaining cardiorespiratory, musculoskeletal, and neuromotor fitness in apparently healthy adults: Guidance for prescribing exercise. *Med Sci Sports Exerc.* 2011;43(7):1334–1359.

7. Riebe D, Franklin BA, Thompson PD, et al. Updating ACSM's Recommendations for Exercise Preparticipation Health Screening. *Med Sci Sports Exerc.* 2015;47(11):2473–2479.

第六章

针 灸 疗 法

发展简史与基本概念

针灸疗法历史悠久,至今已经存在了数千年。《黄帝内经》作为学习中医学的理论基础著作,它详细地记载了针灸疗法的应用。中医理论提出了一种叫"气"的重要能量,它通过全身的经络在体内进行疏通传导。每条经络通常与脏腑有属络关系(例如心、肝或胆囊),并向身体的周围延伸循行(例如四肢和/或头部)。当"气"在经络中穿梭运行受阻时,可能会产生疾病和疼痛。而针灸针可以刺激经络腧穴从而达到扶正祛邪的作用。

在清朝(1644—1912 年),随着西方文化对国人的影响,当权者提出将针灸现代化的要求。继而从医学院的教学大纲中删除了针灸疗法,其临床应用逐渐减少。在 1929 年,禁止针灸使用。在 1949 年,为了给普通民众提供低成本的基础医疗保健,针灸疗法在中国再次兴起。在 1971 年,一名叫 James Reston 的《纽约时报》(*New York Times*)记者在访问中国时,接受了急性阑尾切除术,通过针灸疗法减轻了术后疼痛,于是将该经历撰写成了一篇专栏报道。美国和西方国家随即掀起了对针灸疗法的学习热潮。于 1997 年,美国国立卫生研究院(National Institutes of Health,NIH)共识会议就针灸疗法的临床疗效发表了肯定的结论,特别是对术后和化疗相关的恶心和呕吐以及术后牙痛的治疗。针灸疗法被认为是治疗各种疾病的一种潜在的辅助或可选择的治疗方法之一,比如头痛(headache,HA)、网球肘、腕管综合征(carpal tunnel syndrome,CTS)、腰背痛(low back pain,LBP)、肌筋膜疼痛和骨性关节炎(osteoarthritis,OA)。在 2003 年,WHO 发布了一篇关于针灸疗法的临床试验回顾综述,其中已被证实具有临床疗效的有 28 种症状、病症或疾病,包括 HA、牙痛、颞下颌关节(temporomandibular joint,TMJ)功能障碍、颈痛、肩周炎、网球肘、LBP、坐骨神经痛、膝痛、扭伤、类风湿性关节炎(rheumatoid arthritis,RA)、脑卒中、原发性高血压、抑郁症、术后疼痛、早孕反应、恶心/呕吐、胃炎、肾绞痛、原发性痛经和放化疗相关的不良反应。

从西方科学的角度看,针灸疗法的作用机制仍不是很清楚。目前尚没有证据支持"气"或者经络的存在。然而,在针刺穴位时存在某些生理效应,比如神经递质、内啡肽、脑啡肽、神经生长因子和内源性大麻素的释放。针灸针的机械运动或电刺激可以增强这些效应。针灸疗法可能通过刺激穴位周围到局部神经从而达到治疗效果。针刺诱导产生的动作电位可以减少疼痛信号在感觉传入系统中的传递,抑制了脊髓后角神经元对疼痛的反应,该说法与 Melzack 和 Wall[1] 的闸门控制学说一致。Melzack 和 Wall 提出穴位和肌筋膜触发点有较高的相关性,此论点可以用相同的神经机制进行解释。功能性 MRI 研究发现针刺可以激活和抑制部分大脑区域。

确立一个理想的安慰剂组是现代临床针灸研究面临的方法学挑战之一,其中,发现"假针刺"(即在非穴位处进行针刺)会产生一定的临床疗效,而且与穴位针刺相比无显著差异。近来,有人提出将非穿透针作为安慰剂,即在皮肤刺痛后针体退回到针柄内。但是,这些器材并没有被标准化,每一种都有其局限性。

针刺技术、安全性和执业要求

大多数现代针刺针是用不锈钢制作而成,具有各种不同长度和粗细的规格(常规尺寸为 30# ~ 40#),通常被描述为一根人类的头发丝粗细程度。除了简单地插入之外,采用不同的针刺方法可以产生更强烈的刺激,包括针的旋转、振动、啄刺和电针。

虽然针灸疗法一般被认为是安全的,但是仍有一些不良事件的报道,最为常见的是出血和刺痛。除此之外,还包括瘀青和嗜睡。在针刺过程中,选择舒适持久的体位,最好采用卧位,首次治疗时仔细观察,并且密切关注患者的神色,询问其感觉,直至治疗结束可以减少晕针的发生。一次性无菌针的使用消除了交叉感染的风险。很少发生严重不良事件,其中气胸是最常见的严重并发症。

关于医师在美国施行针灸治疗的资质问题,美国医学针灸委员会已经制定了相关指导指南和要求,具体内容根据每个州的情况进行设置。

临床应用

头痛——与无针灸干预相比,有研究表明针灸治疗可以预防偏头痛,并且疗效与一些药物治疗类似(其副作用较少)。此外,有许多关于针灸治疗偏头痛的报道,以"假针灸"为对照组,发现针灸治疗具有一定疗效[2]。耳针可能是治疗偏头痛可以选择的治疗方法之一。有关针灸治疗紧张性和其他类型头痛的证据较少。

颈痛——针灸治疗颈痛已经被证实是一种有效的治疗方法。然而,支持该说法的具有高质量的文献有限。Fu、Li和Wu[3]根据收集的相关资料发现,定量分析针灸治疗颈痛短期效果显著,而对临床数据进行定性综述不支持该论点。目前尚缺乏高质量证据支持针灸治疗对颈痛的有效性。

腕管综合征和周围神经病变——研究发现针灸治疗可以改善感觉和运动神经传导参数,而通过对 CTS 患者进行功能性 MRI 检查,发现针灸治疗患者对侧感觉运动皮层的过度活动减少。有报道针灸治疗可以减轻 CTS 患者症状,并且其疗效与激素注射治疗和夜间夹板治疗类似。2017 年,由Dimitrova、Murchison 和 Oken[4]发表的系统综述提出,大部分符合综述标准的研究证实针灸治疗 CTS、糖尿病神经病变和 Bell 面瘫有效。

腰背痛——在临床中,针灸治疗被广泛地应用于腰背痛患者。相关文献中提到的改善情况包括减轻疼痛、睡眠障碍、心理困扰、残疾和减轻止痛药物的使用。Liu 等[5]发表的系统综述发现,比较针灸治疗与"假针灸"治疗,对于急性腰背痛患者,在疼痛改善方面说法不统一,却一致认为针灸在功能改善方面不比假针灸更好;对于慢性腰背痛患者,针灸治疗疼痛具有一定的短期疗效,但是对功能的改善不明显。与空白干预或者配合其他治疗进行对比观察,有较为一致的证据认为针灸治疗可以短期改善慢性腰背痛患者的疼痛和功能。

膝关节痛和骨性关节炎——针灸治疗已被报道为一种OA 的辅助治疗。Manyanga 等[6]发表的综述提出针灸治疗可以改善 OA 患者的疼痛、灵活度和生活质量。亚组分析针灸治疗时间超过 4 周可最大程度地减轻疼痛。作者认为对 OA

患者进行治疗时,可以用针灸治疗代替传统的镇痛药。2014年,Hinman 等[7](不包括在 Manyanga 等综述中)采用随机对照试验(randomized controlled trial,RCT)观察激光和针灸治疗慢性膝关节痛的临床疗效。该试验以"假针灸"治疗为对照组,疗程为 12 周,文章指出对于 50 岁以上患有中度或重度慢性膝关节痛的患者,无论是激光治疗还是针灸治疗都不能改善其疼痛或功能。与空白干预组对比,针灸治疗具有一定的临床疗效。有人对 Hinman 等[7]RCT 的试验方法提出质疑并已发表。

类风湿关节炎——已有报道表明针灸治疗可以改善 RA 症状,包括疼痛、关节活动 / 晨僵感、疲劳、抑郁和失眠,以及抓握力量和实验室标记。然而,Macfarlane 等[8]发表的综述提出尚缺乏高质量证据支持针灸治疗 RA 的有效性。

术后疼痛——针灸治疗在可预见的急性疼痛的情况下可能有用,比如牙科操作和术后疼痛。有文献报道在下腹部手术前采用电针治疗可以降低术后镇痛药的需求,并且减少全身应用阿片类药物的副作用。

癌性疼痛——鉴于镇痛药的常见不良反应,诸如针灸等辅助干预越来越多地被应用于癌性相关疼痛的治疗中。Hu 等[9]将针灸治疗与传统药物相比,单独使用针灸治疗镇痛作用不明显,但针灸配合药物治疗(与单独药物疗法相比)可以加速缓解疼痛、缩短起效时间、延长无痛状态的持续时间以及改善生活质量,并且没有严重的不良反应。

脑卒中——在亚洲,多年来针灸治疗已被应用于脑卒中患者的治疗中。据推测,针灸治疗的镇痛作用可以促进肌肉松弛,从而改善肌肉运动、功能和参与能力,回归康复。大量研究报道针灸治疗脑卒中痉挛的有效性。2015 年,Lim 等[10]的 meta 分析表明针灸治疗可以有效地改善脑卒中痉挛,但是很多研究的方法学质量很低。2016 年,Cochrane 回顾性综述指出,相对无针灸治疗,针灸治疗可以改善以下情况,包括认知、抑郁、疼痛、吞咽功能、特定的神经损伤和日常生活活动的依赖性。与"假针灸"治疗相比,对于脑卒中恢复期的患者而言,针灸治疗并不能有效地改善患者的运动功能和生活质量。总而言之,目前认为现有数据质量不高,暂不支持在脑卒中治疗中常规使用针灸治疗。

（刘丽琨　译,刘莎莎　校）

参考文献

1. Melzack R, Wall PD. Pain mechanisms: a new theory. *Science*. 1965;150(3699): 971–979.

2. Millstine D, Chen CY, Bauer B. Complementary and integrative medicine in the management of headache. *BMJ*. 2017;357:j1805.

3. Fu LM, Li JT, Wu WS. Randomized controlled trials of accupuncture for neck pain: systematic review and meta-analysis. *J Altern Complement Med*. 2009 Feb;15(2):133–145.

4. Dimitrova A, Murchison C, Oken B. Acupuncture for the Treatment of Peripheral Neuropathy: A systematic review and meta-analysis. *J Altern Complement Med*. 2017;23(3):164–179.

5. Liu L, Skinner M, McDonough S, et al. Acupuncture for low back pain: an overview of systematic reviews. *Evid Based Complement Alternat Med*. 2015;2015:328196.

6. Manyanga T, Froese M, Zarychanski R, et al. Pain management with acupuncture in osteoarthritis: a systematic review and meta-analysis. *BMC Complement Altern Med*. 2014;14:312.

7. Hinman RS, McCrory P, Pirotta M, et al. Acupuncture for chronic knee pain: a randomized clinical trial. *JAMA*. 2014;312(13):1313–1322.

8. Macfarlane GJ, Paudyal P, Doherty M, et al. A systematic review of evidence for the effectiveness of practitioner-based complementary and alternative therapies in the management of rheumatic diseases: rheumatoid arthritis. *Rheumatology (Oxford)*. 2012;51:1707–1713.

9. Hu C, Zhang H, Wu W, et al. Acupuncture for pain management in cancer: A systematic review and meta-analysis. *Evid Based Complement Alternat Med*. 2016;2016:1720239.

10. Lim SM, Yoo J, Lee E, et al. Acupuncture for spasticity after stroke: a systematic review and meta-analysis of randomized controlled trials. *Evid Based Complement Alternat Med*. 2015;870398.

推荐阅读

Chen L, Michalsen A. Management of chronic pain using complementary and integrative medicine. *BMJ*. 2017;357:j1284.

Lam M, Galvin R, Curry P. Effectiveness of acupuncture for nonspecific chronic low back pain: a systematic review and meta-analysis. *Spine*. 2013;38:2124–2138.

Yang A, Wu HM, Tang JL. Acupuncture fokr stroke rehabilitation. *Cochrane Database Syst Rev*. 2016;(8):CD004131.

Zhang CS, Tan HY, Zhang GS. Placebo devices as effective control methods in acupuncture clinical trials: A systematic review. *PLoS One*. 2015;10(11):e0140825.

第七章

截肢 / 假肢

流行病学、病因学和截肢平面

在美国,每年约有 185 000 人遭受上肢或下肢的截肢。据估计,2005 年有 160 万人丧失肢体,预计到 2050 年该人数将增加到 360 万。由于血管疾病导致的截肢占 54%,其中糖尿病患者占 2/3(diabetes mellitus,DM),创伤占 45%,癌症少于 2%(图 7.1 ~ 图 7.3)[1]。重大截肢指的是踝关节以上的截肢。截肢平面取决于疾病的程度、愈合的可能性和患者的康复潜力,其目标是保留肢体长度,同时确保完全切除所有受影响的组织。采用体格检查结果和客观检查[踝臂指数(ankle-brachial index,ABI),动脉多普勒,血管造影,皮肤灌注压,压疮]评估缺血情况,触诊截肢平面近端的脉搏,与约 100% 的治愈率相关。早期截肢是指在没有尝试保肢(血管重建、骨性修复或软组织覆盖)的情况下进行截肢,而二期截肢指的是在尝试肢体抢救后的截肢[2,3]。根据下肢评估项目(Lower Extremity Assessment Project,LEAP)可知,在下肢创伤危及肢体的情况下,没有很好的措施来预测保肢与截肢[4]。

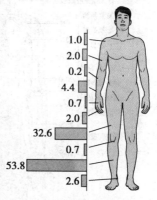

图 7.1　截肢部位的百分比

下肢截肢

首先充分考虑残肢的长度和形状

经肱骨 / 上臂截肢(transhumeral,TH)——圆柱形残肢,可保留三角肌结节。一般来说,越长越好(高达正常长度的 90%)。

经桡骨 / 前臂截肢(transradial,TR)——理想形状是遵循肢体自然的轮廓。较长的残肢提供更好的杠杆力臂和更多的旋前 / 旋后功能,并且最适合用于自身力源的假肢和重体力劳动。肱桡肌的保留可改善肘关节屈曲。中等长度的残肢对于外部力源假肢是最佳的选择。

经股骨／大腿截肢(transfemoral,TF)——理想的形状是圆锥形的。较长的残肢可改善坐位平衡和耐受性。对于较短的残肢,保留大转子及其与髋外展肌的附着是关键。肌肉固定术提高了内收的稳定性,增加了髋关节屈曲(hip flextion,HF)和伸展角度。在严重血管病变患者中,肌肉成形术可能更可取。在任一种技术中,都需要肌肉逐渐变细以避免过度的远端肿块,从而影响假肢的装配。

经胫骨／小腿截肢(transtibial,TT)——这是最常见的截肢并且是最接近正常功能的截肢平面。理想的形状和长度是大约原 1/3 胫骨长度的圆柱形残肢,保留附着到胫骨粗隆的髌腱。腓骨应该比胫骨短。对于血管疾病患者,较长的残肢可能缺乏足够的血液循环供应,并且装配小腿假肢接受腔可能会出现问题。从胫骨内侧平台到骨残端推荐的理想长度是5 英寸(12.7cm)至 7 英寸(17.78cm)。

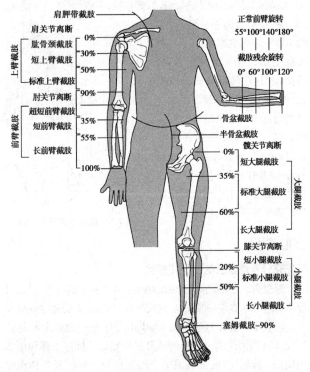

图 7.2 截肢术语

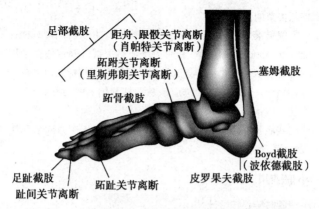

图 7.3 足部截肢平面；助记：chopart 短，lisfranc 长

图中标注：
足部截肢
距舟、跟骰关节离断（肖帕特关节离断）
跗跖关节离断（里斯弗朗关节离断）
跖骨截肢
足趾截肢
趾间关节离断
跖趾关节离断
皮罗果夫截肢
Boyd截肢（波依德截肢）
塞姆截肢

截肢术后安假肢前的护理

伤口护理——清洁并保护残肢，清除任何无活性的组织。监测感染症状，特别是发热或残肢过度疼痛的患者[2]。

肿胀控制

• 弹性绷带：最常用弹性绷带进行"8"字形缠绕包扎残肢，并应在手术后立即开始。理想情况下每天重新包扎 4 次（qid）并教给患者，这可能会很费时。也可以使用残肢（残端）收缩器。

• 弹力袜：替代绷带。便宜，易于应用。

• 硬绷带包扎：保护性。允许负重使残肢脱敏。例如术后即装假肢，该假肢不可拆卸，因此限制了检查皮肤和脱敏的能力。可去除的硬绷带敷料是特制的，用于检查伤口和脱敏。

瘢痕松动——尽早进行瘢痕松动治疗，防止瘢痕粘连在下面的软组织和骨骼上。一旦拆除缝合线，瘢痕松动治疗要更加积极。

抗挛缩管理——归因于肌肉失衡。大腿截肢（above-knee amputations，AKA）通常会发生髋关节屈曲（HF）、髋关节外展和髋关节外旋挛缩。另外，小腿截肢（below-knee amputations，BKA）会导致膝关节屈曲（knee flexion，KF）挛缩。避免使用坚硬的床垫，每次俯卧 15 分钟，一天 3 次（tid），在休息时促进膝关节伸展。对于高危患者，可以采用后夹板来保持膝关节的伸展。

假肢装配前和假肢训练——髋关节主动活动度（active range of motion，AROM）和肌力练习是关键。确定假肢使用时心血管耐受性的良好测试是用助行架（不佩戴假肢）进行步行（跳跃）。假肢步态训练应该从双杠开始，逐渐到助行架或手杖。应该避免拐杖，因为它会造成步态异常模式。临时假肢在残肢仍在定型时进行装配，通常在 3 ~ 6 个月时装配正式假肢。

小腿假肢

小腿假肢接受腔设计

接受腔将残肢与假肢其余部分连接起来，并在体重转移到地面时发挥重要作用（图 7.4）。对于任何接受腔，由聚乙烯泡沫塑料或硅凝胶制成的柔软的内衬套提供额外的保护，例如对周围血管疾病（peripheral vascular disease，PVD）或大量瘢痕的情况。内衬套对本体感觉起到重要作用，但是它减少了残肢与假肢之间的接触。末端的软性泡沫阻止了疣状增生形成。

髌腱承重接受腔使用髌腱和软组织作为部分负重表面，以便在"耐压区域"（图 7.5）上分配重量，但不超过骨性突出。除了对增加压力敏感的骨突外，全面承重型接受腔（图 7.4）将压力分布在整个残肢表面。额外的接受腔选择包括带有灵活内部接受腔的硬性外部框架。如果出现波动的水肿，可以增加袜子以及硅胶衬垫来保护皮肤。

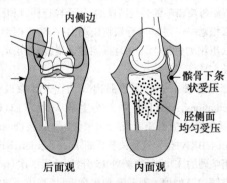

图 7.4 全接触式接受腔

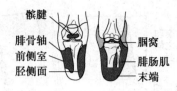

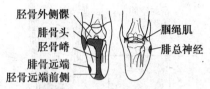

图 7.5 小腿假肢全接触接受腔的压力耐受区 / 敏感区
（资料来源：改编自参考文献[5]）

小腿假肢悬吊装置选择

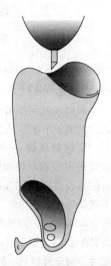

内衬套——弹性内衬套可以通过纵向张力、摆动阶段的负压以及残肢与接受腔之间的摩擦作为主要或次要的悬吊。当内外侧膝关节稳定性存在问题或需要进行超张力控制时，它可以为短残肢提供额外的安全性。

带锁硅胶内衬套——将柔性可塑形的硅胶内衬套直接滚动套在残肢上并利用锁销结构缚紧在接受腔上。它提供了最理想的悬吊方式和本体感觉并增加可屈曲角度，但这需要稳定的残肢体积和良好的穿脱灵活性（图 7.6）。

图 7.6 带锁硅胶内衬套

髁上和髁上 - 髌下悬吊——包括边缘悬吊装置，作为内外侧股骨髁上接受腔的延伸，它增加了内外侧膝关节的稳定性，并可用于短残肢。带有叉带和腰带悬挂的髁上箍带可为高活动量的患者提供额外的稳定性，例如体力劳动者。

真空负压悬吊——由凝胶内衬套、悬吊护膝和空气排出泵组成，可产生负压和密封将内衬套紧紧固定在接受腔内。全天保持残肢体积，从而改善假肢控制和本体感觉，并且避免接受腔内的松动和剪切力导致皮肤破裂（图 7.7）。

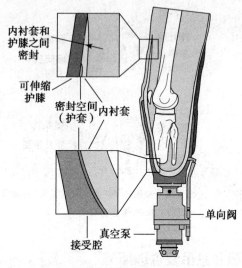

内衬套和
护膝之间
密封

可伸缩
护膝

密封空间
(护套) 内衬套

单向阀

真空泵

接受腔

图 7.7 真空负压悬吊

足踝组件选择

假脚应起到模拟原始足踝关节和肌肉的作用,从而产生正常的高效节能步态、减震和足够的负重支撑基础。

定踝软跟脚——SACH 脚轻便耐用,价格低廉且稳定。软鞋跟模拟脚跟着地期间跖屈(plantar flexion,PF)并提供良好的减震效果(图 7.8A)。它最常用于儿童和小腿截肢或踝关节离断的成人。

单轴脚——单轴脚更重且耐用性不如 SACH 脚,可用于外骨骼和内骨骼假肢。它最常用于大腿截肢者,即患者需要膝关节稳定性时(快速的脚掌平放改善膝关节稳定性)。只允许矢状轴运动。

万向脚(Greissinger,Endolite Multiflex,SAFE Ⅱ,TruStep)——假脚能够跖屈/背屈(dorsiflexion,DF),内翻/外翻和旋转,这产生了有意义的踝关节运动并改善平衡协调性。它提供了良好的减震效果,适用于不平坦的地面,但重量大、价格贵,需要相对频繁地调整或修理。

动态弹性反应/储能脚(Seattle Light,Carbon Copy Ⅱ,Quantum Foot,Flex-Foot,SpringLite)——这种脚以前被称

为"能量储存脚",但与SACH脚相比,它们在水平行走时没有表现出能量消耗或能量消耗速率的降低[3]。然而,它可能比其他的假脚在更高的速度下更有效率。老年截肢者受益于这种脚的轻便性(图7.8B)。

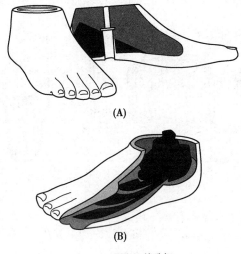

(A)

(B)

图 7.8 足踝组件选择

(A)SACH 脚;(B)储能脚

SACH,定踝软跟脚

(资料来源:改编自参考文献[5])

大腿假肢

传统接受腔设计

大腿接受腔通常在髋关节轻微(5°)屈曲和内收时装配,以牵伸髋部伸肌和外展肌来提供机械优势,包括足跟触地时的膝关节稳定性。接受腔应满足对骨骼结构有稳定压力,同时满足神经血管的完整性。受力应该分布在最大的区域。

四边形设计——这种坐骨和臀肌承重,狭窄的前后设计具有 4 个侧面和 4 个角,通过坐骨和臀部肌肉承重。对于长而稳定的残肢很容易装配,对于较短的残肢不太稳定,而且在坐姿时不太舒适(图7.9A)。

坐骨包容设计——"股骨夹钳装置"包容坐骨结节、耻骨支和大转子。后边缘通过内侧坐骨和坐骨支提供承重,并以坐骨结节和臀肌为轮廓边缘。这些特性可以提高稳定性,特别是对于较短和较胖的残肢。在高速步行时,狭窄的内外设计比狭窄的前后设计在能量消耗上更高效(图 7.9B)

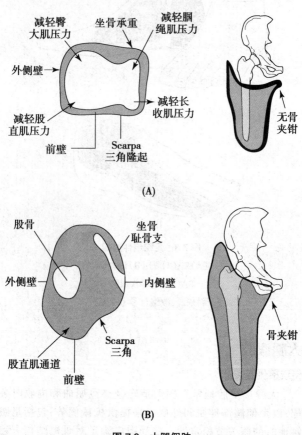

(A)

(B)

图 7.9 大腿假肢

(A)四边形设计;(B)坐骨包容设计

大腿假肢悬吊选择

吸着式——在摆动相利用单向阀门和带同心环的内衬套保持假肢附着。它轻便,并提供适当的悬吊和本体感受反馈,并且在活跃的截肢者中表现出良好平衡、匀称性状和稳定的残肢。可以使用硅胶密封内衬套或通过皮肤吸着来悬吊残肢，用牵引袜或牵引套通过接受腔底部的孔将残肢牵拉到接受腔中。

带锁硅胶密封内衬套或系索——使用滚动到残肢上的凝胶内衬套，并用附着于底部的销子或绳索作为残肢和接受腔之间的接口，来提供安全的悬吊。

系索——系索附着在插入件的远端（通常为硅胶）并穿过接受腔的底部。

Silesian 腰带或绷带——从大转子的接受腔处连接并缠绕在对面的髂嵴上的腰带（图 7.10A）。它有助于旋转控制并且可调节；然而，肥胖患者可能会出现皮肤破裂和擦伤。

全弹性悬吊（皮带）——缠绕近端假肢和腰部，加强旋转控制。它能保持体温，耐用性有限，但比 Silesian 带更舒适（图 7.10B）。

骨盆带和皮带悬吊——硬性腰带连接到接受腔侧面的金属髋关节。它被指定用于改善具有特别弱的外展肌以及短的或不良形状的残肢的肥胖患者的旋转和内外侧骨盆稳定性。它又重又笨，往往会妨碍坐姿（图 7.10C）。

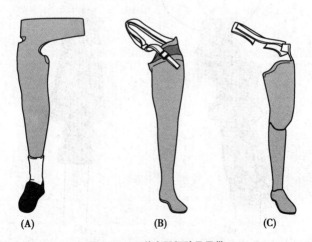

(A)   **(B)**   **(C)**

图 7.10　三种大腿假肢悬吊带

（A）全弹性悬吊带；（B）Silesian 带；（C）髋关节附有骨盆带

（资料来源：改编自参考文献[5]）

膝关节组件:关键特征

单轴手控带锁膝关节 ——这种设计提供了最大的稳定性,但步态笨拙而且耗能,因为膝关节在站立和行走时保持锁定,坐位时解锁。这是一个耐用且便宜的膝关节,具有固定的步频以避免不对称的摆动阶段。它适用于平面移动,常用于髋关节控制差的老年和体弱患者(图 7.11)。

承重自锁膝关节——在支撑相提供膝关节屈曲控制,在摆动相提供恒定的摩擦力,增加膝关节稳定性来实现在不平坦地面上移动并阻止屈曲。注意到摆动阶段延迟,因为需要完全卸载来屈膝。摆动相的恒定摩擦力设置为一般步行速度或固定步频。

多轴膝关节——通常具有四杆连杆设计,并且转动中心在足跟触地时提供延伸的力矩。转动中心向近侧和后侧移动到生理膝关节轴,并在支撑相增加稳定性。步行时外观非常出色,特别是在坐位时,非常耐用,但多轴膝关节较重且费用昂贵。适用于膝关节离断和大腿长截肢者(图 7.11B)。

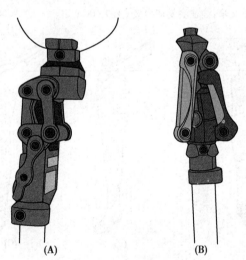

图 7.11 选择膝关节组件

(A)手控带锁膝关节;(B)多轴膝关节

(资料来源:改编自参考文献[5])

摆动相和支撑相控制液压膝关节(油或气动)——这种设计在充满流体的缸体中使用活塞,在摆动相提供可变阻力,因此患者可以改变步频。它提供了一个平稳自然的步态,但沉重、昂贵,并需要更高的维护。有单轴和多轴型号。

微处理器控制的液压膝关节——微处理器收集有关步态周期(即位置、踝关节动作、膝关节角速度)的信息,并以电子方式调整膝关节的阻力。在支撑相有很高的阻力,允许在屈曲时假肢承重,产生低能量消耗,并改善在上下楼梯、斜坡和不平坦地形的步态对称性;因此适合 K3 或 K4 截肢者。缺点包括不得不每天晚上给电池充电、成本增加和高昂维护费用。

活动水平

为了创建个性化处方以包含下肢假肢的适当组件,提供者必须评估患者的当前和潜在功能以及假肢的预期用途。处方的组成部分包括接受腔、连接口、悬吊方式、连接部件和足/踝类型。

功能水平 0(K0)——患者缺乏安全转移或行走的能力。假肢的使用不会增强移动性或生活质量。没有假肢可以提供。

功能水平 1(K1)——患者能够/有能力以固定的步频在水平地面上转移和行走——*居家步行者*。推荐:单轴,恒定摩擦的膝关节和单轴或 SACH 脚。

功能水平 2(K2)——患者能够/有能力在社区距离范围内行走并穿越小型环境障碍物(不平坦的地面,路缘,楼梯)——*社区步行者*。假肢配件应该对线调整,并且假脚是万向脚或灵活的。

功能水平 3(K3)——患者能够/有能力以不同步频在社区距离范围内行走,并穿越绝大多数环境障碍和不平坦地形——*无限制的社区步行者*。假肢将考虑液压和气压控制膝关节与动态弹性反应脚或储能脚。

功能水平 4(K4)——患者的能力超过日常基本行走的要求,包括高级别的碰撞、压力和能量(包括运动员、活跃成年人和儿童)。可考虑使用液压膝关节和专用脚(跑步,防水,可调节脚后跟高度)以及备用悬吊。

截肢术后并发症

疼痛——在一项全国调查中,大约95%的截肢者报告了与截肢相关的一种或多种类型的疼痛:80%幻痛,68%残肢疼痛和62%背痛[9]。控制不佳的术前和术后疼痛可能增加慢性截肢疼痛的风险。

幻痛——幻肢感觉、幻肢痛和全身性四肢疼痛由传入、中枢性和传出功能障碍引起[4]。幻肢痛可以是突然的灼烧痛、针刺痛、麻刺痛、射击痛、电击痛或者痉挛[10]。治疗选择包括脱敏(例如按摩和敲击)、神经性疼痛剂、局部麻醉剂、感觉训练(例如经皮肤的神经电刺激疗法、镜像疗法)和神经瘤的注射疗法。

阻塞综合征——由于近端残肢压力过大并缺乏与假肢的完全接触,可能会发展为远端肢体水肿和疼痛性疣状增生。通常存在潜在的血管疾病。治疗方法包括增加一个远端免压垫到接受腔、纠正悬吊方式、移除近端压力和/或修改接受腔。

假肢步态分析

截肢水平与能量消耗成本和速度之间的关系如图 7.12 所示。

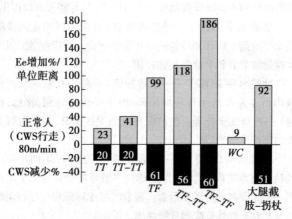

图 7.12 截肢水平与能量消耗和速度的关系

CWS 对应于单位距离的最小能量消耗。使用假肢的能量消耗(Ee)/单位距离和 CWS 与健康体受试者在 80m/min(3 英里/h)的 CWS 进行比较。在受试者中,CWS 行走的能量消耗成本为 4.3kcal/min。TT,经胫骨;TF,经股骨;WC,轮椅。

(资料来源:改编自参考文献[7])

引起支撑相问题的原因

在支撑相过度的躯干延伸/腰椎前凸——形状不良的后壁可能会导致患者骨盆向前转动以释放压力,并伴有代偿性躯干伸展。其他原因包括初始接受腔屈曲不足、髋关节屈曲挛缩以及髋部伸肌或腹肌疲软。

假脚拍地——此问题在大腿截肢患者带锁膝关节假肢上需要注意,如果假脚后置或者接受腔屈曲过度会出现此类问题。

膝关节屈曲/不稳定——原因包括膝关节轴对线前移、跖屈不足、未能限制背屈、髋关节伸肌较弱、足跟较硬、过度髋关节屈曲挛缩以及假脚后置。选用跖屈位假脚或假脚前置或软足跟假脚(即SACH)实现稳定性。

躯干侧倾——通常发生在假肢侧。原因包括假肢太短、外侧支撑不足、接受腔外展、外展挛缩和截肢平衡差。

踮脚——非假肢肢体的踮脚可能是由于假肢太长、膝关节摩擦太大或悬吊不良。

挥鞭运动/假脚旋转——挥鞭运动是在站立相末期时发生的脚后跟突然旋转,这是因为大腿假肢的膝关节屈曲摆动。在初始屈曲时,如果足跟向内侧移动,则是内侧拍打;如果向外侧移动,则是外侧拍打。原因包括膝关节轴不正确的旋转对线,膝关节轴不平行于地面,股骨周围松弛的肌肉和下面的软组织在假肢内不受限制的转动,或者接受腔太紧。

引起摆动相问题的原因

外展步态——原因包括:假肢太长、外展挛缩或接受腔内侧壁侵入腹股沟。

划弧步态——原因包括:假肢太长,膝关节摩擦力太大,使得在摆动过程中难以屈膝,或外展挛缩。

足跟过度抬起——原因包括:膝关节摩擦力不足或膝关节过度屈曲(即足跟着地时后足或背屈不足)。

垂足——原因包括:悬吊不足,假肢太长,髋关节屈曲或膝关节屈曲不足,或非假肢肢体背屈较差。

摆动终期膝撞击——膝关节摩擦力不足可能导致截肢者故意用力伸展膝关节。

上肢截肢

上肢截肢最常见的原因是创伤性损伤,其次是恶性肿瘤和血管性疾病[1]。另外,大约58.5%的新生儿先天性缺陷是上肢缺陷,最常见的是左侧末端桡侧肢体[6]。上肢矫形器必须能够执行截肢者所需的粗大和精细的运动技能。单侧的截肢者通常会学习用完好的手执行大多数ADL。双侧截肢者通常使用他们的脚来执行许多ADL。对具有现实期望的高度积极的患者应该装配功能性上肢假肢。假肢安装前1～2个月可能需要使用绷带塑形残肢,以确保精确配合和适当对线以保护骨突,避免周围神经受压,并允许感觉反馈以实现适当的功能。如果在单侧截肢术后3～6个月内未进行假肢装配,则长期使用假肢的情况很少见。

前臂假肢

前臂截肢可以满足高水平的功能水平,可以在三个层面上进行:长(55%～90%残肢),短(35%～55%)和非常短(<35%)。较长的残肢可以改善外观,并且功能性地提供杠杆臂和更多的旋前/旋后更大的杠杆臂。体力劳动者(典型患者是第一次遭受外伤性上肢截肢的患者)通常装配指定的带有钩或手的自身力源假肢。可抬起20～30磅(9.07～13.61kg)的物品。对于相对久坐的截肢者,肌电假肢通常更合适(图7.13)。

上臂假肢

优先考虑更长的残肢(达到原始长度/预期长度的90%)。功能通常比前臂截肢更差。上臂假肢的主要区别包括需要肘关节装置和不同的利用和控制系统。预计可抬起10～15磅(4.54～6.80kg)的物品(更多使用肩带)。双侧上臂截肢患者的肩带长度估计值为患者上臂高度的19%和前臂的21%。

功能性手部装置(手头)

手部装置(terminal devices,TD)(手端)是上肢假肢最重要的功能部分。它们被分为主动型或被动型。*被动型手动装*

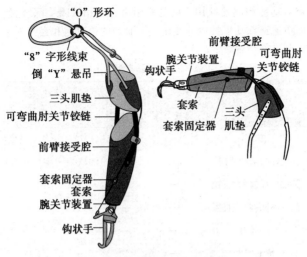

图7.13　上臂假肢中的常见组件

（资料来源：改编自参考文献[5]）

置提供外观美化和最小功能(例如，抓球处理或儿童手用来爬行)。主动型手部装置被分为钩状手和仿生手。钩状手可能带有拇指和指状部分的抓取装置。近端残肢 / 假肢基本功能就是把手部装置放在空间的适当位置。自身力源随意张开式钩状手是最常见和实用的手部装置。在这些设备中，手部装置在休息时关闭。抓握力由弹簧的数量决定[每个弹簧需要5磅(2.27kg)力以提供1磅(0.45kg)的夹紧力]。可以使用多达10根[典型的非钳位挤压力为15～20磅(6.80～9.07kg)；图7.14A]。

随意闭合式手部装置提供更好的闭合压力控制，但需要持续用力来保持手部装置的关闭，如果不能持续用力就会造成手部装置的压力下降(图7.14B)。

肌电手提供球形 / 手掌握力，握力比自身力源手部装置高。它具有逼真的外观，但相对易损坏。双通

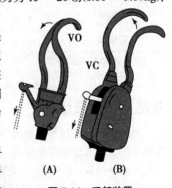

图7.14　手部装置

(A)随意张开式；(B)随意闭合式

道双功能控制器使用不同的肌肉来打开和关闭手部装置，而单通道双功能控制器使用同一肌肉的弱收缩和强收缩来控制手部装置（表 7.1）。

表 7.1　上肢基本组件

	控制		形状	
	自身力源	肌电式	钩状	手状
功能				
良好的末端抓握	—	—	√	—
圆柱形抓握（大直径）	—	—	—	√
圆柱形抓握（小直径）	—	—	√	—
高握力	—	—	—	—
精细握力	—	√	—	—
钩和拉	—	—	√	—
推/压	—	—	—	√
坚固性	√	—	√	—
舒适性	—	—	—	—
低体重	√	—	√	—
背带舒适性	—	√	—	—
低体力	—	—	—	—
可靠性/便利性	√	—	—	—
美观性	—	—	—	√
低成本	√	—	—	—

资料来源：改编自参考文献[8]

其他上肢假肢组件

假肢腕关节通过摩擦锁或机械锁保持在适当的位置，来实现手部装置在空间中的定位。最常见的是摩擦式腕关节，它允许被动内旋/外旋，但是提重物时它会旋转并发生滑动。双侧截肢者需要至少一个机械弹簧辅助屈腕才能接近身体中线。

　　根据截肢水平和残余功能选择**肘关节装置**;当截肢部位靠近身体近端时,旋前和旋后减少。大多数上臂假肢肘关节都有一个电机驱动锁,交替锁定和解锁同一动作。肘关节解锁后,身体动作会通过套索来伸肘或屈肘;当锁定时,相同的套索控制手部装置(手头)。

　　传统的**悬吊系统**采用牵引带和套索,并采用双层接受腔以实现最佳配合。外层是坚硬的并连接到其他部件;内层必须与残肢精确适配,否则假肢可能会不合格。吸着式接受腔提供无牵引带的自身/自我悬吊,是上臂截肢者的首选。*Munster* 髁上接受腔通过包裹肱骨髁帮助前臂极短残肢患者或肘关节离断患者实现了自身/自我悬吊,并可用于外部力源假肢。合适的 Munster 接受腔可完全限制伸肘。

　　背带通过自身动作利用套索系统来尽力控制假肢组件。"8"字形背带,通常用于较短的前臂截肢或更近端的截肢,通常用肘关节铰链,在半臂位置翻边或肱三头肌垫将接受腔固定在适当位置。"9"字形背带通常用于较长的前臂截肢或腕关节离断,需要一个可自身悬吊的接受腔,但比"8"字形更舒服。附有胸带的肩背带可释放对侧的肩部并缓解"8"字形背带对腋窝所造成的压力。对于重负荷具有更好的耐受性,但穿戴困难,美观性也要稍逊一筹。

自身力源假肢控制

　　盂肱关节(GH)前屈(TR,TH)——这种自然的动作提供了相当大的力量和伸展范围,可以启动手部装置或屈肘(图 7.15A)。

　　双肩胛骨外展(肩胛带截肢,肩关节离断,上臂截肢,前臂截肢)——该动作允许启动手部装置,但必须保持相对静止。所产生的力量相对较弱,能够满足位于人体中线的精细运动(图 7.15B)。

　　盂肱关节下压,伸展,外展(TH)——这种动作可锁定或解锁肘部,但对某些患者而言可能不自然,且难以掌握(图 7.15C)。

　　肩胛骨抬高——这可锁定或解锁肘部,并易于掌握。它需要腰带辅助。

　　胸部扩张/肩胛骨内收——锁定或解锁肘部。这是一个笨拙的动作,但不会干扰手部装置的控制。

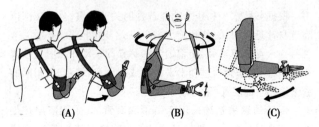

图 7.15　自身力源假肢控制

（A）盂肱关节；（B）双肩胛骨外展；（C）盂肱关节下压、伸展、外展

（鲁君兰　译，张　克　蔡　斌　校）

参考文献

1. Ziegler-Graham K, MacKenzie EJ, Ephraim PL, et al. Estimating the preva-lence of limb loss in the United States: 2005 to 2050. *Arch Phys Med Rehabil.* 2008;89(3):422–429.

2. Dillingham TR, Pezzin LE, MacKenzie EJ. Limb amputation and limb defi-ciency: epidemiology and recent trends in the United States. *South Med J.* 2002;95(8):875–883.

3. Vemulapalli S, Greiner MA, Jones WS, et al. Peripheral arterial testing before lower extremity amputation among Medicare beneficiaries, 2000 to 2010. *Circ Cardiovasc Qual Outcomes.* 2014;7(1):142–150.

4. Higgins TF, Klatt JB, Beals TC. Lower Extremity Assessment Project (LEAP)—the best available evidence on limb-threatening lower extremity trauma. *Orthop Clin North Am.* 2010;41(2):233–239.

5. Cifu DX. *Braddom's Physical Medicine and Rehabilitation.* 5th ed. Philadel-phia, PA: Elsevier; 2016.

6. Ephraim PL, Wegener ST, MacKenzie EJ, et al. Phantom pain, residual limb pain, and back pain in amputees: Results of a national survey. *Arch Phys Med Rehabil.* 2005;86(10):1910–1919.

7. Gonzalez EG, ed. *Downey and Darling's The Physiological Basis of Rehabilita-tion Medicine.* 3rd ed. Boston, MA: Butterworth Heinemann; 2001

8. Dillingham T (specialist ed.). *Rehabilitation of the Injured Combatant Part IV.* Office of the Surgeon General, Department of the Army; 1998.

9. Goktepe AS, Cakir B, Yilmaz B, Yazicioglu K. Energy expenditure of walk-ing with prostheses: comparison of three amputation levels. *Prosthet Orthot Int.* 2010;34(1):31–36.

10. Potter BK et al. *Atlas of Amputations and Limb Prosthetics: Surgical, Prosthetic and Rehabilitation Principles.* Rosemont, IL; 2016.

推荐阅读

Casale R, Alaa L, Mallick M, Ring H. Phantom limb related phenomena and their rehabilitation after lower limb amputation. *Eur J Phys Rehabil Med.* 2009;45(4):559–566.

Delussu AS, Paradisi F, Brunelli S, et al. Comparison between SACH foot and a new multiaxial prosthetic foot during walking in hypomobile transtibial amputees: Physiological responses and functional assessment. *Eur J Phys Rehabil Med.* 2016;52(3):304–309.

Eftekhari N. Amputation rehabilitation. In: O'Young BJ, ed. *Physical Medicine & Rehabilitation Secrets.* 2nd ed. Philadelphia, PA: Hanley & Belfus; 2002:553.

Foell J, Bekrater-Bodmann R, Flor H, Cole J. Phantom limb pain after lower limb trauma: origins and treatments. *Int J Low Extrem Wounds*. 2011;10(4): 224–235.

Garrison SJ. *Handbook of Physical Medicine and Rehabilitation Basics*. Philadelphia, PA: Lippincott Williams & Wilkins Handbook Series; 2003.

Hanley MA, Jensen MP, Smith DG, et al. Preamputation pain and acute pain predict chronic pain after lower extremity amputation. *J Pain*. 2007;8(2):102.

Kelly BM. Orthotic and prosthetic prescription for today and tomorrow. *Phys Med Rehabil Clin N Am*. 2007;18(4):785–858.

第八章

儿科学:脑瘫

定义——胎儿或婴儿在发育过程中出现的非进行性脑损伤引起的以运动及姿势异常为表现的一类疾病,最终导致活动受限[1]。

据统计,平均每 1 000 个学龄儿童中就有 3 个脑瘫(cerebral palsy,CP)患者。脑瘫在足月儿中的发病率约为 2‰。在妊娠期不足 28 周的早产儿中的发病率最高,为 82‰,而在妊娠期 32 ~ 36 周的早产儿中发病率为 6.8‰。**危险因素**包括产前、围产期和产后感染、脑卒中、中毒、新生儿脑病,早产儿并发症[小于胎龄儿(small for gestational age,SGA),出生体重(birthweight,BW) < 800g,脑室内出血(intraventricular hemorrhage,IVH)],宫内生长受限,母体绒毛膜羊膜炎,分娩期间发热,凝血病或出血,胎盘梗死,甲状腺疾病,高胆红素血症,多胎分娩和外伤。脑瘫最大的危险因素是早产,而对于足月儿来讲最大危险因素是新生儿脑病。

脑瘫按照运动障碍分为——痉挛型(70% ~ 85%)、手足徐动型、迟缓型、共济失调型、混合型。按解剖学分布可分为偏瘫型、单肢瘫型、四肢瘫型。

基于年龄的运动功能障碍分级依据粗大运动评分量表(Gross Motor Function Classification System):

1 级:步行无限制。

2 级:步行轻度受限。

3 级:使用手持式移动设备行走。

4 级:使用动力辅助装置下可短距离行走。

5 级:自主活动严重受限。

脑瘫的**诊断**基于详细的病史询问及体格检查。标志性临床表现包括:6 月龄后持续存在的原始反射,不对称或强制性反应,单手活动 / 受损侧无法使用或过早翻身(肌张力高)。80% 以上的患者存在异常神经影像学表现,早产儿血管内溶血后常见脑室周围白质软化(periventricular leukomalacia,PVL),偏瘫型患儿大脑中动脉(middle cerebral artery,MCA)卒中后可见局灶性皮质梗死,肌张力障碍型脑瘫患儿存在基底节和丘脑病变,脑畸形,痉挛性四肢瘫患儿合并广泛脑软化。与 CT 相比,MRI 更易显示这些影像学异常[2]。

脑瘫相关功能障碍包括:感觉障碍,多见于偏瘫患儿;10%~50%患儿存在听力、视觉、认知、心理、嗅觉、营养、泌尿生殖、呼吸、骨密度和牙齿的损伤;50%~75%患儿有疼痛;90%存在胃肠道(gastrointestinal,GI)疾病,以腹痛、便秘、胃食管反流病(gastroesophageal reflux disease,GERD)和吞咽障碍最常见;15%~55%患儿有癫痫发作[3]。肌肉骨骼异常包括髋关节发育不良、脱位、脊柱侧弯、低骨密度、痉挛和挛缩。步态异常包括剪刀步态、内翻步态、蹲伏步态、膝关节僵硬、跖足步态。

脑瘫的治疗主要包括物理疗法和控制痉挛。痉挛的治疗包括口服药物、化学性神经损毁和鞘内注射巴氯芬。然而,没有明确的证据支持某种特定的治疗方法有效。需要注意的是,神经发育疗法(neurodevelopmentaltreatment,NDT)和感觉统合疗法(sensory integration therapy,SIT)不推荐用于治疗痉挛。物理治疗包括牵伸、增强肌力、控制肌张力和功能训练。痉挛的外科治疗包括选择性脊神经后根切断术——切断部分 L_2~S_1 异常感觉神经根,以减少兴奋性输入。这一方法适用于 3~8 岁,具有较好的运动控制能力与肌力,且无明显挛缩的脑瘫患儿。不良影响可包括张力低下和膀胱功能障碍(通常是短暂的),无力,脊柱畸形(包括腰椎峡部裂/脊柱裂和髋关节脱位)。其他矫形干预,如石膏矫正法、肌腱延长或移植术、截骨术等也可以作为治疗计划的一部分。

脑瘫患儿的**预后**存在一定差异性,一般而言,若患儿 2 岁可独坐,1 岁半~2 岁半可倒退爬行,18 个月可从仰卧位翻身至俯卧位,提示步行预后良好[4-6]。若在 18~24 个月内存在 3 个或更多的原始反射,通常提示步行能力预后较差。预期寿命随着运动水平降低和自主进食能力减退而减少[7]。

先天性臂丛神经麻痹

先天性臂丛神经麻痹(congenital brachial plexus palsy,CBPP)在美国新生儿中的发病率约为 1‰~2‰。**危险因素**包括母体多产、出生体重增加以及肩难产(目前唯一明确的危险因素)[8]。患儿多为单侧受累,临床表现取决于损伤部位及程度。Erb 麻痹（C_5,C_6,C_7）占多数，表现为肩内旋内收、肘伸直旋前、腕关节屈曲。

C_8、T_1 病变较少见，其主要临床表现为 Horner 综合征和孤立性手麻痹。以上更常见于 C_5 ~ T_1 臂丛神经麻痹。

50% ~ 90% 的患儿可自然恢复。相关伴随症状包括面瘫、头颅血肿、锁骨或肱骨骨折、斜颈、颈椎损伤、膈肌损伤和 Horner 综合征（颈丛下段神经损伤）。

诊断依据主要是出生时可累上肢无力。体格检查应包括详细的神经检查，重点关注运动神经、感觉神经以及反射是否减弱，应同时检查患儿的主/被动关节活动度。应进行 MRI 等神经影像学检查以排除骨折和神经瘤。超声（ultrasound,US）在先天性臂丛神经损伤中的诊断应用尚需进一步研究。研究表明，电诊断研究应在出生后 48 小时内进行，并在 1 周后复测，帮助判断预后[9]。然而，电诊断在先天性臂丛神经麻痹预后中应用的可靠性尚未完全证实。

治疗的目的是改善肢体功能，促进神经再生，恢复肘关节屈曲度和维持肩关节稳定。肢体摆放姿势对于提高本体感觉、ROM、夹板和发育训练很重要。如果在 6 个月时肘关节仍不能抗重力，则建议手术[10]。此外，也有文献建议 3 ~ 9 个月之间进行早期手术干预。骨科手术干预包括肌腱延长/移植术以及早期锚定术，以实现较理想的关节活动范围，避免肩部过伸而引起损伤性神经炎性疼痛。神经外科干预包括瘢痕和纤维组织的神经松解、神经端端吻合、腓肠神经或耳大神经移植和神经端侧吻合。患儿 3 个月内恢复预示功能恢复预后良好[11]。6 月龄仍存在肘关节屈曲受限提示预后不良。

并发症包括：肌萎缩，挛缩，发育不良，肩关节半脱位引起的关节盂发育不良，外观受累，疼痛可由撕咬肢体引起（更多见于手术后患儿）。

小儿脊髓损伤特殊考量

约 3% ~ 5% 的脊髓损伤（spinal cord injuries, SCI）发生在 15 岁以下的儿童中，20% 的 SCI 发生于 20 岁以下的儿童[12]。在 9 岁以下的儿童中，男孩发生 SCI 的概率是女孩的 4 倍。种族差异存在于 15 岁以上儿童中，非洲裔美国人和西班牙裔美国人发生 SCI 的风险增加。

儿童 SCI 最常见的原因(从高到低)是机动车事故、跌倒(10 岁以下)和运动(15 ~ 16 岁)。C_5 ~ C_8 损伤最为常见。儿童患者更易发生高位颈椎损伤,因为他们的头部尺寸比成人大,而且发育中的脊柱活动性大,常造成无骨折情况下的韧带损伤。10 岁以下脊髓损伤患儿中,50% 存在枕部 C_1 脊髓损伤,这其中 50% 无神经影像学异常表现(SCI without radiographic abnormality,SCIWORA)。

儿童脊髓损伤的处理不同于成人。是否需要预防深静脉血栓尚不明确[13,14]。高腰椎或胸椎节段损伤的儿童通常可以实现支撑下步行,但这部分患者在青少年时期变得更依赖轮椅(更节能)。

与达到骨性成熟的成人相比,SCI 儿童还存在骨科疾病的风险,包括脊柱侧弯和髋关节半脱位或脱位。几乎所有的没有达到骨性成熟儿童 SCI 后都会继发脊柱侧弯,其中 2/3 需要手术治疗。尽管依从率低,胸腰骶矫形器(thoracolumbosacralorthoses,TLSO)已被证明可以降低儿童的脊柱侧弯进展速度,从而降低了手术需求。

脊柱裂

脊柱裂是由于神经管闭合不全引起的一种神经管缺陷(neural tube defect,NTD)疾病。大约胚胎 27 天时,神经管从中部开始闭合,向头尾两端发展。普通孕妇生育 NTD 儿童的风险为 0.1% ~ 0.2%,如果在已有 NTD 子女的情况下,再生育子女发生 NTD 概率增加为 2% ~ 5%。如果两个或两个以上的子女有 NTD,再生育子女发生 NTD 概率进一步增加至 10% ~ 15%。在西班牙裔人口中 NTD 发生率最高[15]。危险因素可分为:环境性——孕期前 28 天内的发热、热水浴或桑拿;职业性——溶剂暴露,常见于医护人员、务农人员等;母体性——肥胖、糖尿病、药物使用(丙戊酸、抗逆转录病毒、异维 A 酸和甲氨蝶呤);和 / 或营养缺乏(叶酸缺乏最常见)。美国儿科学会叶酸补充指南如下[16]:育龄妇女叶酸 0.4mg/d,怀孕前 0.4mg/d,已经生育过脊柱裂儿童或高危妊娠的情况下,孕期前 3 个月都要补充叶酸。

诊断往往建立在产前筛查的基础上。检查 α- 甲胎蛋白是否升高,高分辨率超声查探是否存在椎弓外"八"字形张开、脑部柠檬征、香蕉征以及羊膜穿刺术是常见的缺陷筛查方法。NTD 的子类及特征如下：

A. 隐性脊柱裂

- 脊椎骨缺损，无内容物膨出。
- 成人发病率 5% ~ 36%。
- 可能有局部皮肤多毛、凹陷、窦或痣。
- 可能导致脊髓栓系及二便异常。

B. 脊膜膨出

- 脊椎骨缺损伴脑脊膜膨出，无神经组织膨出。
- 所占比例 < 10%。
- 体格检查正常。

C. 脊髓脊膜膨出

- 脑脊膜及神经组织膨出。
- 90% 可伴发 Chiari 畸形 II 型。
- 80% ~ 90% 存在脑积水。
- 75% 位于腰骶部。

D. 尾端退化综合征

- 骶骨和部分腰椎骨缺失。
- 危险因素：母亲糖尿病。
- 存在消化道畸形、肛门直肠狭窄、肾、心脏和外生殖器问题。

根据损伤平面不同，可呈现不同的感觉和运动功能障碍，这些功能障碍通常为非对称性。T_1 以下的胸椎受损时，上肢功能不受影响。由于躯干较弱，脊柱后侧弯发生率为 80% ~ 100%，由于姿势不良与使用轮椅助力，可能会发生下肢挛缩。当累及 L_1 ~ L_3 水平时，髋关节屈曲及外展肌张力异常，患者易早期发生髋关节脱位和脊柱侧弯。这一水平损伤的儿童可使用支具[髋膝踝足矫形器（hip knee ankle foot orthosis，HKAFO）、往复式步态矫正器（reciprocating gait orthosis，RGO）和辅助装置（assistive device，AD）]行走，但最终由于耗能高而停止[17]。L_4 ~ L_5 病变通常导致迟发性髋关节脱位。L_4 病变易发生内翻足，L_5 病变易发生踵足（钩状足）。

治疗手段包括在出生后 24 ~ 48 小时内施行神经管闭合术；目前已有宫内修复的相关报道。康复管理包括根据损伤层面使用支具、轮椅、坐位及站位支撑物等，这些是发育性锻炼、维持运动能力和畸形预防的重要部分。其他需要处理的问题及潜在并发症包括：肥胖；乳胶过敏及可能对猕猴桃、香蕉、鳄梨和栗子等食物存在交叉过敏；高节段病变（T_{12}）伴发脑积水患者有更严重的结构性脑异常，常存在认知功能障碍与学习问题[18]；脑脊液分流失调导致头痛、呕吐、性格改变、注意力困难等神经学异常；脊髓栓系可能出现痉挛、肌力下降、脊柱侧弯、神经退行性变、二便异常、挛缩、步态偏离和背痛（仅存在于 20% 患者，手术后可改善[19]）。脊髓纵裂——矢状位可见脊髓分裂；脊髓空洞症存在于高达 40% 的患者，最常见为颈椎，并可表现为病变节段以上的脊柱侧弯或损伤水平以上的功能障碍；神经源性肠道导致大便失禁和便秘；神经源性膀胱。

关于泌尿道的管理，针对膀胱的研究如基线超声、尿动力学检查、膀胱尿路造影（voiding cysto-urethrogram，VCUG）应在新生儿期完成。并在第一年每 3 个月复查一次，第二年复查 2 次，并在随后数年内每年复查一次。尿动力学检查和VCUG 应在 3 个月、1 岁、2 岁或 3 岁进行复查，然后每 2 年随访，如果膀胱功能状态发生改变则更早进行复查。

膀胱容量——1 岁以下：体重（kg）×（7～10ml）；1～12 岁：（年龄 +2）×30ml；青少年 / 成人：400ml。

神经源性膀胱可通过间歇性导尿（intermittent catheterization，IC）进行治疗，在有足够的手功能和认知能力的情况下，5 岁时可自行置管。神经源性膀胱的其他治疗方式包括口服药物、肉毒毒素注射、膀胱造口术和外科膀胱扩张术。

小儿神经肌肉疾病

神经肌肉疾病可由下运动神经元的任何部分[前角细胞、周围神经、神经肌肉接头（neuromuscular junction，NMJ）或肌肉]的异常引起。这一类疾病通常影响全身，因为一些病理改变可能影响骨骼、平滑肌和心肌、大脑和多个器官中的线粒体。最常见的病因为基因性，也可能是渐进性、后天性或遗传性。详细的询问家族史以及尽可能评估受该疾病累及的亲属在这一类疾病的诊治中非常重要。疑似神经肌肉疾病的儿童的诊断评估应包括：全面的既往史和手术史，详细的家族史，细致的体格检查。实验室检查和遗传数据既昂贵又耗时，一般在常规检查后才选择性进行。

最常见的疑似神经肌肉疾病的转诊原因是婴儿出现肌无力。肌营养不良分类见表 8.1。

表 8.1　Duchenne 肌营养不良与 Becker 肌营养不良

	Duchenne 肌营养不良	Becker 肌营养不良
美国患者数	15 000	2 200
发生率	1/3 500 男性新生儿	未知
遗传	X 染色体连锁	X 染色体连锁
基因位点	Xp21（阅读框移码突变）	Xp21（阅读框正常）
蛋白	肌萎缩蛋白	肌萎缩蛋白
起病年龄	2 ~ 6 岁	4 ~ 12 岁（重度 BMD） 青少年后期到成年（轻度 BMD）
严重程度与病程	病情进展迅速 2 ~ 3 年内运动功能减退 肌力持续下降 寿命 < 35 岁	病情进展缓慢 严重程度和起病时间与肌萎缩水平相关
步行情况	步行能力丧失：7 ~ 13 岁（未使用皮质类固醇类） 步行能力丧失：9 ~ 15 岁（使用皮质类固醇类治疗）	步行能力丧失：> 16 岁
肌无力	近端重于远端 双侧肢体对称起病	近端重于远端 双侧肢体对称起病
心脏	10 ~ 20 岁扩张型心肌病 一般在 10 岁后出现临床症状	心肌病（可能发生于肌无力之前） 一般 30 ~ 40 岁起病
呼吸系统	10 ~ 20 岁时肺活量大幅减少 10 ~ 20 岁之间出现通气依赖	部分患者呼吸系统受累 重症患者出现通气依赖
肌肉体积	腓肠肌肥大	腓肠肌肥大
肌肉骨骼系统	挛缩：踝、髋和膝 脊柱侧弯：步行能力丧失后起病	挛缩：踝关节等，成年后发生

续表

	Duchenne 肌营养不良	Becker 肌营养不良
CNS	认知能力降低(言语能力降低)	部分患者认知能力降低
肌肉病理学	肌内纤维化与脂肪浸润 肌纤维及肌群大小变异程度大 纤维变性/再生 肌萎缩蛋白:缺失 肌聚多糖:二次水解	肌纤维大小变异度大 肌内结缔组织化与脂肪浸润 纤维变性/再生 肌萎缩蛋白:减少(正常值的10%~60%)
血生化	CK:非常高(10 000 ~ 50 000) 高 AST 和 ALT(GGT 正常) 高醛缩酶	CK:5000 ~ 20 000 随年龄增长而降低

丙氨酸转移酶(alanine transaminase,ALT);天冬氨酸转移酶(aspartate transaminase,AST);Becker 肌营养不良(Becker muscular dystrophy,BMD);肌酸激酶(creatine kinase,CK);中枢神经系统(central nervous system,CNS);γ-谷氨酰转移酶(gammaglutamyltransferase,GGT)。

儿童脊髓前角病变

脊髓性肌萎缩症

脊髓性肌萎缩症(spinal muscular atrophy,SMA)包括由脑干运动核前角细胞变性引起的一组常染色体隐性遗传疾病,以肌无力为特征。有四种亚型:

SMA Ⅰ型(急性婴儿型或 Werdnig Hoffmann 型):起病时间从出生到 6 月龄。

SMA Ⅱ型(慢性婴儿型):起病时间 6 ~ 18 月龄。

SMA Ⅲ型(慢性青少年型):Ⅲa 起病时间 < 3 岁,Ⅲb > 3 岁。

SMA Ⅳ型(成人型):起病期为成年期(平均 34 ~ 36 岁)。

SMA Ⅰ型(急性婴儿型或 Werdnig Hoffmann 型)是最严重的类型,在 6 月龄内发病,约 95%的患者在 3 月龄内即出现典型症状和体征。在宫内即经常观察到胎儿运动受损,在分娩时可有长时间发绀。严重、进行性肌无力、肌肉松弛或肌张力降低是其特征。这种类型的儿童不能完成无支撑坐位。其他临床体征包括严重的肢体及躯干肌无力伴有肌张力减退、蛙腿姿势、弱哭声、舌肌震颤、膈呼吸、钟形胸部、臂和腿内旋、进食困难，无大脑受累、严重的非进行性肌无力及呼吸道感染倾向的证据。

检查可见 CK 水平正常，神经传导检查（nerve conduction study，NCS）/EMG 显示运动传导波幅下降、传导速度可能降低、感觉传导正常以及运动单位波幅和时程轻度增加、纤颤电位。早期肌肉活检无阳性发现。在稍后（6～8 周）阶段可检测到大组肌纤维萎缩和肌群化（Ⅰ型）。治疗方式主要是支持治疗，预后差，绝大多数患儿在发病 3 年内死亡。

SMA Ⅱ型（慢性婴儿型）以 6～18 月龄婴儿的运动发育落后为主要特征。本型一个独特特征是手指震颤，这缘于骨骼肌束颤。有些患儿也存在舌肌束颤。通常可独坐，但不具备自主行走能力。患儿临床表现包括：肌张力减退，缓慢进展的对称性肌无力（近端＞远端）以及发育性进展性脊柱后凸畸形；限制性肺病和髋关节脱位也很常见。患儿智力水平不受影响。

检查可见 CK 正常或升高。NCS/EMG 显示运动传导波幅降低以及可能出现传导速度降低、感觉传导正常，以及运动单位电位的波幅和时限轻度增加，纤颤电位。肌肉活检显示大组肌纤维萎缩和肌群化（Ⅰ型）。SMA Ⅱ型患者的寿命从 2 岁～30 岁不等。

SMA Ⅲ型（慢性青少年型或 Kugelberg-Welander 综合征）临床症状较轻，发病年龄在 18 个月后。表现为缓慢进展性近端无力，下肢较上肢更易受累。患儿可以站立和行走，但可有诸如上下楼梯等运动技能的困难。

检查可见 CK 正常或升高。NCS/EMG 显示运动传导波幅降低以及可能出现传导速度降低、感觉传导正常、运动单位电位波幅及时限的轻度增加，纤颤电位。肌肉活检显示大组肌纤维萎缩和肌群化，亦可见局灶性小纤维萎缩。

SMA Ⅳ型（成人型）是一种轻度类型，20 岁以后发病，其特征是缓慢进展的近端肌无力，一般不影响患者寿命。在医学文献中已经描述了其他形式的前角障碍。这些疾病较为罕见，不在本手册的描述范围内。

周围神经病变

急性炎症性脱髓鞘性多发性神经病,也称为吉兰-巴雷综合征(Guillain-Barré syndrome,GBS),是一种脱髓鞘性神经病,也是儿童急性运动麻痹最常见的原因。它是一种自身免疫介导、环境诱发的疾病,有多种亚型,其特征为急性单相病程、感染后起病、不伴发热、进行性肌无力及反射消失,可伴随疼痛及感觉障碍。GBS 的诱因包括 EB 病毒(Epstein-Barré virus,EBV)、巨细胞病毒(cytomegalovirus,CMV)、肠道病毒、甲型肝炎和乙型肝炎、水痘、肺炎支原体和空肠弯曲杆菌。Miller-Fisher 综合征是 GBS 的变异型,具有眼肌麻痹、共济失调和腱反射消失三联征,与空肠弯曲杆菌感染相关。患者大多有抗 GQ1b 神经节苷脂抗体。儿童预后优于成人,本病复发率(5% ~ 12%),但在儿童中罕有复发。

对于 GBS 患儿的治疗,最有效的治疗方法是静脉注射免疫球蛋白(intravenous immunoglobulin,IVIG)。血浆置换可降低 GBS 的严重程度,缩短病程。血浆置换和 IVIG 的疗效相似,临床观察到 IVIG 治疗的副作用可能更少。应注意监测患儿的呼吸和心功能,尤其是处于急性进展期的患儿。呼吸窘迫这一并发症可威胁到 GBS 患儿的生命,应予以关注。

儿童 GBS 的鉴别诊断

1. 肉毒中毒——婴幼儿应考虑该诊断可能。肉毒毒素中毒的特征除(进行性)无力外,还包括眼外肌无力(眼肌麻痹)、瞳孔缩小和便秘。

2. 重症肌无力——儿童期主要表现为近端肌无力。完整的病史询问、乙酰胆碱受体抗体检查以及 NCS 和 EMG,包括重复电刺激,有助于区分重症肌无力和 GBS。

3. 感染——某些感染性疾病可表现为 GBS 样综合征,如 Lyme 病或艾滋病。

4. 周围神经病——长春新碱中毒、吸毒、重金属中毒、有机磷中毒、HIV、白喉、Lyme 病、先天性代谢异常、Leigh 病、Tangier 病、卟啉症和危重病相关多发性神经病。

5. NJ 病——蜱麻痹、重症肌无力、肉毒中毒和高钙血症。

遗传性运动感觉神经病

遗传性运动感觉神经病(hereditary motor sensory neuropathy,

HMSN)是一种遗传性运动性及感觉性周围神经受损的疾病，以渐进性神经肌肉损伤为特征。运动体征出现先于感觉体征。其他临床特征包括肌无力和肌肉萎缩，首先累及足内在肌，其次是踝和趾背屈肌；腓神经支配的肌肉受累严重，而胫神经支配的肌肉受累不显著，这两者之间力量不平衡导致典型的高弓形脚、槌状趾以及体检可见病程早期出现足跟行走困难。发病年龄 10 ~ 20 岁，有七个亚型如下：

- HMSN 型 1A 和 1B（显性遗传性肥厚性脱髓鞘性神经病）：腓骨肌萎缩症（Charcot-Marie -Tooth，CMT）1A、1B。
- HMSN 2 型（显性遗传神经元神经病）：CMT 2 型。
- HMSN 3 型（婴儿期肥厚性神经病）：进行性肥厚性间质性神经炎（Déjerine-Sottas 病）。
- HMSN 4 型（与植烷酸过量相关的肥厚性神经病变）：遗传性运动失调性多发性神经炎（植烷酸累积症，Refsum 病）。
- HMSN 5 型（伴有痉挛性截瘫）。
- HMSN 6 型（伴视神经萎缩）。
- HMSN 7 型（伴色素性视网膜炎）。

CMT1 的最常见类型为 CMT1A，与染色片段 17pll.2 的重复相关。CMT1B 是另一常见类型，其与 Déjerine-Sottas 病的一些病例与 1 号染色体髓鞘蛋白零（myelin protein zero，MPZ）基因的突变有关。这些基因的突变可有多个交叉表型，如 MPZ 突变与 CMT1B、Déjerine-Sottas 病及轴突性 CMT2 表型相关。HMSN 病症的遗传方式各不相同，CMT1 和 CMT2 均为显性遗传，然而他们分别为脱髓鞘性及轴突性；Déjerine-Sottas 病是婴儿期发病的一种严重形式；CMT4 包括各种常染色体隐性遗传性脱髓鞘性 CMT。

CMT 常见的足部畸形可导致不适、行走障碍和残疾。踝关节无力和不稳可通过矫形器或矫形鞋来治疗。建议适度活动，避免过度劳累。

神经肌肉接头疾病

重症肌无力母亲所生育的新生儿中，10% ~ 30% 会发生**短暂性新生儿肌无力**。可发生在新生儿产出后的第一小时到第一周的任何时间点，第三天最常见。需密切观察婴儿是否存在呼吸窘迫。得到严密监测和及时治疗的情况下，本病多为自限性。主要发病原因为母体内循环中乙酰胆碱（acetylcholine，ACh）抗体经胎盘转移至胎儿体内。

先天性或婴儿性肌无力发生在非肌无力母亲所生育的婴儿中，可能为常染色体隐性遗传。通常无 ACh 受体抗体。

青少年型重症肌无力与成年型重症肌无力有相似的病理生理学起源，但有重要的区别，主要体现在流行病学、临床表现和治疗策略上。

治疗中须注意：推迟糖皮质激素治疗开始的时间，以避免生长发育迟缓；尽量不实施胸腺切除术，以免出现免疫缺陷。

本病主要见于青春期女性，病情严重，临床表现多样，可见面肌及咀嚼肌无力，患者吞咽、言语、呼吸功能及颈部、躯干和四肢肌肉均可受累。

肌病

面肩肱型肌营养不良（facioscapulohumeral muscular dystrophy，FSHD）是一种进展缓慢的营养不良性肌病，主要表现为面部和肩胛带肌肉的非对称性受累。

它是一种常染色体显性遗传疾病，10%～30%为散发突变。通常在 20 岁之前发病，超过 90% 的病例可通过分子遗传学检查来明确诊断。大多数患者血清 CK 水平正常或略有升高。临床表现包括：面肌无力和表情淡漠；闭眼困难；肩胛骨稳定肌群、肩外展肌和外旋肌受累，但三角肌不被累及；轻度、非进行性脊柱侧弯；50% 患者存在轻度限制性肺部疾病；少见挛缩。Coates 综合征是一种快速进展型、早期发病的 FSHD，其特征是感觉神经性听力障碍和视网膜渐进性渗出性毛细血管扩张症。

Emery-Dreifuss 肌营养不良（Emery-Dreifuss muscular dystrophy，EMD）的特点是肌无力、挛缩和心脏传导异常。它分为两种亚型：EMD-1 和 EMD-2。EMD-1 是 X 连锁隐性渐进性肌营养不良肌病，一般发病年龄为 10～20 岁，也有可能在其他年龄段发病。本病的典型特征是肘屈曲挛缩。一般而言，挛缩比肌无力更具功能限制性。步行和上下楼梯受限。然而，由于本病进展缓慢，罕有步行能力完全丧失的情况出现。

进展性心脏病一般在 10～20 岁早期至 40 岁之间发病。心律失常可能导致栓子脱落或猝死；心肌病导致进展性左心室心肌功能障碍。

EMD-2 是由位于染色体 1q21.2 上的层粘连 A/C 蛋白异常引起的。可为常染色体显性遗传、隐性遗传或错义突变。错义突变导致儿童期发病。最突出的临床特征是肩胛肌和面肌无力。此型挛缩较为少见。

先天性肌病是一组异质性疾病，通常表现为遗传性缺陷引起的婴儿低张力。在没有中枢或外周神经结构异常的情况下引起原发性肌病。

幼年特发性关节炎

幼年特发性关节炎（juvenile idiopathic arthritis, JIA）是儿童最常见的风湿性疾病。主要影响骨骼和关节，导致过度生长、发育不全或异常生长。与 JIA 相关的异常包括小颌畸形、长短腿和髋关节发育不良。诊断 JIA 须符合起病年龄 < 16 岁并持续 6 周以上的标准，不满足者予以排除。不良预后的指标包括但不限于疾病发作程度较重、对称性起病、早期腕关节和髋部受累、血清类风湿因子（rheumatoid factor, RF）阳性、持续性活动性疾病和早期影像学改变。七个亚型为全身性关节炎、少关节炎、RF 阴性多关节炎、RF 阳性关节炎、银屑病关节炎、附着点炎相关关节炎及未分化关节炎。表 8.2 中突出显示了几个子类型。

表 8.2 部分 JIA 亚型

亚型和主要诊断特征	其他相关特征
系统性关节炎 • 诊断需同时满足发热后出现关节炎，且发热峰值为 38.9℃（102℉）或至少持续 2 周 • 一个或多个以下症状：压之褪色的绯红皮疹、淋巴结肿大、肝大、脾大和 / 或浆膜炎	• 少部分患儿可发展成巨噬细胞活化综合征，一种危及生命的并发症 • 系统性 JIA 患者中有一半出现复发 - 缓解期，远期预后良好 • 另一半会出现关节破坏，临床和功能预后较差
少关节炎 • 两个亚型： 1. 持续性（受影响关节不超过 4 个） 2. 进展性（起病 6 个月后超过 4 个关节受累）	• 6 岁以前早期发病，女性多发，预后良好 • ANA 阳性是虹膜睫状体炎发生的危险因素 • 发病 4 年内可发生缄默性葡萄膜炎

续表

亚型和主要诊断特征	其他相关特征
多关节炎 •5 个或多个关节受累	• RF 阳性：多发于青春期女性，对称性关节受累 • RF 阴性：部分 ANA 阳性患者预后多变；可能发展为慢性葡萄膜炎
银屑病性关节炎 • 关节炎和银屑病皮疹同时存在	• 若无皮疹，一级亲属通常存在牛皮癣病史、指(趾)周围炎和甲凹陷
与附着点炎症相关的关节炎 • 影响 6 岁以上 HLA B27(+)的男性	附着点位置 • 跟腱的足跟附着处 • 足底筋膜 • 跗骨区 • 髋关节受累(常见) 这种疾病可能发展为强直性脊柱炎[*]

[*]青少年强直性脊柱炎不属于 JIA 亚类，但属于关节炎的一种。它主要影响青春期男性，并与 HLA-B27 相关。以少关节炎、骶髂(sacroiliac, SI)关节不对称受累和 X 线检查显示"竹节样"脊柱为特征。

ANA, antinuclear antibody, 抗核抗体；JIA, juvenile idiopathic arthritis, 幼年特发性关节炎；HLA, human leukocyte antigen, 人类白细胞抗原；RF, rheumatoid factor, 类风湿因子。

　　JIA 患儿康复的主要目的是防止关节受损，保证正常生长发育以及保持和改善功能。**治疗**包括关节休息、支具固定功能位、维持 ROM 训练、物理治疗和适应设备。超声治疗禁用于儿童骨骺端。一线治疗包括 NSAIDs 和关节腔内类固醇类药物注射。二线治疗包括肿瘤坏死因子(tumor necrosis factor, TNF)抑制剂(依那西普和阿达木单抗)和 T 细胞阻断剂(阿巴西普)应用于 TNF 抑制剂无应答者。75% 患儿使用 NSAIDs 和甲氨蝶呤可缓解病情。

　　须注意的是，与成人相比，儿童颈椎受影响更为常见，TMJ 常受到影响，并可能导致下颌骨和面部发育异常(多关节型)；常见腕关节受累，并需要支具、ROM 训练和物理治疗；多关节炎与银屑病关节炎多累及肩关节；与成年人不同，髋关节产生屈曲挛缩型内收、内旋；膝关节是最常受累的关节，由于早期挛缩而产生股四头肌无力的问题难以解决（建议主动股四头肌加强训练）；由于骨生长过度导致的长短腿可引起骨盆不对称、脊柱侧弯。

（刘莎莎　译，陆沈吉　校）

参考文献

1. Bax M, Goldstein M, Rosenbaum P, et al. Proposed definition and classification of cerebral palsy. *Dev Med Child Neurol*. 2005;47(8):571–576.

2. Ashwal S, Russman BS, Blasco PA, et al. Practice parameters: diagnostic assessment of the child with cerebral palsy: report of the Quality Standards Subcommittee of the American Academy of Neurology and the Practice Committee of the Child Neurology Society. *Neurology*. 2004;62(6):851–863.

3. Molnar GE, Gordon SU. Cerebral palsy: predictive value of selected clinical sign of early prognostication of motor function. *Arch Phys Med Rehabil*. 1976;57:153.

4. Badell A. Cerebral palsy: postural locomotor prognosis in spastic diplegia. *Arch Phys Med Rehabil*. 1985;66:614–619.

5. Fedrizzi E, Facchin P, Marzaroli M, et al. Predictors of independent walking in children with spastic diplegia. *J Child Neurol*. 2000;15:228–234.

6. Bleck EE. Locomotor prognosis in cerebral palsy. *Dev Med Child Neurol*. 1975;17:18.

7. Strauss D, Brooks J, Rosenbloom R, Shavelle R. Life expectancy in cerebral palsy: An update. *Dev Med Child Neurol*. 2008;50(7):487–493.

8. Executive summary: Neonatal brachial plexus palsy. Report of the American College of Obstetricians and Gynecologists' Task Force on Neonatal Brachial Plexus Palsy. *Obstet Gynecol*. 2014;123(4):902–904.

9. Pitt M, Vredeveld JW. The role of electromyography in the management of the brachial palsy of the newborn. *Clin Neurophysiol*. 2005;116:1756–1761.

10. O'Brien DF, Park TS, Noetzel MJ, et al. Management of birth brachial plexus palsy. *Childs New Syst*. 2006;22:103–112.

11. Noetzel MJ, Park TS, Robinson S, et al. Prospective study of recovery following neonatal brachial plexus injury. *J Child Neurol*. 2001;16:488–492.

12. National Spinal Cord Injury Statistical Center. Spinal cord injury: Facts and figures at a glance. Birmingham, AL: University of Alabama; 2008.

13. Levy ML, Granville RC, Hart D, Meltzer H. Deep venous thrombosis in children and adolescents. *J Neurosurg Pediatr*. 2004;101(2):32–37.

14. Truitt AK, Sorrells DL, Halvorson E, et al. Pulmonary embolism: which pediatric trauma patients are at risk? *J Pediatr Surg*. 2005;40:124–127.

15. Centers for Disease Control and Prevention (CDC). Racial/ethnic differences in the birth prevalence of spina bifida–United States, 1995–2005. *MMWR Morb Mortal Wkly Rep*. 2009;57(53):1409.

16. Diamond M, Armento M. Children with disabilities. In: DeLisa JA, Gans BM, Walsh NE, et al, eds. *Physical Medicine and Rehabilitation: Principles and Practice*. 4th ed. Philadelphia, PA: Lippincott Williams & Wilkins; 2005.

17. Williams EN, Broughton NS, Menelaus MB. Age related walking in children with spina bifida. *Dev Med Child Neurol*. 1999;41(7):446–449.

18. Fletcher JM, Copeland K, Frederick JA, et al. Spinal lesion level in spina bifida; a source of neural and cognitive heterogeneity. *J Neurosurg*. 2005;102(3):268–279.

19. Schoenmakers MA, Goosekens RH, Gulmans VA, et al. Long-term outcome of neurosurgical untethering on neurosegmental motor and ambulation levels. *Dev Med Child Neurol*. 2003;45(8):551–555.

阅读建议

Alexander MA, Matthews DJ eds. *Pediatric Rehabilitation: Principles and Practice.* 5th ed. New York, NY: Demos Medical Publishing, LLC; 2015.

Butler C, Darrah J. Effects of neurodevelopmental treatment (NDT) for cerebral palsy: an AACPDM evidence report. *Dev Med Child Neurol.* 2001; 43:778.

Davis PJC, Mc Donagh JE. Principles of management of musculoskeletal conditions in children and young people. *Best Pract Res Clin Rheumatol.* 2006;20(2):263–278.

Hofer M. Spondyloarthropathies in children–are they different from those in adults? *Best Pract Res Clin Rheumatol.* 2006;20(2):315–328.

Krach LE, Gormley, ME, Jr., Ward M. Traumatic brain injury. In: Alexander M, Matthews D. *Pediatric Rehabilitation: Principles and Practice.* 4th ed. New York, NY: Demos Medical Publishing; 2010:231–260.

Massagli TL. Medical and rehabilitation issues in the care of children with spinal cord injury. *Phys Med Rehabil Clin N Am.* 2000;11(1):169–182.

Novak I, Hines M, Goldsmith S, Barclay R. Clinical prognostic messages from a systematic review on cerebral palsy. *Pediatrics.* 2012;130:e1285.

Powell A, Davidson L. Pediatric spinal cord injury: A review by organ system. *Phys Med Rehabil Clin N Am.* 2015;26:109–132.

Veugelers R, Benninga MA, Calis EA, et al. Prevalence and clinical presentation of constipation in children with severe generalized cerebral palsy. *Dev Med Child Neurol.* 2010; 52:e216.

Wallace SJ. Epilepsy in cerebral palsy. *Dev Med Child Neurol.* 2001;43(10):713–717.

第九章

脑 震 荡

定义和病理生理

2016 年发布的关于运动性脑震荡的最新共识指出,轻微创伤性脑损伤和脑震荡经常被轮换使用。而脑震荡只是创伤性脑损伤(traumatic brain injury, TBI)的一种类型,指脑部在生物力作用下发生的复杂的病理生理变化[1]。

脑震荡可能是由于外力直接或间接作用于大脑后导致的短暂性神经功能障碍,可能会在数小时内持续发展。通常不伴有意识丧失(loss of consciousness, LOC)。脑震荡相关症状的出现和缓解通常遵循一定的顺序,但是,某些病例的症状持续时间可能会延长。神经病理学改变常常是由功能性损伤而非结构性损伤引起[1]。

脑震荡会导致复杂性细胞功能障碍,主要归因于脑损伤后释放的神经递质。神经递质释放后诱发级联反应,这一系列反应之间可相互促进:

谷氨酸释放→钾外流、钙内流→高糖酵解→释放自由基和酶(蛋白酶、脂肪酶、一氧化氮)→细胞骨架损伤→炎性损伤、利用葡萄糖、能量危机[三磷酸腺苷(adenosine triphosphate, ATP)使用增加]→线粒体衰竭→产生乳酸→细胞膜通透性增大→细胞凋亡、坏死

能量危机造成的影响是当躯体活动或认知活动进行时,症状可能会加重。脑震荡的临床表现包括躯体症状(头痛、恶心、呕吐、光和噪音敏感、头晕、平衡差、耳鸣、视物模糊)、认知问题(视物模糊、注意力缺陷或记忆力差)、睡眠相关症状(睡眠障碍、疲劳)和 / 或情绪问题(悲伤、易怒)。头痛是最常见的症状。LOC 在脑震荡患者中发生率少于 10%,而意识错乱和遗忘(逆行性和 / 或顺行性)更常见[2]。

评估

若运动中发生脑震荡,需进行现场评估,必须仔细辨认脑

震荡患者的症状和体征。经医护人员现场评估并确诊后,运动员须即刻退出比赛。排除严重的医疗状况后,采用运动脑震荡评估工具第 5 版(Sport Concussion Assessment Tool 5th edition,SCAT5)进行评估。在脑震荡发生后的最初几个小时内,须对患者进行密切监测,被诊断为脑震荡的运动员不允许在同一天内回归赛场。需要咨询对脑震荡管理和治疗熟识的医护人员。

脑震荡患者评估需要全面的病史和体格检查,包括以下几点:

- 损伤详情(如何发生、即刻症状和进展、是否存在 LOC 或遗忘)。
- 采用由 22 个项目组成的脑震荡后症状量表评估当前症状(表 9.1)。不采用脑震荡分级量表。
  - 确定症状变化情况(是什么让它们更好或更差)。
  - 探讨它们是如何影响身体活动、工作、学习、电脑/手机使用等。
  - 辨别症状间的相互关联(失眠可能会导致疲劳、头痛、烦躁等)。

表 9.1 脑震荡后症状量表

	无	轻度		中度		重度	
头痛	0	1	2	3	4	5	6
恶心	0	1	2	3	4	5	6
呕吐	0	1	2	3	4	5	6
头晕	0	1	2	3	4	5	6
平衡问题	0	1	2	3	4	5	6
睡眠障碍	0	1	2	3	4	5	6
睡眠过多	0	1	2	3	4	5	6
瞌睡	0	1	2	3	4	5	6
对光敏感	0	1	2	3	4	5	6
对噪音敏感	0	1	2	3	4	5	6
容易情绪化	0	1	2	3	4	5	6
易怒	0	1	2	3	4	5	6

续表

	无	轻度		中度		重度	
悲伤	0	1	2	3	4	5	6
神经质	0	1	2	3	4	5	6
麻木或刺痛	0	1	2	3	4	5	6
感觉迟钝	0	1	2	3	4	5	6
视物模糊	0	1	2	3	4	5	6
注意力不集中	0	1	2	3	4	5	6
记忆困难	0	1	2	3	4	5	6

- ○ 症状可能受患者年龄、动机、性别或者学习障碍的影响。
- 体格检查：
- ○ 神经系统检查。
- ○ 采用平衡误差评分系统（Balance Error Scoring System，BESS）评估平衡能力。BESS 测试要求受试者闭眼，分别站在坚硬和柔软的两种类型的地面上，用三种站姿——双脚站、线型步、非优势脚站。
- ○ 视觉运动测试（眼球震颤、扫视运动、辐辏反射、前庭反射）。
- ○ 如果需要的话，可以采用 SCAT5 进行简单的神经认知测试（5 ~ 12 岁年龄段采用儿童版 SCAT5）。不建议采用电脑测试。认知问题通常是因躯体和情绪症状继发，应该首先进行处理。
- 头颅 CT 和 MRI 检查结果一般是阴性，并且仅限用于高度怀疑存在结构性颅内损伤的患者，包括颅内出血、LOC 延长、创伤后遗忘症、精神状态持续变化（Glasgow Coma Scale，GCS < 15）、神经系统局灶性损伤、颅骨骨折或者临床症状恶化征象[3]。

管理和治疗

在比赛中，运动员一旦被诊断为脑震荡，不可让其重回赛场。如果是疑似脑震荡，可以让他们在场边休息观察。因为在有脑震荡相关症状的情况下，再损伤发生的风险很高。而再损伤一旦发生，症状会加重并且需要更长的恢复期。不建议使用脑部二次撞击综合征（second impact syndrome，SIS）定义该现象。因为 SIS 是指一个人在先前的头部损伤完全康复之前，又经受了第二次头部损伤而发生的创伤性脑损伤。进一步调查发现，SIS 是基于 17 个病例报告提出的，但是其中并没有一例符合 SIS 的诊断标准，之后没有其他 SIS 病例的报道，也没有在美国以外的其他国家和地区报告过这类病例。此外，如果 SIS 确实存在，该病会高发于拳击运动员。

脑震荡管理因人而异。指导脑震荡管理和治疗的临床方案已建立。该疾病的治疗目标是帮助患者回归赛场、运动、工作和日常生活。

脑震荡管理的第一步是患者教育，帮助其建立康复信心。教育内容也涉及关于确保症状如何得到及时改善的信息。这包括在症状所能承受范围内积极活动。先前的指南建议完全休息，但是后来发现这样会延长疾病的恢复期，并使患者产生不必要的焦虑。儿童和年轻患者可使用电脑和视频游戏进行反应力测试，但如果出现症状加重或恶化，则应限制使用上述电子设备，因为不同的脑震荡患者反应不同。此外，允许进行这些活动可以为后续的脑震荡管理提供临床指导。

带有肢体接触的体育活动应加以限制。如果患者是运动员，在症状耐受范围内，允许他或她进行某些形式的体育活动。例如进行慢走或快走运动，如果症状出现加重或恶化，需要对运动方式方法进行调整使其不加重症状。目的为了帮助患者能进行某些运动，因为绝对静息不利于其恢复到发病前的运动水平。

认知活动应该被限制在症状耐受范围内。学生不必停学，除非出现了明显的症状。建议尝试间歇休息的方式上学。此方案也是适用于回归工作的治疗管理。

运动员回归赛场的治疗进程可以参考分阶段回归运动方案（表 9.2）。先后经过 6 个活动阶段，每个阶段至少 24 小时。在运动员没有出现不适症状的情况下可进入到下一个阶段。如果在任何阶段症状有所加重或恶化，则需返回上一阶段，并在第二天重新尝试。重返赛场不应该发生在同一天，并且建议有足够的时间（至少 1 周），确保患者完全康复。

在脑震荡治疗中，药物的使用应限于那些症状持续超出常规病程的患者。然而，建议在发病的最初几周使用褪黑激素促进睡眠,以确保获得充足的休息。如有需要,药物治疗头痛限于对乙酰氨基酚或布洛芬,对有灼烧感的部位可以采用冰敷或热敷。

表 9.2　分阶段回归运动方案

康复阶段	功能训练	目标
1. 症状限制性活动	不会引起症状的日常活动	逐步恢复工作/学校活动
2. 轻度有氧运动	步行或者中低速度静态自行车; 无抗阻训练	提高心率
3. 专项运动训练	跑步或者滑冰练习; 无头部活动	增加运动
4. 非接触性训练	更难的训练,如传球练习; 可开始渐进抗阻训练	训练、协调性和增加思考
5. 全接触性练习	体检正常后进行正常训练	重塑信心,教练员评估其实用技能
6. 回归运动场	正常赛场比赛	

资料来源:参考文献[1]。

如果存在动眼神经功能障碍并伴随头晕或者平衡异常,建议进行前庭功能的治疗。在没有专业训练师/教练指导的情况下,可以寻求物理治疗以回归运动。除非由神经心理学家评估(通过笔和纸测试),有客观数据表明存在神经认知缺陷,不采用认知疗法或作业治疗。

脑震荡症状的改善通常需要数天到几周,有必要为运动员和非运动员群体提供相应的保障。柏林专家共识指出,症状的持续反映了正常临床恢复失败——即症状持续时间超过了预期恢复时间(成年人 > 10 ~ 14 天,儿童 > 4 周)[1]。当脑震荡症状持续时间 > 2 个月,应该考虑进一步的评估以排除其他潜在原因,很有可能与其他混杂因素有关。与症状延长相关的常见危险因素包括偏头痛、视物模糊或遗忘症;年龄较小、女性或容易过度劳累;或有多次脑震荡、精神障碍或学习障碍史[4]。此外,PCSS 分数越高,恢复期越长。脑震荡后综合征是一种非特异性的废纸篓精神科诊断,主要指脑震荡后症状持续时间超过 3 个月。这个疾病名称不建议使用,因为它可以描述许多与心理痛苦相关的诊断或与痛苦相关的认知效率低下。

为了制订出脑震荡最佳治疗方案,尤其是面对复杂病例时,需要进行多学科的团队治疗。其中包括康复医师、前庭功能治疗师和神经心理学家。甚至需要与神经内科、神经外科、神经眼科医师和神经验光师共同诊疗。

(刘丽琨 译,刘莎莎 校)

参考文献

1. McCrory P, Meeuwisse W, Dvorak J, et al. Consensus statement on concussion in sport-the 5th international conference on concussion in sport held in Berlin, October 2016. *Br J Sports Med*. 2017.

2. Lovell M, Collins M, Bradley J. Return to play following sports-related concussion. *Clin Sports Med*. 2004;23(3):421–441, ix.

3. Giza CC, Kutcher JS, Ashwal S, et al. Summary of evidence-based guideline update: evaluation and management of concussion in sports: report of the Guideline Development Subcommittee of the American Academy of Neurology. *Neurology*. 2013;80(24):2250–2257.

4. Sabini RC, Nutini DN, Nutini M. Return-to-play guidelines in concussion: revisiting the literature. *Phys Sportsmed*. 2014;42(3):10–19.

第十章

疼 痛 医 学

术语

疼痛

疼痛是一种由实在的或是潜在的组织损伤而引起主观上不愉快的感觉或情绪体验[1]。它经常被描述为一种穿透性的或是组织破坏性的过程,如针刺样、挤压样、撕裂样、灼烧样或扭曲样感觉。当然它也可以被一些情感描述性的词语来定义,如恶心或是令人作呕,这些不适常伴有中度或重度的焦虑症状。急性疼痛时,它表现出一种典型的行为上的觉醒或应激反应,如血压升高、心动过速、瞳孔增大、血浆皮质醇水平升高。

伤害性感受器

是一种对伤害性刺激或延长时间会变得对伤害性刺激比较敏感的受体。

异常性疼痛

通常不会引起疼痛的刺激引起的疼痛。

感觉异常

一种不愉快的异常感觉,可以是自发的或是诱发的。

痛觉过敏

痛觉过敏是指对普通的疼痛刺激出现过度的疼痛反应。异常性疼痛通常指不会引起疼痛的刺激引发了疼痛,而痛觉过敏则更适合来描述对于正常阈值或阈上刺激出现了过激反应,例如神经病理性疼痛的患者。

感觉过敏

对于刺激的敏感性增加。

感觉过度

是一种疼痛综合征,其特征是对于刺激,特别是反复的刺激出现异常的疼痛反应,并常常伴有刺激阈值的增高。

痛觉减退

对通常引起疼痛的刺激反应减弱。

感觉减退

对刺激的敏感性降低,但这不包括特殊感觉。

神经痛

一个或多个神经分布区域的疼痛。

神经病理性疼痛

由神经系统原发性病变或功能障碍引起的疼痛。

神经病

神经发生功能性紊乱或病理性变化:病变发生在单个神经为单一神经病变,病变发生在多个神经为多发性单神经病,如果呈弥漫性和双侧性,则为多发性神经病变。

感觉异常

一种异常的感觉,可以是自发的或是诱发的。

躯体疼痛

可位于表浅,也可以在深部。浅表性躯体疼痛来源于皮肤或皮下组织的伤害感受器,疼痛的特征可以是局部的、尖锐的、搏动性的或是灼烧样的。

深部躯体疼痛来自关节、肌肉、肌腱或骨,它通常是钝性的,酸痛样的,并且定位较差[2]。

内脏痛

内脏、壁层胸膜、心包或腹膜的病变可以引起内脏痛,这种疼痛常常被描述为钝性疼痛和弥漫性疼痛。因为内脏痛往往与异常的交感神经或副交感神经活动有关,所以也会导致出汗、血压和心率变化,还有恶心呕吐[2]。

慢性疼痛

疼痛持续时间超过了急性损伤或愈合的标准过程。这种疼痛可能是伤害性的、神经病理性的,或者两者兼有。心理机制或环境因素常起到重要作用。

慢性疼痛的常见原因有肌肉骨骼疾病、内脏疾病、周围神经疾病或背根神经节病变。其他的原因也可见于中枢神经系统(central nervous system,CNS)、脑血管意外(cerebrovascular accident,CVA)、脊髓损伤(spinal cordinjury,SCI)、多发性硬化症(multiple sclerosis,MS)和 / 或癌症疼痛。大多数肌肉骨骼疼痛是伤害性的,而中枢神经系统或外周神经系统(peripheral nervous system,PNS)来源的疼痛则是典型的神经病理性的,其他疾病相关的疼痛,如癌症疼痛或慢性腰背痛通常是混合性的[2]。

病理生理学

疼痛感觉通过三级神经元传导通路将伤害刺激从外周传递至大脑。初级传入神经元包括背根神经节的胞体,它位于每个脊髓水平的椎孔旁。

每一个初级传入神经元都包含有一个轴突,分叉进入周围神经和脊髓后角。在脊髓后角处,初级传入神经元与第二级神经元形成突触,后者交叉通过中线至对侧并通过对侧脊髓丘脑束上行至丘脑,这些神经元与丘脑核团的第三级神经元形成突触,后者则将信号传输到内囊和放射冠,并最终传导至大脑皮层的中央后回[2]。

查体

全面的病史和体格检查对于疼痛患者的诊断与治疗是至关重要的。疼痛评估和图表可以帮助医师对患者的疼痛进行分层,尤其是识别出具有警示意义的需要紧急治疗(如渐进性麻木、乏力、便/尿失禁,鞍区麻木)的情况。

解剖

在康复医师遇到的无数病例中,颈腰痛往往最为常见,所以当评估患者并形成鉴别诊断时,了解脊柱解剖就显得非常重要。颈椎和腰椎椎体结构复杂,有多种可能产生疼痛的因素(图 10.1)。

脊髓发出成对的脊神经,包括:8 对颈神经、12 对胸神经、5 对腰神经、5 对骶神经和 1 对尾神经。脊髓和神经被一个叫硬膜的囊性结构包裹着,它里面包含脑脊液(cerebrospinal fluid,CSF)。

了解和认识每个神经根的皮节分布非常重要,这在采集病史、查体及治疗中会有帮助。不同类型的脊柱病理变化和神经根刺激/功能障碍的处理方式也不尽相同,这些我们在下文中将加以讨论。根据经验法则,颈椎神经根从相应椎体的上方发出,这也就意味着 C_7 神经根位于 C_6/C_7 椎体之间,而在 C_7/T_1 间,存在的是 C_8 神经根。C_8 神经根的存在使得胸神经及腰神经根位于相应椎体的下方(图 10.2)。

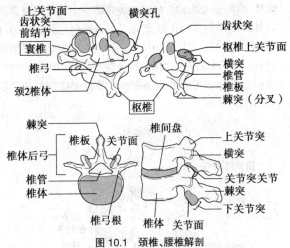

图 10.1 颈椎、腰椎解剖

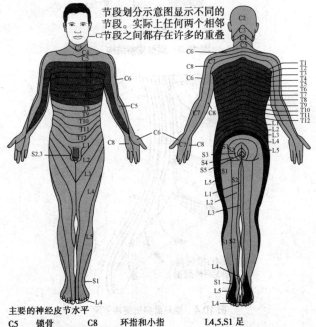

节段划分示意图显示不同的节段。实际上任何两个相邻节段之间都存在许多的重叠

主要的神经皮节水平

C5	锁骨	C8	环指和小指	L4,5,S1	足
C5,6,7	上肢外侧	T4	乳头水平	L4	脚踇趾内侧
C8,T1	上肢内侧	T10	脐水平	S1,2,L5	下肢后部及外侧面
C6	拇指	T12	腹股沟	S1	足外侧缘及小趾
C6,7,8	手	L1,2,3,4	下肢前部及内侧面	S2,3,4	会阴

图 10.2 脊神经根皮节分布

同样,椎间盘突出的方向可以决定哪一个神经根受到影响。后外侧型椎间盘突出症通常不会影响到同节段的神经根,而是影响到下一节段的神经根。因为有后纵韧带的附加保护,所以大多数椎间盘突出是后外侧型的(图 10.3)。极外侧型椎间盘突出症可影响到通过相应节段侧隐窝的神经根(图 10.4)。

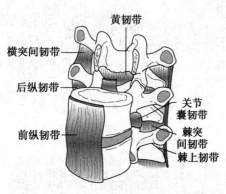

图 10.3 腰椎支持结构

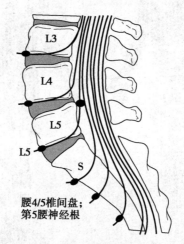

图 10.4 椎间盘突出受累节段

影像学

脊柱影像学在腰痛的检查/评估中有重要作用。X 线通常是首选检查。了解正常解剖在 X 线 / CT /MRI 上的表现非常重要,这样才能更好地理解脊柱病理改变(图 10.5)。

X 线可以显示多种脊柱病变,包括:

- 脊柱炎性改变
- 脊柱不稳(过伸 / 过屈位片更容易发现)
- 压缩性骨折
- 椎间盘退变
- 破坏 / 增生性病变
- 发现脊柱疾病的病理性改变(如强直性脊柱炎)

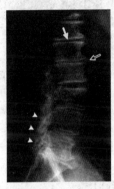

图 10.5　X 线片显示椎关节强硬和椎间盘退行性变

如果需要进一步影像学评估时,通常需要进一步做 CT 和 MRI(图 10.6 和图 10.7)。没有禁忌证的情况下,通常选择 MRI 评估软组织病变(如椎间盘疾病)和更好地评估骨病变(如评估轻微骨折)。

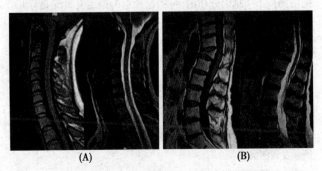

(A)　　　　　　　　　(B)

图 10.6　颈椎(A)与腰椎(B)MRI 的 T$_1$ 像(左)与 T$_2$ 像(右)对比

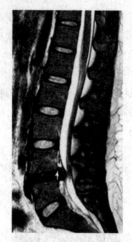

图 10.7　MRI T$_2$ 像显示腰 4/5 椎间盘突出

MRI 主要包括 T$_1$ 像、T$_2$ 像、矢状面短 T$_1$ 反转恢复序列（sagittal short T1 inversion recovery，STIR）以及 T$_1$ 脂肪抑制序列。不同的组织在不同序列表现不同。

水和病理改变：T$_2$ 高信号，T$_1$ 低信号。

脂肪：T$_1$ 和 T$_2$ 高信号。

骨皮质、骨和韧带：均为低信号。挫伤为高信号。

康复医师遇见最多的主诉就是颈腰痛。由于许多肌肉骨骼和神经结构性改变是相互交织作用的，所以疼痛也往往是多因素所致。Nachemson 报道在症状大约持续 1 个月的患者中，只有 15% 的患者有明确的疾病或损伤[3]。神经根性疼痛是按照皮节/肌肉分布的，可引起激惹的原因有椎间盘碎片、骨性压迫以及其他原因。颈椎最常累及的神经根是 C$_6$ 和 C$_7$，而腰椎则为 L$_5$ 和 S$_1$。对根性刺激详细的查体（压颈/牵拉试验和直腿抬高试验）可以帮助准确的诊断。

复杂区域性疼痛综合征（CRPS）I/II型

CRPS I 型

- 一种相对常见的致残性疾病，在美国大约每年有 50 000 例新发病例确诊[4]

- 病理生理学不详

• 潜在的发病机制可能包括外周与中枢躯体感觉、自主神经和运动处理系统的改变，交感和传入神经系统的病理性相互作用，以及神经源性炎症与自身免疫性疾病[4]

CRPS 的临床表现

• 不成比例的极度疼痛
• 肿胀
• 自主(交感神经)和运动症状

以上情况可以影响到上肢或下肢，但上肢更为常见。

CRPS Ⅰ型[以前称为反射性交感神经营养不良(reflex sympathetic dystrophy, RSD)]有确切的损伤区域但无特异性神经损伤。而 CRPS Ⅱ型(以前称为灼性神经性痛)则有明确的神经损伤。

原因可能包括外伤、潜在的神经病理性改变、肌肉骨骼疾病与恶性肿瘤。

CRPS 被分为以下三个阶段：

• 急性期：通常为 2 ~ 3 个月的温热期。
• 营养障碍期：持续几个月的血管舒缩不稳定期。
• 萎缩期：通常为肢体发冷伴有萎缩性改变。

诊断

• 目前还没有既敏感又特异的诊断性试验来确诊 CRPS。
• 影像学发现：
  ○ X 线成像可显示骨质疏松症
  ○ 三相骨扫描也有助于诊断。根据 Kozin 等人的文献报道，高达 60% 的 CRPS 患者有核素影像的异常表现，这可能有助于 CRPS 的诊断。最具提示性和敏感性的骨扫描发现包括延迟相(第三相)的弥散增强，包括近关节处核素浓集[5]
  ○ 皮肤热成像：可以显示肢体间的温度差异
  ○ 定量催汗轴突反射试验(quantitative sudomotor axon reflex testing, QSART)[6]
  ○ 电生理检查：神经传导速度(nerve conduction velocity, NCV)/ 肌电图通常是正常的
  ○ 激光多普勒成像

布达佩斯标准是目前使用最广泛的 CRPS 诊断方法。

1994 年,国际疼痛研究协会(International Association for the Study of Pain,IASP)发表了 CRPS 的诊断共识,旨在形成国际认可的标准。目前正在进行的研究提出了效度问题和低特异性导致潜在的过度诊断,所以这促使该国际项目工作组去制定和验证具有高敏感性和特异性的 CRPS 标准诊断。2012 年,布达佩斯标准成为 IASP 官方的 CRPS 标准诊断[3]。

1. 持续性疼痛,与刺激事件不成比例。

2. 在以下四个综合征类别中患者必须报告至少三个:

●感觉:感觉过敏和 / 或异常性疼痛。

●血管舒缩:皮温不对称和 / 或肤色改变和 / 或肤色不对称。

●发汗 / 水肿:水肿和 / 或出汗改变和 / 或出汗不对称。

●运动 / 营养:运动范围减少和 / 或运动功能障碍(乏力、震颤、肌张力障碍)和 / 或营养不良改变(头发,指甲,皮肤)。

3. 评估时在以下分类中必须至少有一个表现:

●感觉:痛觉过敏(针刺样)和 / 或异常性疼痛(指轻触和 / 或深压和 / 或关节运动时)。

●血管舒缩:皮温不对称和 / 或肤色改变和 / 或肤色不对称。

●发汗 / 水肿:水肿和 / 或出汗改变和 / 或出汗不对称的证据。

●运动 / 营养:运动范围减少和 / 或运动功能障碍(乏力、震颤、肌张力障碍)和 / 或营养不良改变(头发,指甲,皮肤)。

4. 没有其他诊断能更好地解释症状和体征。

治疗 / 药物治疗

CRPS 的主要治疗目标就是在早期恢复功能。

受累肢体可以进行物理治疗(physical therapy,PT)/ 作业治疗(occupational therapy,OT)。

早期口服类固醇激素有助于缓解症状。

交感神经阻滞——诊断和治疗

●星状神经节阻滞:对于患有 CRPS 的上肢效果好

●腰交感神经阻滞:对于患有 CRPS 的下肢效果好

交感神经切除术——可以行介入方法[射频消融(RF)和冷冻消融]或手术进行。

脊柱刺激——对上肢 / 下肢 CRPS 有很大帮助。恰当的诊断(交感神经阻滞术反应良好)以及患者筛选有助于改善神经调节功能的预后。

颈 / 腰痛

椎管狭窄症——通常起病更为隐蔽,患者主诉晨起时或行走一段距离后疼痛加重。前者是由于夜间硬膜外静脉充血带来额外压力造成,而后者被称为神经性跛行(或假性跛行——走路下山坡比上山坡时疼痛加剧,上坡时疼痛是血管性跛行)。正因为是神经根性疼痛,其症状表现可能具有皮节分布特征,但通常更弥漫。此外,椎管狭窄和椎间盘退变性疾病也不是相互排斥的。往往椎间盘突出 / 膨出合并脊柱病变,如关节增生和韧带肥厚,这些都可以导致椎管狭窄。

骶髂关节疼痛——骶骨衔接脊柱并且与两侧髂骨翼构成左右骶髂关节,许多韧带和肌肉附着,有助于稳定这个关节。反复的举重和弯腰可造成骶髂关节不平衡或功能障碍,并且形成了轴向的前后移位。此外,重复的作用力可以造成肌筋膜紧张及关节的激惹。骶髂关节由 $L_3 \sim S_1$ 神经根支配,受激惹时可致神经根症状,从而使诊断困难或延误诊断。常见的骶髂关节病变造成的疼痛范围包括同侧髋关节和大转子区[7]。在评价骶髂关节源性疼痛时,医师必须获得适当的病史和影像学资料,并且检查骶髂关节炎病理原因(如强直性脊柱炎)。许多激惹试验(如 Faber 和 Gaenslen 试验)都可以来评估骶髂关节功能障碍,但这些试验敏感性和特异性有一定差异。

治疗

颈腰痛的初期治疗通常采用短暂的休息和物理治疗(即"背痛学校"和麦肯基疗法),可合并使用包括非甾体类抗炎药和环氧化酶抑制剂(cyclooxygenase-2,COX-2)在内的药物。在过去的几年中,许多种结构不同的非甾体抗炎药可以供医师选择。当然根据临床症状的严重程度,也可同时给予递减的口服激素治疗。

脊柱介入治疗

颈 / 腰硬膜外神经阻滞

硬膜外注射包括局部麻醉药、阿片类药物或类固醇,这些药物对各种原因引起的疼痛均有治疗作用。这些药物主要用于阻力较小的椎板间入路或椎间孔入路等(详见下文)。椎板间入路包括依次通过棘上韧带、棘间韧带、黄韧带,然后突然有落空感时表示进入硬膜外腔。

适应证:

- 颈/腰神经根病
- 颈/腰椎病引起的疼痛[8]
- 椎板切除术后综合征
- 压缩性骨折引起的疼痛[9]
- 糖尿病多发性神经病变
- 幻肢痛
- 化疗相关性神经病变/神经丛病变
- 癌性疼痛
- 诊断性治疗,用以判断疼痛来源(例如骨盆、背部、腹股沟、生殖器和下肢疼痛)

禁忌证:

- 局部感染
- 使用抗凝药物
- 凝血功能障碍
- 脓毒血症[10]

并发症:

- 硬脊膜穿孔——有经验的操作者仍有 0.16%～1.3% 的发生率,可导致脑脊液流失或进入空气(颅腔积气),导致术后剧烈头痛[11]
- 静脉注射针的位置,应考虑硬膜外丰富的静脉/动脉
- 硬膜外血肿——通常具有自限性。在使用抗凝药物时,可能会引起脊髓压迫、马尾神经综合征、截瘫、呼吸暂停,甚至死亡
- 感染——由于硬膜外血供丰富,扩散可能性较大
- 尿潴留和尿失禁[12]
- 直接损伤脊髓/神经根

骶管硬膜外神经阻滞

虽然此方法目前使用相对较少,但该技术的出现早于腰椎硬膜外阻滞近 20 年(1901)。

正确的骶管硬膜外类固醇注射(epidural steroid injection, ESI)患者应采取侧卧或俯卧位。通过骶尾韧带覆盖的骶管裂孔进入骶管。针尖置于骶尾部筋膜处,与冠状面大约成 60°

角,与其他面垂直。通常穿过筋膜时阻力消失。由于解剖组织的相似性,所以此方法的适应证/禁忌证与腰/颈阻滞相似。但是,以下几种适应证,骶管注射可能是首选:

● 既往行腰椎手术——这可能导致解剖位置异常,使腰椎入路难以实现(局部融合或内固定)

● 患者在使用抗凝药物或处于凝血障碍治疗期(硬膜外静脉丛通常止于 S_4)

禁忌证包括感染、脓毒血症、藏毛囊肿、硬脊膜囊及其内容物的先天性异常。

并发症包括硬脊膜穿孔、穿刺错位、血肿/瘀斑、感染、尿潴留/尿失禁。

关节突关节注射/内侧支阻滞

颈椎和腰椎小面(关节突)关节是慢性颈痛和腰痛常见重要来源[13]。这些关节突关节是可动的,它由下关节突和下一椎体的上关节突构成。关节突关节为双重神经支配,接收组成该关节相对应平面的神经内侧支的输入。例如,L_4/L_5 关节面关节受 L_4 和 L_5 内侧支神经支配。关节面阻滞首先要确定解剖标志,利用中线旁 10° ~ 40° 影像可以使穿刺针最佳显影,而再旋转 5° ~ 10° 可以使关节最佳显影。使用合适的影像配合穿刺手感,注射入显影剂、局部麻醉剂和类固醇的混合物。

适应证:

● 当决定进行关节突关节注射或内侧支传导阻滞时,必须确诊为脊柱小关节综合征,并确定引起疼痛的节段。一般来说,典型的症状是感觉迟钝、轻微酸痛,关节突关节压痛,偶可见肌肉痉挛。疼痛可能是单侧或双侧,偶见放射痛。通过关节突关节局部注射麻醉剂后疼痛减轻可确诊。

禁忌证:

● 与其他注射相同,应排除对使用药物过敏,全身或局部感染或凝血功能障碍的患者。

并发症:

● 最常见的并发症是一过性疼痛加重。其他并发症包括硬脊膜穿孔、脊髓麻醉、关节囊破裂、感染和椎动脉穿孔(颈椎关节面)。

选择性神经根阻滞/经椎间孔硬膜外类固醇注射(ESI)

神经根阻滞/经椎间孔类固醇注射是检查和治疗背部疼

痛有效的方法,其使用不同于关节突关节阻滞的患者。神经根阻滞通过麻醉引起疼痛的神经达到诊断和治疗目的。使用类固醇可以起到长效的缓解作用,尤其是那些存在神经根症状的患者。经椎间孔 ESI 用于体格检查和放射检查提示某一具体神经根所引起的疼痛。神经受压可引起自身免疫反应,从而进一步引起疼痛及产生炎性反应。因为静脉系统包裹在神经外周,所以施加于神经的压力也可能使静脉压增加。此外,神经外部压力可以导致神经根局部缺血和疼痛,表现为疼痛放射至相应皮节。与其他注射相同,选择性神经根阻滞(selective nerve root block,SNRB)或经椎间孔 ESI 是将局部麻醉药和类固醇混合物注射于神经孔上部,即节后神经根的位置。

有两种主要的经椎间孔 ESI 的方法。最常见的入路是经"安全三角"及椎弓根下入路。在这种方法中,注射针朝"安全三角"方向,在椎弓根的下方进针,确定与患者症状相关的上外侧脊神经(图 10.8)。这种方法普遍受青睐,因为药物可注入前硬膜外间隙,降低硬膜损伤风险[14]。然而 Murthy 等报道,Adamkiewicz 动脉(AKA 动脉)穿过"安全三角",在此处注射会增加血管损伤或直接注射入动脉的风险[15]。

第二种入路是利用 Kambin 三角。1972 年,Kambin 采用后外侧入路进行内镜下椎间盘切除术,印证了 Kambin 三角入路为椎间盘最佳入路[16]。Kambin 三角是位于椎间盘背外侧的直角三角形,斜边为神经根,底(宽)是尾椎上缘,高为传出的神经根[16](图 10.9)。一般认为这种方法可以保护硬脊膜及神经结构,预防慢性神经水肿、硬膜外出血及瘢痕[14]。

适应证:

● 椎间盘切除术后的患者再次出现神经根病,但未再次出现椎间盘突出,症状通常是由于瘢痕组织牵扯神经造成。很多患者可以通过 SNRB/TFESI 成功治疗。

● 在椎间盘突出患者中,神经根阻滞是有效的。因为 90% 的椎间盘突出可随时间进程而改善,所以早期止痛对避免手术非常重要。由于疼痛主要是神经根炎性反应所致,而非直接受压,因此有效的抗炎药物,如类固醇对减轻疼痛非常有用。

● 注射治疗对关节突关节增生或囊肿造成的神经根激惹也非常有用,但其对椎间盘源性疾病作用不佳。

禁忌证:

• 包括局部麻醉药和类固醇过敏史,系统性或局灶性感染、凝血功能障碍或在一些关节突关节注射治疗时,严重的椎间孔狭窄也是禁忌证(如果注射至关节内可加重狭窄)。严重的椎间孔狭窄是关节内注射的相对禁忌证。注射到关节突关节可引起关节肿胀,加重原有椎间孔的狭窄。

并发症:

• 少见,但可包括出血、感染和过敏反应。

• 血管内注射可能是无害的,但有可能效果欠佳或出现假阴性结果。此外,如果药物注射入椎动脉或者进入多个平面椎间孔的神经根分支,有可能导致危险。

• 颈/腰选择性神经根阻滞(SNRB)都有可能会出现脊髓梗死。

• 脊髓穿刺针可造成神经根的直接损伤,引起疼痛加重甚至神经根撕脱。

• 如果局麻药物不慎注入神经根袖套,可能会出现脊髓麻醉。

• 颈部注射时可能会出现呼吸暂停。部分患者有类固醇的副作用。

• 多节段注射时应考虑类固醇总剂量。

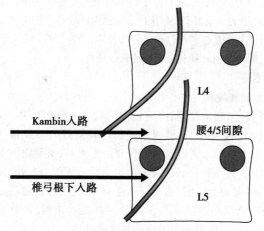

图 10.8 安全三角(椎弓根下)入路与 Kambin 入路在经椎间孔 ESI 的比较

ESI,epidural steroid injection,硬膜外类固醇注射。

(修改自参考文献[14])

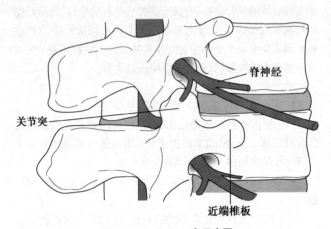

脊神经

关节突

近端椎板

图 10.9 Kambin 三角示意图

(修改自参考文献[14])

骶髂关节注射

● 适应证为骶髂关节炎或慢性骶髂关节病变。既可用于诊断,也可用于治疗。通过X线透视,可清晰地看见关节间隙。然后,脊髓穿刺针从关节面中、后 1/3 交接处进入关节。髂后上棘包绕关节上部,从关节下部注射相对较易。进入关节间隙后,注射少量造影剂以确定针头位置,通常拍片提示位置满意后,即可注射麻醉和类固醇混合的药物。

其他措施

射频消融术

射频消融术是用针(电极)提供的一个恒定(热)或脉冲(冷)电流,使得电极周围损伤区域附近的神经得到松解的技术。一般适应证包括保守治疗无效,重复内侧支阻滞但症状只能暂时缓解或无手术指征的病例。此外,禁忌证包括:凝血性疾病,血小板功能异常,需要在颈胸段治疗但是有严重心肺疾病的患者[16]。并发症包括:注射后局部疼痛,针尖位置不当造成的感觉运动消失,血管损伤(颈部),气胸(胸部),经由神经孔进入蛛网膜下腔(背根神经节射频)、膈肌麻痹,声音嘶哑(颈交感神经节射频),腹腔脏器穿刺(腰交感神经节射频),或直接损伤椎间盘、脊髓及神经根。

椎体成形术 / 椎体后凸成形术

椎体成形术 / 椎体后凸成形术是一种微创手术,旨在治疗 2 周 ~ 1 年以内由急性椎体压缩性骨折所致疼痛和脊柱不稳。许多医师经验性地将压缩性骨折的治疗时间限制至 6 个月以内。椎体成形术的绝对适应证为骨折后顽固性疼痛。绝对禁忌证为椎间盘炎、脓毒血症、骨髓炎。相对禁忌证包括:继发于骨碎片的显著椎管压迫,骨折时间 > 2 年,椎体塌陷 > 75%,T_5 以上骨折,创伤性压缩骨折或后壁骨折。椎体成形术主要用于治疗疼痛,椎体后凸成形术则侧重于重建脊柱稳定性和椎体高度。椎体成形术操作包括将一根大规格注射针穿刺入椎体并向椎体注入 3 ~ 5ml 甲基丙烯酸甲酯骨水泥。同样,在椎体后凸成形术中,两个球囊通过导管进入椎体,膨胀的球囊可以恢复椎体高度,然后使用骨水泥填充。

脊髓电刺激

脊髓电刺激可以通过刺激脊髓后索治疗慢性顽固性疼痛。虽然确切机制尚不明确,但现有理论包括“闸门”理论和直接抑制脊髓丘脑束疼痛通路理论。脊髓刺激器(spinal cord stimulator, SCS)可以是完全植入的,也可是外置传导的。SCS 植入首先包括一个实验阶段,在体外安置和使用。随后将 SCS 植入体内,等待其产生满意的结果。SCS 适应证包括:颈部 / 背部手术失败、周围神经病变、带状疱疹后神经痛、复杂性局部痛综合征 I / II 型、硬膜外纤维化 / 蛛网膜炎引起的慢性疼痛、神经根病、幻肢痛、周围血管病造成的缺血性疼痛[17]。

大多数病程超过 12 个月的慢性疼痛患者对其他保守疗法疗效不佳。禁忌证包括凝血障碍、血小板功能异常、局部或全身性感染,以及存在心身疾病的患者(例如,觅药行为)。最常见的并发症是瘢痕形成、导线移位和感染。

脊髓电刺激的神经调节作用近期也开始用于皮下组织外周刺激,并取得较好效果。其已成功应用于枕大神经痛[18]和顽固性三叉神经痛[19]。

鞘内泵

鞘内泵在慢性疼痛和痉挛的治疗中占有一席之地。导管植入鞘内并与止痛泵相连。最初在实验阶段,止痛泵置于体外。如果效果满意,可向鞘内植入永久导管,内置泵置于腹前部的囊袋内,并通过皮下组织的隧道与导管相连。止痛泵可以调整进入药物的剂量。鞘内注射可以绕过血-脑屏障,因此可通过较少的药量更直接地影响脑和脊髓神经受体。止痛泵中有多种药物可以选择,最常见的两种是无防腐剂吗啡及用于减轻痉挛的巴氯芬。

(赵晨光 译,袁 华 校)

参考文献

1. Rathmell JP, Fields HL. Pain: Pathophysiology and management. In: Longo DL, Fauci AS, Kasper DL, et al., eds. *Harrison's Principles of Internal Medicine, 18e.* New York, NY: McGraw-Hill; 2012.

2. Rosenquist RW, Vrooman BM. Chronic pain management. In: Butterworth JF, IV, Mackey DC, Wasnick JD. eds. *Morgan.* Appleton & Lange; 2013.

3. Harden RN, Bruehl S, Perez RS, et al. Validation of proposed diagnostic criteria (the 'Budapest Criteria') for complex regional pain syndrome. *Pain.* 2010;150(2):268–274.

4. Tajerian M, Clark JD. New concepts in complex regional pain syndrome. *Hand Clin.* 2016;32(1):41–49.

5. Kozin F, Soin JS, Ryan LM, et al. Bone scintigraphy in the reflex sympathetic dystrophy syndrome. *Radiology.* 1981;138(2):437–444.

6. Chelimsky TC, Low PA, Naessens JM, et al. Value of autonomic testing in reflex sympathetic dystrophy. *Mayo Clin Proc.* 1995;70(11):1029–1040.

7. Fortin JD, Aprill CN, Ponthieux B, et al. Sacroiliac joint: pain referral maps upon applying a new injection/arthrography technique. Part I. *Spine.* 1994;19:1475–1482.

8. Pages E. Anestesia metamerica. *Rev Sanid Mil Madr.* 1921;11:351–385.

9. Bromage PR. Identification of the epidural space. In: Bromage PR, ed. *Epidural Analgesia.* Philadelphia, PA: WB Saunders; 1978:178.

10. Cousins MJ, Bromage PR. Epidural neural blockade. In: Cousins MJ, Bridenbaugh DO, eds. *Neural Blockade.* Philadelphia, PA: JB Lippincott; 1988:340-341.

11. Ghaleb A, Arjang K, &Devanand M. Post-dural puncture headache. *Int J Gen Med.* 2012;5:45–51.

12. Armitage EN. Lumbar and thoracic epidural. In: Wildsmith JAW, Armitage EN, eds. *Principles and Practice of Regional Anesthesia.* New York, NY: Churchill Livingstone; 1987:109.

13. Bogduk N, Aprill C. On the nature of neck pain, discography, and cervical zygapophyseal joint blocks. *Pain.* 1993;54:213–217.

14. Park JW, Nam HS, Cho SK, et al. Kambin's triangle approach of lumbar transforaminal epidural injection with spinal stenosis. *Ann Rehabil Med.* 2011;35(6):833–843.

15. Murthy NS, Maus TP, Behrns CL. Intraforaminal location of the great anterior radiculomedullary artery (artery of Adamkiewicz): a retrospective review. *Pain Med.* 2010;11:1756–1764.

16. Kambin P, Savitz MH. Arthroscopic microdiscectomy: an alternative to open disc surgery. *Mt Sinai J Med.* 2000;67:283–287.

17. Carter ML. Spinal cord stimulation in chronic pain: a review of the evidence. *Anaesth Intensive Care.* 2004;32:11–21.

18. Weiner RL, Reed KL. Peripheral neurostimulation for control of intractable occipital neuralgia. *Neuromodulation.* 1999;2:217–221.

19. Slavin KV, Burchiel KJ. Peripheral nerve stimulation for painful nerve injuries. *Contemp Neurosurg.* 1999;21(19):1–6.

推荐阅读

Falco FJE, Kim D, Zhu J, et al. Interventional pain management procedures. In: Braddom R, ed. *Physical Medicine and Rehabilitation*. 3rd ed. Philadelphia, PA: WB Saunders; 2006.

Nachemson A, ed. *Neck and Back Pain: The Scientific Evidence of Causes, Diagnosis, and Treatment*. Philadelphia, PA: Lippincott Williams & Wilkins; 2000.

第十一章

肌肉骨骼 / 运动 / 骨科学

四肢关节主要运动肌肉

运动(关节活动范围的度数)	肌肉	神经	神经根
肩屈曲(180)	三角肌	腋神经	C_5, C_6
	喙肱肌	肌皮神经	C_6, C_7
肩伸展(45)	背阔肌	胸背神经	C_6, C_7, C_8
	大圆肌	下肩胛下神经	C_5, C_6, C_7
	三角肌后束	腋神经	C_5, C_6
肩外展(180)	三角肌中束	腋神经	C_5, C_6
	冈上肌	肩胛上神经	C_5, C_6
肩内收(40)	胸大肌	胸内侧神经+胸外侧神经	$C_5 \sim T_1$
	背阔肌	胸背神经	C_6, C_7, C_8
肩外旋(90)*	冈下肌	肩胛上神经	C_5, C_6
	小圆肌	腋神经	C_5, C_6
肩内旋(80)*	肩胛下肌	上+下肩胛下神经	C_5, C_6
	胸大肌	胸内侧神经+胸外侧神经	$C_5 \sim T_1$
	背阔肌	胸背神经	C_6, C_7, C_8
	大圆肌	下肩胛下神经	C_5, C_6, C_7
耸肩	斜方肌	副神经(脑神经XI)	
	肩胛提肌	C_3, C_4 ± 肩胛背神经(C_5)	
肘屈曲(150)	肱二头肌	肌皮神经	C_5, C_6
	臂肌	肌皮神经	C_5, C_6
	肱桡肌	桡神经	C_5, C_6
肘伸展	肱三头肌	桡神经	C_6, C_7, C_8
前臂旋后(80)	旋后肌	骨间后神经	C_5, C_6, C_7
	肱二头肌	肌皮神经	C_5, C_6
前臂旋前(80)	旋前圆肌	正中神经	C_6, C_7
	旋前方肌	骨间前神经	C_8, T_1

续表

运动（关节活动范围的度数）	肌肉	神经	神经根
腕屈曲（80）	桡侧腕屈肌	正中神经	C_6, C_7, C_8
	尺侧腕屈肌	尺神经	C_7, C_8, T_1
腕伸展（70）	桡侧腕长伸肌	桡神经	C_6, C_7
	桡侧腕短伸肌	桡神经	C_6, C_7
	尺侧腕伸肌	骨间后神经	C_7, C_8
掌指屈曲（90）	蚓状肌	正中神经，尺神经	C_8, T_1
	骨间背侧肌＋掌侧肌	尺神经	C_8, T_1
近侧指间屈曲（100）	指浅屈肌	正中神经	$C_7 \sim T_1$
	指深屈肌	正中神经，尺神经	C_7, C_8, T_1
远侧指间屈曲（90）	指深屈肌	正中神经，尺神经	C_7, C_8, T_1
掌指屈曲，手指伸展	指伸肌	骨间后神经	C_7, C_8
	示指伸肌	骨间后神经	C_7, C_8
	小指伸肌	骨间后神经	C_7, C_8
指外展（20）	骨间背侧肌	尺神经	C_8, T_1
	小指展肌	尺神经	C_8, T_1
指内收	骨间掌侧肌	尺神经	C_8, T_1
拇指屈曲	拇短屈肌	正中神经，尺神经	C_8, T_1
	拇长屈肌	骨间前神经	C_7, C_8, T_1
拇指伸展	拇短伸肌	骨间后神经	C_7, C_8
	拇长伸肌	骨间后神经	C_7, C_8
拇指外展	拇长展肌	骨间后神经	C_7, C_8
	拇短展肌	正中神经	C_8, T_1
拇指内收	拇收肌	尺神经	C_8, T_1
髋屈曲（120）	髂腰肌	股神经	L_2, L_3, L_4
髋伸展（30）	臀大肌	臀下神经	L_5, S_1, S_2

续表

运动（关节活动范围的度数）	肌肉	神经	神经根
髋外展 (40)	臀中肌	臀上神经	L_4, L_5, S_1
	臀小肌	臀上神经	L_4, L_5, S_1
髋内收 (20)	长收肌	闭孔神经	L_2, L_3, L_4
	大收肌	闭孔神经, 坐骨神经	L_2, L_3, L_4, L_5, S_1
髋外旋 (45)	闭孔内肌 + 外肌	闭孔内肌支, 闭孔神经	$L_3 \sim S_2$
	股方肌	股方肌支	L_2, L_3, L_4
	梨状肌	梨状肌支	S_1, S_2
	上孖肌 + 下孖肌	闭孔内肌支, 股方肌支	$L_4 \sim S_2$
	臀大肌 (后束)	臀下神经	L_5, S_1, S_2
髋内旋 (45)	臀小肌	臀上神经	L_4, L_5, S_1
	臀中肌	臀上神经	L_4, L_5, S_1
	阔筋膜张肌	臀上神经	L_4, L_5, S_1
膝屈曲 (135)	半腱肌	坐骨神经的胫神经分支	L_5, S_1, S_2
	半膜肌	坐骨神经的胫神经分支	$L_4, L_5 \sim S_2$
	股二头肌	坐骨神经的胫神经和腓总神经分支	L_5, S_1, S_2
膝伸展	股四头肌	股神经	L_2, L_3, L_4
踝背屈 (20)	胫骨前肌	腓深神经	L_4, L_5, S_1
踝跖屈 (45)	腓肠肌	胫神经	L_5, S_1, S_2
	比目鱼肌	胫神经	L_5, S_1, S_2
踝内翻 (35)	胫后肌	胫神经	L_4, L_5, S_1
踝外翻 (25)	腓骨长肌	腓浅神经	L_4, L_5, S_1
	腓骨短肌	腓浅神经	L_4, L_5, S_1
趾伸	拇长伸肌	腓深神经	L_4, L_5, S_1
	趾短伸肌	腓深神经	L_5, S_1

*肩内旋 / 外旋随手臂抬高而变化。

对于 ROM, 0° 是解剖位置。请注意, 关于哪个肌肉是关节的主要运动肌或支配肌肉的神经根没有绝对的共识。

特定的肌肉骨骼疾病治疗

上肢

肩锁关节(acromioclavicular,AC)扭伤／撕裂——AC损伤经常在肩关节内收位跌倒时发生。AC损伤可以使用Rockwood分型：A Ⅰ型损伤时肩锁韧带无移位扭伤,表现为局部压痛而无解剖畸形。A Ⅱ型损伤(图11.1)涉及AC撕裂和喙锁关节(coracoclavicular,CC)韧带扭伤,但CC间隙完好。Ⅰ型或Ⅱ型损伤的治疗是非手术治疗,包括手臂悬吊、冰敷、镇痛和渐进性ROM锻炼。不稳定的Ⅱ型损伤可能需要手臂悬吊2 ~ 4周。当达成无痛的全ROM并且有一定的三角肌力量时可以恢复体育活动。Ⅲ ~ Ⅵ型损包括AC和CC韧带断裂以及锁骨不同程度的移位。这些情况下需要去寻求骨科医师进行切开复位内固定术,术后需要悬吊制动,再接受长期的物理治疗。

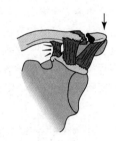

图 11.1　Ⅱ型损伤
(资料来源:改编自文献[1])

肩锁关节骨关节炎(AC joint osteoarthritis,ACJ OA)——OA是导致ACJ疼痛的常见原因,特别是在老年人之中。ACJ压痛和向对侧内收时的疼痛提示了ACJ OA。影像学检查包括X线和超声波可以帮助确定诊断。治疗包括:局部或口服镇痛药、物理治疗(physical therapy,PT)、注射和保守治疗无效后手术。已证明传统的注射技术是不准确的,因此更推荐在透视下或超声引导下注射[2]。

肩袖腱病／肩峰撞击综合征——作为肩袖病变的常见原因,肩峰撞击综合征可导致肩袖肌腱炎、肩峰下滑囊炎、肩袖肌腱变性和肩袖撕裂。最常受伤的是冈上肌。引起肩峰撞击的原因有很多,仅举一些最广为人知的,包括:易于患病的肩峰形状,重复的过顶活动(如投掷、使用球拍的运动和游泳)以及年龄。疼痛经常在夜间和过顶活动时加重,肩关节前屈和外展动作也许会受限。

评估肩峰撞击征的检查方式有Hawkin征和Neer征。其他经常用来评估肩袖病变的有疼痛弧、落臂征和空罐试验,所有方法都会在下文介绍。

在 Neer 测试中(图 11.2),检查者被动地将患者肩关节前屈 180° 同时内旋手臂,如果有肩峰下区域疼痛即为阳性。Hawkin 测试是通过屈曲肘关节并在肩胛骨平面被动地外展肩关节至 90° 同时内旋盂肱关节,如果有肩峰下区域疼痛即为阳性。

疼痛弧(图 11.3)发生在肩关节外展 70°~110° 之间。落臂征是被动外展手臂到 90°,要求患者维持并缓慢放下至体侧。在测试时无法缓慢放下手臂或产生剧烈疼痛可能表明肩袖严重或完全撕裂。空罐试验是在手臂处于外展位 90° 时进行评估。内旋肩关节至大拇指朝向地面同时放置成一定的角度使手臂在肩胛骨平面上(大约内收 30°)。检查者抗阻对前臂远端施加向下的压力。肩部疼痛和 / 或无力被认为是肩袖病变阳性。

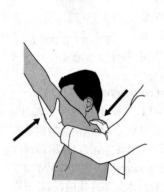

图 11.2 Neer 测试

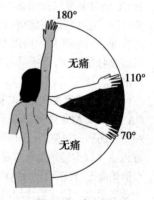

图 11.3 疼痛弧

肩袖病变的治疗。疼痛的肩关节初始应该先休息直到疼痛和肿胀消退,应避免过顶活动,冰敷和 *NSAIDs* 可能会有所帮助。PT 可以进行温和的牵伸以维持 ROM 和等长肌力训练。练习应该持续直到力量和活动度恢复。如果保守措施无效,则要求行影像检查,包括肩关节的诊断性 US 和 / 或 MRI,做何种影像取决于影像的可获得性和损伤类型。如果这些措施失败,肩峰下注射类固醇可以减轻疼痛和改善活动。

虽然可以实施超声引导下注射类固醇,但是提示肩峰下超声引导注射比盲打有优势的证据有分歧。不断发展的医疗行为确实包括使用超声引导下的肩关节注射来确保给药位置的准确，特别是可以在初次盲打失败后达到额外的诊断和治疗目的[3,4]。如果保守治疗 / 类固醇注射失败、症状持续时间长、肩袖撕裂大、夜间疼痛以及有创伤史和 ADL 受限，手术是一种选择[5]。手术涉及肩袖修补，如果怀疑肩峰撞击还可能行肩峰成形术，包括打磨肩峰以增加发炎的肌腱周围的空间。肌腱也可能被清理。手术后平均需要 4 ～ 6 个月恢复完全力量。

肩关节前脱位——前脱位比后脱位更常见。并发症包括腋神经损伤、复发性脱位和肩袖撕裂（特别是在老年患者中）。*Bankart* 损伤（图 11.4）是前上方关节盂唇和关节囊从关节盂边缘撕脱，被认为是复发性脱位的主要病因。*Hill-Sachs* 损伤是肱骨头后外侧面压迫关节盂前缘时造成的压缩性骨折。有很多技术可以用来急性复位，包

括改良 *Stimson* 技术，患者俯卧将患肢置于床沿外并在腕关节施加牵引（大约 2.5 ～ 4.5kg）。当肩关节肌肉放松后，经过15 ～ 20 分钟复位成功。

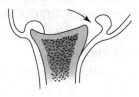

图 11.4　Bankart 损伤

没有强力的证据能表明是否制动和制动时间对结果有影响。有一种选择包括使用外旋位支具固定，可以减少复发率，但这必须在受伤后 24 ～ 48 小时开始。早期康复包括冰敷和悬吊固定 1 ～ 3 周以使关节囊愈合，此时维持肘、腕和手的活动度非常关键。鼓励手臂悬吊下的等长收缩和钟摆运动，但是维持个人卫生的被动外展限制在 45° 之内，避免外旋。由于冻结肩的更高风险，应减少老年人悬带使用时间。一旦关节囊愈合了，就要增加肩关节 ROM 和肌力训练。肩关节脱位和不稳的最佳手术方式和时机仍旧有争议。

粘连性肩关节囊炎——一种以渐进性疼痛和主被动盂肱关节 ROM 丢失为特征的综合征，多见于女性以及 40 ～ 60岁人群[6]。全关节活动均累及。这种情况可能是由于其他疾病长期制动造成（如滑囊炎和肩袖肌腱炎），以及与某些疾病有关（如糖尿病、甲状腺功能障碍和自身免疫性疾病）。治疗包括积极的 ROM 训练、使用 NSAIDs 和热疗来增加患者耐受度。其他方法有关节腔内类固醇注射、关节囊扩张术（注水扩

张关节囊）、麻醉下手法松解和肩胛上神经阻滞。在这些另外的选择中，关节内类固醇注射已被充分研究并似乎能改善短期结果。复原可能需要花费数月甚至超过一年的时间[7]。

肱二头肌肌腱炎——这种过度使用损伤可能与过顶活动或运动有关，并且经常与肩峰撞击综合征、肩袖撕裂或盂唇病变［如从前向后的上盂唇撕裂（superior labral tear from anterior to posterior, SLAP）损伤］并存。检查往往发现二头肌沟有压痛。当触诊时，可通过肩关节内外旋来评估二头肌腱的不稳／半脱位。如果有不稳，肌腱会越过小结节向内侧半脱位，同时沉闷或者清脆的响声可以被理解。做 Speed 测试（图 11.5）是在肘关节伸直、手掌朝上体位下抬高受试者手臂至 90°，然后让患者尝试抗阻前屈手臂。二头肌沟处疼痛说明试验阳性。治疗包括 NSAIDs、调整活动和渐进锻炼计划，其中可能包括使用理疗如热疗和运动后冰敷。局部皮质类固醇注射可用于难治性病例，US 引导可能有助于提高进行腱鞘内注射的准确性[8]。

翼状肩胛——内侧翼状肩胛（图 11.6）是由于前锯肌（胸长神经）无力导致的。通过患者推墙并做抗阻前屈或抗阻肩胛骨前伸引出翼状肩胛。外侧翼状肩胛是由于斜方肌（第XI对脑神经）无力导致的，并由肩外展引出。大多数内侧或外侧翼状肩胛可通过全面的康复和力量训练方案得到解决，但创伤性和顽固性病例需通过手术矫正。

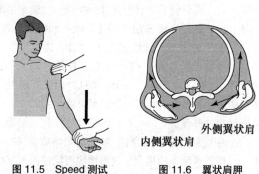

内侧翼状肩

外侧翼状肩

图 11.5　Speed 测试　　　图 11.6　翼状肩胛

高尔夫球肘（内上髁炎）——是屈肌－旋前肌肌群肌腱起始部和肘内侧副韧带（medial collateral ligament, MCL）的过度使用综合征。初期治疗是休息、冰敷、加压和抬高（rest, ice, compression, and elevation, RICE) 以及使用 *NSAIDs*。在疼痛期进行肘牵伸非常重要。一旦疼痛和炎症消退，患者就应该开始力量练习（重要的肌群包括腕屈肌 / 伸肌、腕桡偏肌群、前臂旋前肌 / 旋后肌、肘屈肌 / 伸肌）。网球肘反作用力束带可能会对治疗有所帮助。也可考虑采用局部注射类固醇到最显著压痛点，注意避免损伤尺神经。

网球肘（外上髁炎）——伸肌肌腱炎影响了桡侧腕短伸肌（extensor carpi radialis brevis，ECRB），但有研究表明该问题是由 ECRB 和桡侧腕长伸肌（extensor carpi radialis longus，ECRL）共有的伸肌总腱引起的。使用 *Cozen* 试验进行激发测试可引起外上髁疼痛。进行此测试时，检查者稳定患者肘部的同时触诊外上髁，嘱患者将前臂旋前，同时伸肘伸腕抵抗检查者施加的阻力。出现外上髁疼痛即为阳性。初期治疗是相对制动、使用 *NSAIDs* 和热疗或冷疗。在可耐受时开始腕伸肌的牵伸和力量练习。保守治疗通常有效，但容易复发。在肘关节远端佩戴环绕前臂的网球肘束带，可能对治疗有所帮助。腕关节支具被认为可以让腕伸肌总腱得到休息。对球拍的调整包括更大的球拍手柄和头部以及更小的网线张力。若保守治疗失败，则可考虑在最显著压痛点注射皮质类固醇。对于保守治疗失败的患者，富血小板血浆（platelet-rich plasma，PRP）或自体全血治疗比皮质类固醇注射更有效[9,10]。注射不应超过 3 次，间隔时间为 5 天～1 周。如果这些方法失败，可以考虑外科的筋膜切开术或固定联合肌腱。

De Quervain 病——手背部第一间室腱鞘炎，第一间室由拇长展肌（abductor pollicis longus，APL）和拇短伸肌（extensor pollicis brevis，EPB）肌腱构成。Finkelstein 试验阳性是将大拇指握于拳心，用力将腕关节向尺侧偏斜，腕桡侧引出疼痛。治疗包括活动调整和使用 *NSAIDs*，随后进行牵伸和力量训练计划（图 11.7）。拇指人字形支具使腕关节保持中立位，固定第一掌指（metacarpophalangeal，MCP）关节[指间（interphalangeal，IP）关节是自由的]可有效帮助肌腱放松。局部注射糖皮质激素进入间室可减少急性疼痛和炎症。已有文献报道使用超声引导下注射可提高治疗准确性，同时降低肌腱内注射的风险[11]。对严重、难治性病例外科减压术也许有效。

舟骨骨折(最常见的腕骨骨折)——通常是由于跌倒时伸出手支撑所致。可出现鼻烟窝压痛。如果初始平片(大约3 ~ 4次观察)是阴性的,则应固定腕关节(短臂石膏或拇指人字形支具),并在大约2周内复查平片(一些骨折可能不能被发现直到骨折线周围骨质吸收)。若复查平片是阴性,临床可疑仍旧存在,可以考虑 CT 或 MRI。由于主要血供(图11.8)从远端进入,在腰段和近端骨折中骨不连和缺血性坏死(avascular necrosis, AVN)的发生率高。对于非移位性骨折,应使用长臂拇指人字形石膏。可在石膏中进行等长肌肉收缩以对抗萎缩。移位性骨折或非移位性骨折存在持久骨不连应被转介行外科评估。

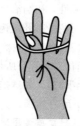

图 11.7　力量训练

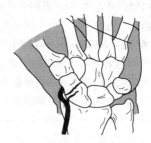

图 11.8　舟骨血供

扳机指(手指狭窄性腱鞘炎)——手指腱鞘炎症可能产生腱性结节,当手指伸展时,它会卡在手指滑车系统中。DM或类风湿性关节炎患者尤其容易发生扳机指。*NSAIDs* 和类固醇注射有助于减少炎症和疼痛。使用掌侧静态手支具固定掌指关节,但允许指间关节完全屈曲以使屈肌腱休息,同时有助于打破炎症和感染的恶性循环。在一些病例,可能有必要通过手术松解在屈曲时被卡住的手指肌腱。

下肢

大转子疼痛综合征——通常被称为转子滑囊炎,通过MRI 和关节镜提升了髋关节的可视化,已经证实了髋关节外侧的疼痛存在其他病因(例如臀中肌或臀小肌肌腱炎或撕裂,以及髋关节弹响综合征[12])。在行走、跑步、爬楼梯、坐位,特别是受累髋关节一侧卧位时会产生疼痛。体格检查常能发现大转子上存在压痛点和因疼痛产生髋外展肌肌力受限,以及在 Patrick 屈曲外展外旋(Flexion ABduction External Rotation,FABER)测试时产生髋侧疼痛。保守治疗包括非甾体抗炎药、髂胫束(iliotibial band,ITB)牵伸技术和髋外展肌 / 伸肌力量训练。如果这些治疗不理想,将类固醇注射入滑囊,如图 11.9 所示,许多患者能够缓解症状。许多病因可能导致大转子区域的疼痛,因此肌骨超声可成为对于诊断和治疗都具有价值的工具[13,14]。例如,明确的转子滑囊炎可以"盲打",但其他滑囊,包括但不限于臀下肌滑囊,需要超声图像引导找到目标点。

ITB 综合征——潜在的原因包括过度训练或在不平的地面上跑步。膝关节外侧疼痛可由 ITB 滑过股骨外侧髁引起,特别是屈曲角度在 20° ~ 30° 之间时。发病诱因包括膝内翻、胫骨内翻、后足内翻、足旋前。检查发现膝关节外侧与 Gerdy 结节压痛。*Ober* 测试可能呈阳性。康复目标是牵伸 ITB、髋部屈肌和臀大肌。加强内收肌肌力可中和紧张的 ITB,强化髋外展肌可提高髋关节的动态稳定性(图 11.10)。有效的理疗包括冰敷、超声和超声透入疗法。需要纠正足旋前;在平坦的路面跑步会有益处。在股骨外侧髁区域进行类固醇注射可以减轻疼痛。症状一般需 2 ~ 6 个月改善。

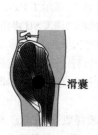

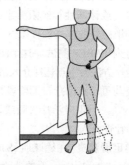

图 11.9　滑囊　　图 11.10　使用弹力带进行髋外展力量训练

图 11.11 显示了 Ober 测试对 ITB/ 阔筋膜张肌(tensor fasciae latae,TFL)收缩的检查。患者取侧卧位,患侧在上。保持骨盆稳定,被动屈曲髋关节,然后尽可能使其外展,接着带着髋部伸展,然后松手。如果与对侧比较,ITB 或 TFL 过紧,则肢体会保持外展姿势。

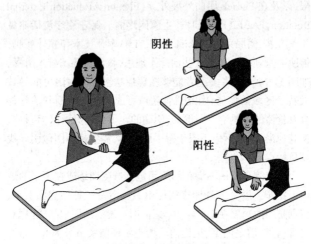

阴性

阳性

图 11.11 Ober 测试

骶髂关节(SIJ)疼痛——骶髂关节(Sacroiliac Joint, SIJ)疼痛是一种常见的不明原因的慢性下腰痛。SIJ 疼痛通常局限于臀部,但也可以涉及上腰椎或下腰椎区域、腹股沟、腹部、下肢或足部[15,16]。由于症状多样,没有单一的体格检查或病史特征可以可靠地解释 SIJ 或骶腰痛。经常需要多种激发性体格检查或诊断性神经阻滞来确诊[17]。有许多具有不同特异性和敏感性的体格检查操作方法。图 11.12 显示了 Patrick 测试(也称 FABER 测试)。这个测试最常被用来诱发 SIJ 疼痛。许多治疗方法会重点选择介入治疗。但保守治疗、PT 和非甾体抗炎药可以在治疗早期阶段提供一个可行的选择,并且风险更小[17]。当保守治疗失败或存在顽固性疼痛,再考虑诊断性或治疗性介入。

鹅足滑囊炎[在缝匠肌(Sartorius)、股薄肌(Gracillis)、半腱肌(SemiTendinosis)下的滑囊;记忆方法:取首字母组成句子"Say Grace Before Tea(喝茶前说声优雅)"]——在胫骨近端内侧,内侧腘绳肌的止点处会有疼痛与压痛。治疗需将重点放在牵伸内侧腘绳肌以及改善膝关节的生物力学。运动员可以穿戴保护性的膝关节护膝。类固醇注射可能非常有效,但应考虑在超声介导下注射,否则非介导下的注射很难渗透到鹅足滑囊中[18]。

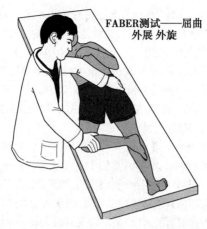

图 11.12　Patrick 测试（FABER 测试）

前交叉韧带——ACL 起自胫骨平台的前侧髁间区域，并沿着斜后上方，延伸至股骨外侧髁的内缘（图 11.13）。它可防止胫骨过度前移、胫骨在股骨上的异常外旋以及膝关节过伸。它对运动员最主要的功能是在减速过程中维持关节的稳定性。最常见的损伤机制是在外翻负荷下，股骨相对于固定的胫骨外旋。损伤可能是由于过度的旋转或剪切力，以及膝过伸、过屈或侧方损伤。在受伤时通常能听到或感觉到"啪"的一声。由于关节腔出血，即刻会产生肿胀，并通常会伴随产生一种不稳定感。ACL 的损伤，通常会伴有 MCL 和内侧半月板损伤，被称为恐怖三联征或 O' Donoghue 三联征。

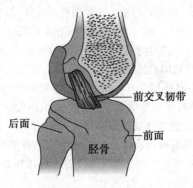

图 11.13　前交叉韧带

Lachman 试验(图 11.14),在膝关节屈曲 20° ~ 30° 时,主要评估后外侧纤维。有些松弛可能是正常的,所以建议比较对侧腿。该检查敏感性高于前抽屉试验(99% 比 54%)[19]。轴移试验(Macintosh)是在侧卧位进行的,受累膝关节伸展,将胫骨内旋。当膝关节屈曲时,外翻应力作用其上。在膝关节屈曲 30° 时出现"咯咯声",提示 ACL 损伤。MRI 可确认诊断并识别其他伴随损伤。

ACL 损伤的非手术康复应集中在本体感觉训练与腘绳肌力量训练(例如,弹力带;见图 11.15),来预防胫骨前向半脱位。支具应限制终末端伸展和旋转。如果尝试非手术治疗以避免损伤关节内其他结构如半月板,改变活动方式(例如避免带有剪切力和旋转的运动)是非常重要的。

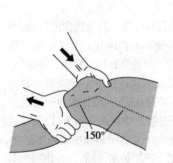

图 11.14 Lachman 测试

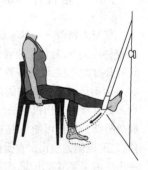

图 11.15 使用弹力带进行力量训练

手术治疗的必要性取决于受损伤的程度、关节松弛度以及患者的特异性。相比于年老的、不爱活动的患者,年轻好动的患者可能更需要接受手术修复。术后康复可以持续 6 ~ 9 个月,尽管现在的趋势是缩短康复时间。患者术后即刻在可耐受负重下穿伸展支具。与非手术康复一样,重点是腘绳肌力量训练与本体感觉训练。在前 6 周,恢复 ROM 是非常重要的[可以通过持续被动运动(continuous passive motion, CPM)来帮助完成以及提高髌骨活动性]。在第 6 周和第 10 周之间,循序渐进地增加强度与阻力。到第 10 周时,力量训练应基本没有限制。

预防这些损伤是极为重要的,这是近年来运动医学研究的热点。年轻女性运动员,尤其是那些踢足球、打篮球的运动员,ACL 损伤的风险高于其男性同伴。结合本体感觉和神经肌肉控制的训练可以降低 ACL 的风险,因此,应对高危运动员考虑进行 ACL 损伤预防项目[21]。

后交叉韧带——后交叉韧带(Posterior Cruciate Ligament, PCL)(图 11.16)起于胫骨髁间后方,向前、上、内延伸并止于股骨内髁的外面。防止异常内旋(internal rotation, IR)以及胫骨相对于股骨的后移,有助于膝关节屈曲活动。PCL 的典型损伤继发于机动车事故(motor vehicle accident, MVA),当胫骨撞击仪表板时,迫使胫骨后移。损伤也会发生在高外翻应力时或屈膝位跌倒。肿胀不常见。损伤后常见腘部压痛。PCL 的完整性可以通过后抽屉试验与下垂试验来检查。患者仰卧位,屈膝 90°,使四头肌放松,检查者尝试观察胫骨粗隆(或胫骨的关节线与股骨的相对关系)的后移位。当下垂试验评估完成后,后抽屉试验可用于进一步测试 PCL 的完整性。此外,膝关节伸展时可应用内翻应力以评估 PCL 的伴随损伤情况和放松的膝关节的后外侧角。MRI 检查是首选,虽然与 ACL 相比,该检查对于 PCL 病理的敏感性较低;关节镜可以更为准确地作出诊断。轻度 PCL 扭伤的治疗通常需要股四头肌力量训练,无需佩戴支具。严重的 PCL 损伤通常需要进行关节镜下修复术。

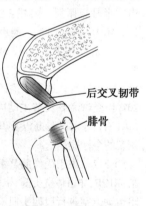

后交叉韧带

腓骨

图 11.16　后交叉韧带
(资料来源:改编自文献[20])

半月板损伤——半月板(图 11.17)为膝关节内部的纤维软骨结构,增加股骨和胫骨之间的接触面积,可以作为膝关节的“减震器”。

损伤的机制包括过度的旋转应力,特别是膝关节屈曲时扭转的结果。内侧半月板通常较外侧半月板受伤更多。膝关节绞索、“啪”和 / 或“咔哒”的弹响声是典型的主诉。在检查中,可以发现积液、关节压痛和膝关节不能完成全范围的屈曲或伸展。*McMurrays* 测试是在患者仰卧,髋关节和膝

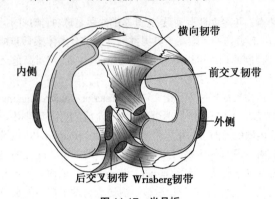

图 11.17 半月板

（资料来源：改编自文献[20]）

关节呈现最大屈曲的情况下进行的。在膝关节伸展时施加外翻 - 胫骨外旋应力，出现"咔哒"声或不连续的声音，提示内侧半月板撕裂。内翻 - 胫骨内旋应力用于评估外侧半月板。*McMurrays* 测试可能由于疼痛而耐受性差，有些人认为该检查相对不可靠[22]。*Apley* 研磨试验可能是确切的，但一些临床医师因担心会加重损伤而避免做这个测试。最近已经对 *Thessaly* 测试进行了描述和验证，单腿站立时膝关节屈曲20°，当受试者膝关节主动内外旋时，检查者手扶受试者[23]。MRI 有助于临床诊断以及识别其他损伤。关节镜检查是诊断撕裂的金标准。

治疗取决于受伤的严重程度。非手术治疗，早期处理包括：RICE、非甾体抗炎药，牵伸腘绳肌和 ITB，以及使用渐进抗阻运动方案进行股四头肌/腘绳肌/髋部力量训练。关节抽吸有时对于减少积液和缓解疼痛有效。水中训练和使用手杖可以减轻受累半月板的负荷。可以逐渐增加活动强度，但需避免有压缩力旋转负荷的活动。当受累肢体力量接近健侧肢体力量的70%～80%时，可以逐步恢复正常体育运动。如果患者出现下列症状，包括绞索、打软腿或复发肿胀疼痛，并且经保守治疗没有疗效，可以转诊至骨科进行可能的关节镜手术。外科治疗一直在改进，不再考虑半月板全切除术，现在的目标是尽可能多地保留软骨，以防止退化改变。半月板的外1/3有血管供血，可修复；内2/3无血管供血，可能需要清理。半月板部分切除术后，患者一旦无痛时，可完全负重（weight bearing，WB）。半月板缝合后，完全 WB 可延迟至 6 周后。下肢的 ROM 练习、牵伸和渐进力量练习是术后治疗的核心。不鼓励深蹲。

　　髌股关节疼痛综合征——病因推测为多因素组合，包括过度使用、肌肉不平衡（如，髋外展和外旋无力[24]），和 / 或生物力学问题［如，扁平足或高弓足，Q 角增加（图 11.18）］。膝前疼痛可能随活动出现，久坐或下楼会加重。急性期处理包括适当休息、冰敷和非甾体抗炎药。应当避免长时间久坐。康复的核心是解决生物力学的缺陷，通过股四头肌力量训练配合牵伸股四头肌、腘绳肌、ITB 和比目鱼肌复合体。通常训练短弧终末端伸膝（0° ~ 30°），可以选择性地加强股内侧斜肌（vastus medialis oblique，VMO）。目前对于 VMO 的"选择性"是有争议的。总之，建议进行短弧（0° ~ 45°）闭链下肢蹬踏练习来强化股四头肌的四块肌肉，因为总体上其力量都会减弱。应避免全弧和开链运动练习以减少症状加重。

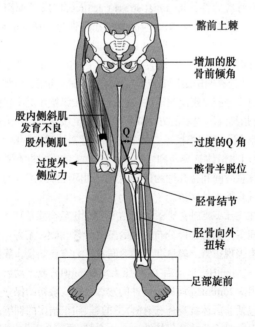

图 11.18　Q 角增加后遗症，通常男性 Q 角为 13°，女性为 18°

（资料来源：改编自文献[20]）

髌骨贴扎(*McConnell* 技术),使髌骨在轨道上正确地运动可以改善训练中的疼痛症状。矫形器纠正平足或足旋前以及髌骨切口的软支具可以适度缓解症状。偶尔,电刺激和生物反馈是有效的。长期的物理因子治疗如超声,通常没有帮助或不具成本效益。外科手术很少有必要,适用于顽固性不稳定或有症状的力线排列不齐。

运动 - 导致小腿痛——外胫夹(非特定术语),指运动 - 导致胫骨疼痛,X 线未显示存在骨折。认为该疾病为骨膜炎,通常在胫骨后内侧的边缘(胫骨内侧应力综合征)。跑步者、体操运动员和舞者都存在该风险,引起的原因包括运动强度的增加、穿不恰当的鞋、在硬地训练,或不佳的生物力学情况。在胫骨远端 1/3 处可有局部疼痛和压痛。通常休息后疼痛迅速缓解并且被动牵伸后不会加重。在一些严重的病例中,骨扫描可能是阳性的。治疗包括休息、非甾体抗炎药、超声、活动前加冰敷以及纠正加重疾病的因素。

胫骨应力性骨折(tibial stress fractures,TSF)的原因与胫骨内侧应力综合征相似。应力骨折在腓骨和跖骨也很常见,尤其是第二跖骨。疼痛最初由运动训练引发,但后来会进展到 WB 时,甚至静息时也会引发疼痛。通常沿着胫骨远端或中段 1/3 处有明确的压痛点。X 射线结果最初可能是阴性的,但几周后可能显现出明显的骨折(例如,在斜位片上出现阳性的"可怕黑线",提示前方 TSF)。骨扫描更敏感。TSF 治疗需相对休息(如使用拐杖)。一般的 TSF 治疗需要适当休息 4 ~ 6 周,使用非甾体抗炎药和 TENS。前方的 TSF 可能需要几个月的休息时间和持续性的保守治疗。顽固性疗效不佳的病例可能最终需要骨移植。

在慢性小腿间室综合征中,在运动训练后会感觉到疼痛并伴随间室中相应神经分布区域的感觉异常、麻木、无力。电诊断通常表现正常。静息和运动后间室压力需要测量。静息时压力>30mmHg,运动后 15 秒压力>60mmHg,或运动后 2 分钟压力>20mmHg 均提示慢性间室综合征。最初的保守方法应该包括非甾体抗炎药、选择合适的鞋、纠正错误的训练。如果经保守治疗后症状仍持续 1 ~ 2 个月,须转介手术,进行筋膜切开术。

跟腱炎——过度使用、过度旋前、足跟内翻畸形,以及跟

腱 / 比目鱼肌 / 腘绳肌的柔韧性较差,都是该病的成因。篮球运动员因为频繁的跳跃,可能特别易受影响。增加跑步里程数或进行山坡跑训练的跑步运动员也会出现该情况。症状包括在活动中或后会产生肌腱的疼痛和肿胀。在体格检查中,可能有肿胀、触诊疼痛、能触摸到的结节,以及不能踮起脚尖站立。慢性肌腱炎可导致肌腱无力,并有潜在的断裂风险。

在最佳的治疗模式上没有达成共识,但大多数康复治疗都以 PRICE(Protection Rest Ice Compression Elevation,保护、休息、冰敷、加压,上抬)原则开始。理疗尤其是超声可能会有帮助。跖屈肌力量训练很重要。应强调下坡运动训练,不建议上坡运动训练,尤其是处于早期康复时期。足跟抬起可以在早期缓解症状,但过多练习可能导致跟腱短缩。需要穿非常合脚的鞋,配有坚固的后跟支撑很重要。由于肌腱断裂的风险许多学者不推荐使用类固醇注射,因为跟腱并没有真正的滑膜鞘。一些严重或慢性患者,即使在有良好的循环条件下,恢复到接近正常的强度可能需要长达 24 个月。由于这个原因,目前正在研究新的治疗方法(如 PRP),但结果不确定[25,26]。年轻、好动者发生跟腱断裂通常会进行手术,石膏固定也是年老、少动者的一种选择。

踝关节扭伤——外侧踝关节扭伤通常是由于足距屈时内翻造成的。距腓前韧带(anterior talofibular ligament,ATFL)通常最先受累。随着损伤程度的加重,其次是跟腓韧带(calcaneofibular ligament,CFL),继而是距腓后韧带(posterior talofibular ligament,PTFL)。前抽屉试验检查踝关节韧带稳定性,首先是 ATFL(位移超过 5mm 为阳性)。距骨倾斜试验(图 11.19)检查 CFL;该试验可通过在距骨上提供内翻应力来进行(有显著差异提示阳性,如受累侧与健侧对比 > 10°)。在严重扭伤时,X 线检查胫腓联合是必要的;这些需要咨询外科。

内侧踝关节韧带(三角韧带)因外翻损伤较少见;需排除合并的腓骨近端骨折(Maisonneuve 骨折)。

踝关节扭伤的康复包括三个阶段:阶段 I,通常持续 1 ~ 3 天,直到患者能够舒适地承受自己的体重。这个阶段包括 *RICE* 原则:休息(例如,拐杖),冰敷 20 分钟,3 ~ 5 次 / 天,

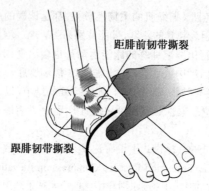

距腓前韧带撕裂

跟腓韧带撕裂

图 11.19 距骨倾斜试验

(资料来源：改编自文献[20])

ACE 包裹加压，抬高患肢高于心脏。应在最初的 24 小时内避免热水淋浴、酒精、水杨酸甲酯抗刺激剂（例如，Bengay）和其他可能增加肿胀的治疗方法。阶段 II 通常会持续数天到数周，这个阶段的目标是恢复 ROM，加强踝关节稳定性，牵伸／加强跟腱。当动作接近正常，疼痛和肿胀几乎消失时，进入阶段 III。通过本体感觉训练重建运动协调性，强调耐力训练，即平衡板、曲线跑（图 8）和"Z"型跑。

回归运动的指南不同，一些建议如下：I 级（无松弛和最小程度韧带撕裂）：0 ~ 5 天；II 级（轻 ~ 中度松弛和功能缺失）：7 ~ 14 天；III 级（完全韧带断裂，不能承受重量）：21 ~ 35 天；韧带联合损伤：21 ~ 56 天。近期文献已经证明了早期和快速康复计划对 I 级和 II 级的踝关节扭伤产生更好的短期结果[27]。

足底筋膜炎——常见于运动员和需要大量站立或行走工作的人。足底筋膜重复的微创伤会在急性期引起炎症和疼痛。在慢性情况下，筋膜发炎较不常见，取而代之的是退变和疼痛，通常被称为足底筋膜病。生物力学问题（例如，足过度旋前，筋膜张力增加）往往是有责任的。典型症状是内侧足跟痛和足底筋膜的全部区域疼痛，特别是早晨最开始的几步，或者在活动开始的时候更严重。

治疗的关键是家庭训练计划，日常每天牵伸足底筋膜（图 11.20）和跟腱，这些训练被证明优于其他治疗方式[29,30]。患者应相对休息，减少步行、跑步和跳跃，应考虑换成其他活动,如游泳或骑自行车,以使筋膜愈合。适宜穿的鞋类包括具有良好缓冲鞋垫的鞋、使用特别深的足跟垫 / 杯,避免穿高跟鞋。通常内侧足弓软垫支撑较刚性矫形器更好,刚性矫形器可能加剧症状。非甾体抗炎药和冰敷可能有助于减少炎症。经过其他治疗没有很好疗效的患者,夹板可能有效,它可以在晚上睡觉的时候对整个足底和腓肠肌提供温和、持久的牵伸。一旦疼痛缓解,患者应逐步地增加活动水平,同时继续牵伸计划。

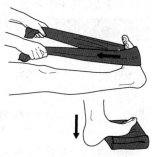

图 11.20　牵伸足底筋膜
(资料来源:改编自文献[28])

　　在 6 ~ 12 周内,如果谨遵医嘱,大多数病例采用保守治疗都会有改善。在一些罕见、持久的病例中,可以考虑局部皮质类固醇注射。如果所有其他治疗失败,可以考虑手术干预,包括从跟骨附着处松解涉及的筋膜,但这仅对于一些十分罕见的病例是必要的。

运动 / 锻炼前评估(PPE)

一般准则

　　个人和家族心血管疾病病史的问题是病史和体格检查(H & P)中最重要的组成部分。我们还应强调全面的神经系统或肌肉骨骼问题的病史。体格检查应强调伴有刺激性动作的心脏听诊,从而筛查肥厚型心肌病(见后文),而这一疾病是年轻男性运动员猝死的最常见原因。使用心电图筛查运动 / 锻炼前评估(sports/exercise preparticipation evaluation,PPE)这一方法仍然存在争议[31-33]。对于大多数年轻人来说,当处于无症状状态时,或者处于无症状或无明显的危险因素的病史时,心电图、平板压力测试和实验室测试等筛查测试会没有异常显示。对于没有心肺危险因素或已知代谢性疾病的老年无症状者,美国运动医学学院推荐 45 岁以上的男性和 55 岁以上的女性在剧烈运动前行运动负荷测试(运动量超过 60%的最大摄氧量)。对绝大多数老年人来说,如果以一种缓慢并且循序渐进的方式提高活动水平,那么他们可以在未行压力测试的情况下进行适度的有氧和抗阻训练计划[31-33]。

合适的 PPE 举例

下表是一个 PPE 指南。

检查特点	注释
血压	必须根据参与者的年龄、身高和性别进行评估
一般检查	对过高身高进行测量,观察骨过度生长的证据提示马方综合征
眼	重要的是检测视力缺陷,从而排除单眼或双眼视力低于 20/40 的患者
心血管系统	触诊最大搏动点,如果出现搏动强度增大或移位,分别提示肥大或衰竭 患者仰卧后再次站立或在 Valsalva 动作绷紧时进行听诊(收缩期杂音在直立姿势或 Valsalva 动作时增大,蹲下时降低,提示肥厚型心肌病);股动脉搏动减少提示主动脉缩窄
呼吸系统	观察辅助肌肉的功能状态或延长的呼气和听诊有无喘鸣音。运动诱发的哮喘不会在静息状态的检查中产生症状,需要运动试验来进行诊断
腹部	评估是否有肝脾大
泌尿生殖系统(仅男性)	疝 / 精索静脉曲张通常不会被禁止参与运动,但睾丸肿块可能会被禁止参与运动
骨骼肌肉系统	"2 分钟矫正检查"是一种常用的系统性筛查方法[31]考虑补充性肩部、膝关节和踝关节检查
皮肤	有传染性软疣、单纯疱疹感染、脓痂病、体癣或疖疮证据的将暂时禁止参与皮肤直接接触的运动(即摔跤和武术)

参与运动的禁忌证

下列情况不能参与:活动性心肌炎或心包炎;肥厚型心肌病;难以控制的严重 HTN(尤其禁忌静态抗阻运动);未充分评估的疑似冠状动脉疾病(coronary artery disease,CAD);近期脑震荡病史和脑震荡后综合征(无接触或碰撞运动)的症状;控制不佳的惊厥性疾患(无射箭、射击、游泳、举重、力量训练或涉及高度的运动);在未确保颈椎稳定性的情况下(无接触或碰撞运动)反复发作的上肢灼烧痛或无力或一过性四肢瘫痫发作；镰状细胞疾病（无高强度、接触或碰撞运动）；未解决脾大的单核细胞增多症；由于运动员不遵从治疗或随访所致的饮食失调，或有证据表明由于饮食障碍所致的成绩下降或潜在损伤。

髋部骨折术后康复

在工业化国家，女性一生中发生髋部骨折的风险为18%，男性为6%[34]。骨质疏松和跌倒是主要的危险因素。髋部骨折后的死亡率和发病率都很高：20%的患者骨折1年后死亡，33%的患者2年后死亡[35]。约1/3的幸存者在骨折后的一年内接受了机构护理，2/3的幸存者再未恢复到术前活动状态[36]。大多数髋部骨折通常需要手术治疗，除非患者有内科禁忌证或是不能走动的患者。

股骨颈骨折——螺钉固定（图11.21）是典型的稳定性、非移位性骨折的固定方法。术后起初几天开始在WBAT下行走，并使用适当的辅具。针对不稳定的移位性骨折，当不能达到满意的复位，患者为 > 65 岁或有既存的关节病变（如关节炎OA）时，宜使用双极假体（图11.22）。患者通常会在术后的起初几天内迅速完成行走并允许WBAT。为了降低假体移位的风险，可以使用外展枕头和短期的ROM限制（禁止髋关节内收超过中线及IR）。

股骨粗隆间骨折（图11.23）——滑动髋螺钉内固定可用于稳定骨折（完整的后内侧皮质），此固定方法允许患者术后早期WBAT，并在WB期间对骨折断端施以动态加压。髋关节髓内钉是另一种手术选择。不稳定骨折复位后可能需要一段时间限制WB。转子下骨折的外科治疗也包括使用滑动螺钉固定和髓内钉／棒，但其术后最初的WB可能更受限制。

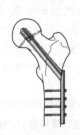 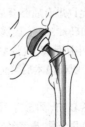 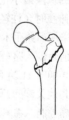

图 11.21 螺钉固定　图 11.22 双极假体　图 11.23 粗隆间骨折

髋关节骨折后康复和恢复过程中出现的并发症包括肺不张、肺炎、贫血、骨折不愈合、AVN、手术部位感染、部件松动、腿部长度差异、异位骨化(heterotopic ossification, HO)、深静脉血栓(deep vein thrombosis, DVT)、便秘和皮肤破损。

关节置换术后康复

全髋置换术

全髋关节置换术(total hip arthroplasty, THA)的适应证：不稳定的髋部骨折、OA(炎性关节炎)、骨坏死、炎症性关节炎、创伤后关节炎、恶性肿瘤、血红蛋白血症、髋关节发育不良。

文献中已经描述了各种不同的 THA 手术入路。最常用的两种入路是前外侧入路和后入路。前外侧入路利用阔筋膜张肌和臀中肌之间的平面。为了暴露髋臼，必须通过转子截骨术或部分地游离臀小肌和臀中肌前方止点[37]，这会影响髋关节外展机制。后入路需切开臀大肌并保留臀中肌和臀小肌的后方。切开髋关节囊，游离外旋肌群如梨状肌，上、下孖肌，闭孔内肌[37]。这两种入路都是常规执行的，有关两种入路各自的利和弊的争论一直持续着。

生物固定或"非骨水泥"植入物提供更持久的生物假体界面，但需要较长时间的保护性 WB［即，触地 WB 至部分负重(PWB)× ≥ 2 ~ 3 个月］以允许骨整合进入多孔假体表面。水泥固定植入物更便宜且患者可以立即 WBAT。然而，水泥易于变质，这可能导致部件松动并最终需要翻修。

使用不同入路手术后的注意事项各不相同。对于后方 THA，患者可以在术后第 1 天完成床到座椅的转移。强烈建议在床上使用三角形髋关节外展枕头，持续 6 ~ 12 周。髋关节预防措施通常会持续至术后 12 周以便形成假包膜并使脱位的风险最小化。允许患者屈髋至最多 90°，被动外展，并且在伸髋时允许轻柔 IR(≤ 30°)。屈髋时禁止内收过中线及 IR。采用后路手术(臀中肌保留)允许主动外展、过伸和外旋，但在前外侧入路(臀中肌切开)术后禁止以上动作。典型的患者指导如图 11.24 所示。

其他关键问题包括 DVT 预防、术后贫血和感染的监测以及疼痛控制。在术后前几个月，患者经常会抱怨腿长差异；PT 解决肌肉不平衡和使关节囊紧缩可能会有所帮助。一般来说，

THA 术后预后良好,但年轻、男性、肥胖和高度活跃可能会对预后产生不利影响。

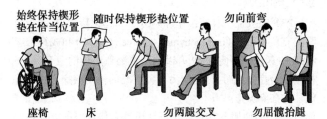

图 11.24　后路全髋置换术后康复

全膝置换术

全膝关节置换术(total knee arthroplasty, TKA)的适应证:OA,炎性关节炎。

骨水泥固定可能允许立即 WBAT;非骨水泥固定可能需要几个月的限制负重 WB 才能完全稳定。两者都没有解决聚乙烯衬垫磨损的问题,这可能是最终假体失败的关键因素。微小的磨损碎片可引发炎症反应,随后发生骨溶解和组件松动。

恢复膝关节 ROM(即回家前 0° ~ 90°)是所有 TKA 患者的重要康复目标。应避免膝下垫枕。CPM 的使用存在争议。一些人认为,它可能会减少住院康复天数,并在术后 1 年提高活动度(ROM)(约 10°),但大多数研究未证明对 ROM 或功能结果有长期效果。

再生医学在骨科和运动医学中的应用

再生医学是肌肉骨骼学和运动医学中一个快速发展的领域。增生疗法、PRP 和干细胞作为促进愈合的促进剂和刺激物仍在研究中,临床应用中的循证支持仍有争议。

增生疗法是一种通过注射刺激物(通常是高渗葡萄糖溶液)来治疗慢性肌肉骨骼疼痛的疗法。最常见的适应证是腰痛、腱鞘炎和 OA。增生疗法可能是治疗疼痛的肌肉骨骼疾病的一种选择,尤其是在其他保守的、标准的治疗方法无效的情况下[38]。其确切的作用机制和效果仍在研究中。

PRP 涉及注射通过自体血液离心获得的浓缩血小板。血小板含有被认为能促进愈合的物质,特别是在软组织中。这些物质包括生长因子,这些对细胞增殖、分化和新血管化很重要[39]。

PRP还被证明含有细胞黏附分子和趋化特性,有助于骨髓间充质干细胞(mesenchymal stem cells,MSC)和成纤维细胞[39]的募集。因此,PRP可以利用浓缩血小板的愈合潜力,在保守治疗失败时,可以作为各种情况的辅助治疗方式。其效果仍有待研究。

MSC的使用及其日益流行源于其多能性特征以及它们分化成多种成熟细胞类型的能力,包括骨、软骨和脂肪[39]。来自骨髓的干细胞可以产生造血和非造血前体细胞、红细胞和白细胞以及血小板。离心浓缩后可分离非造血细胞和血小板。根据细胞从哪里获得,分离物可以包含不同水平的干细胞。研究表明,从髂嵴中获得的骨髓能产生最多数量的成骨MSC。再生医学领域对这些干细胞分化成特定成熟细胞的能力以及它们释放生长因子的程度非常感兴趣。这种治疗方法已被用于治疗OA、肩袖和半月板撕裂[39]。其效果仍有待研究。

(王 菲 吴超伦 叶济灵 译,金 磊 蔡 斌 校)

参考文献

1. Rockwood CA, ed. *Rockwood & Green's Fractures in Adults*. 3rd ed. Philadelphia, PA: JB Lippincott; 1988.

2. Bisbinas I, Belthur M, Said HG, et al. Accuracy of needle placement in ACJ injections. *Knee Surg Sports Traumatol Arthrosc*. 2006;14(8):762–765.

3. Naredo E, Cabero F, Beneyto P, et al. A randomized comparative study of short term response to blind injection versus sonographic-guided injection of local corticosteroids in patients with painful shoulder. *J Rheumatol*. 2004;31(2):308–314.

4. Panditaratne N, Wilkinson C, Groves C, Chandramohan M. Subacromial impingement syndrome: a prospective comparison of ultrasound-guided versus unguided injection techniques. *Ultrasound*. 2010;18(4):176–181.

5. Iannotti JP. Full-thickness rotator cuff tears: Factors affecting surgical outcome. *J Am Acad Orthop Surg*. 1994;2(2):87–95.

6. Connolly J. Unfreezing the frozen shoulder. *J Musculoskel Med*. 1998: 47–58.

7. Neviaser AS, Hannafin JA. Adhesive capsulitis: a review of current treatment. *Am J Sports Med*. 2010;38(11):2346–2356.

8. Sofka CM, Collins AJ, Adler RS. Use of ultrasonographic guidance in interventional musculoskeletal procedures: a review from a single institution. *J Ultrasound Med*. 2001;20(1):21–26.

9. Mishra A, Collado H, Fredericson M. Platelet-rich plasma compared with corticosteroid injection for chronic lateral elbow tendinosis. *Phys Med Rehabil*. 2009;1(4):366–370.

10. Kazemi M, Azma K, Tavana B, et al. Autologous blood versus cortico-steroid local injection in the short-term treatment of lateral elbow tendinopathy: A randomized clinical trial of efficacy. *Am J Phys Med Rehabil.* 2010;89(8):660–667.

11. Jeyapalan K, Choudhary S. Ultrasound-guided injection of triamcinolone and bupivacaine in the management of De Quervain's disease. *Skeletal Radiol.* 2009;38(11):1099–1103.

12. Strauss EJ, Nho SJ, Kelly BT. Greater trochanteric pain syndrome. *Sports Med Arthrosc.* 2010;18(2):113–119.

13. Fearon AM, Scarvell JM, Cook JL, Smith PN. Does ultrasound correlate with surgical or histologic findings in greater trochanteric pain syndrome? A pilot study. *Clin Orthop Relat Res.* 2010;468(7):1838–1844.

14. Labrosse JM, Cardinal E, Leduc BE, et al. Effectiveness of ultrasound-guided corticosteroid injection for the treatment of gluteus medius tendinopathy. *AJR Am J Roentgenol.* 2010;194(1):202–206.

15. Vanelderen P, Szadek K, Cohen S, et al. 13. Sacroiliac joint pain. *Pain Pract.* 2010;10(5):470–478.

16. Slipman C, Jackson H, Lipetz J, et al. Sacroiliac joint pain referral zones. *Arch Phys Med Rehabil.* 2000;81.

17. Cohen SP, Yian C, Neufeld, N. Sacroiliac joint pain: A comprehensive review of anatomy, diagnosis and treatment. *Expert Review of Neurotherapeutics.* 2013;13(1):99–116.

18. Finnoff JT, Nutz DJ, Henning PT, et al. Accuracy of ultra-sound-guided versus unguided pes anserinus bursa injections. *Phys Med Rehabil.* 2010;2(8):732–739.

19. Torg JS. Clinical diagnosis of ACL instability in the athlete. *Am J Sports Med.* 1976;4:84–93.

20. Fu F, Stone D. *Sports Injuries: Mechanisms, Prevention & Treatment.* Baltimore, MD: Williams & Wilkins; 1994.

21. Gilchrist J, Mandelbaum BR, Melancon H, et al. A randomized controlled trial to prevent noncontact anterior cruciate ligament injury in female collegiate soccer players. *Am J Sports Med.* 2008;36(8):1476–1483.

22. Karachalios T, Hantes M, Zibis AH, et al. Diagnostic accuracy of a new clinical test (the Thessaly test) for early detection of meniscal tears. *J Bone Joint Surg Am.* 2005;87(5):955–962.

23. Cichanowski HR, Schmitt JS, Johnson RJ, Niemuth PE. Hip strength in collegiate female athletes with patellofemoral pain. *Med Sci Sports Exerc.* 2007;39(8):1227–1232.

24. de Vos RJ, Weir A, van Schie HT, et al. Platelet-rich plasma injection for chronic Achilles tendinopathy: a randomized controlled trial. *JAMA.* 2010;303(2):144–149.

25. Gaweda K, Tarczynska M, Krzyzanowski W. Treatment of achilles tendinopathy with platelet-rich plasma. *Int J Sports Med.* 2010;31(8):577–583.

26. Bleakley CM, O'Connor SR, Tully MA, et al. Effect of accelerated rehabilitation on function after ankle sprain: randomised controlled trial. *BMJ.* 2010;340:c1964.

27. Rompe JD, Cacchio A, Weil L, et al. Plantar fascia-specific stretching versus radial shock-wave therapy as initial treatment of plantar fasciopathy. *J Bone Joint Surg Am.* 2010;92:2514–2522.

28. Rouzier P. *The Sports Medicine Patient Advisor.* Amherst, MA: SportsMed Press; 1999.

29. Corrado D, Basso C, Schiavon M, et al. Screening for hypertrophic cardiomyopathy in young athletes. *N Engl J Med.* 1998;339:364–369.

30. Baggish A, Hutter AM, Wang F, et al. Cardiovascular screening in college athletes with and without electrocardiography. *Ann Int Med.* 2010;152:269–275.

31. Kurowski K, Chandran S. The preparticipation athletic evaluation. *Am Fam Physician.* 2000;61:2683–2698.

32. ACSM. *Guidelines for Exercise Testing and Prescription*. 6th ed. Baltimore, MD: Lippincott Williams & Wilkins; 2000.

33. Neid RJ. Promoting and prescribing exercise for the elderly. *Am Fam Physician*. 2002;65:419–428.

34. Meunier PJ. Prevention of hip fxs. *Am J Med*. 1993;95(suppl):75–78.

35. Emerson S. 10yr survival after fxs of the proximal end of the femur. *Gerontology*. 1988;34:186–191.

36. Osteoporosis Prevention, Diagnosis, and Therapy. *NIH Consensus Statement* March 27–29. 2000;17:1–36.

37. Palan J, David JB, David WM, et al. Which approach for total hip arthroplasty: Anterolateral or posterior? *Clin Orthop Relat Res*. 2009;467(2): 473–477.

38. Distel LM, Best TM. Prolotherapy: A clinical review of its role in treating chronic musculoskeletal pain. *PM R*. 2011;3(6):S78–S81.

39. Gobbi A, Fishman M. Platelet-rich plasma and bone marrow-derived mesenchymal stem cells in sports medicine. *Sports Med Arthrosc*. 2016;24(2): 69–73.

建议阅读

Sayegh FE, Kenanidis EI, Papavasiliou KA, et al. Reduction of acute anterior dislocations: a prospective randomized study comparing a new technique with the Hippocratic and Kocher methods. *J Bone Joint Surg Am*. 2009;91:2775–2782.

第十二章

超 声 波

引言

超声波(ultrasound,US)是指超越人耳听力极限频率20kHz的声波。US影像对于评价肌肉骨骼(musculoskeletal,MSK)和周围神经系统疾病已经必不可少。US相比传统影像技术的优势包括：服务点易获得、成本低、相对其他方法安全性高；实时地观察目标解剖结构和周边组织包括血流、内脏器官的活动、MSK结构的动态变化；实行药物注射。US在MSK成像中没有真正的禁忌证。

肌骨超声的局限性包括因为声阻抗不能评价组织的类型如骨。不能显示在骨深面或骨内部的结构。对于体型较大的患者，影像也有一定的限制性。最终，研究质量和操作者高度相关，操作者经过适当的训练，需要解释US影像，包括局限性和超声相关的独特的伪像。

安全性——US有很好的安全性记录，因为它不利用辐射。可是US能量如果应用不恰当会有潜在的伤害性。US影像可以提升组织温度和产生体液的空化效应。长期影响仍不清楚。因此FDA推荐使用US时应遵循合理地获得尽可能低能量的原则。

机器基础

US机器传输和接受常见频率为2 ～ 15MHz的超声波产生二维图像。US机器的主要组成包括：①中央处理器(central processing unit,CPU)；②换能器；③显示器。CPU传输电流至由压电晶体组成的传感探头，使之振动，从而产生声波，通过水凝胶界面到达皮肤和皮下组织。声波在组织界面相互作用，然后反射回换能器产生电流，CPU把电流转换成图像。肌骨超声通常采用黑白二维图像模式，也就是灰度模式的B型超声。

高频换能器可以提高分辨率，适合观察更浅表的结构。低频可以穿透更深的组织但分辨力低。用于MSK医

学上的传感探头的基本类型是曲线型或凸面型,平均频率为
4 ~ 9MHz(低频);线性,平均频率为 5 ~ 12 MHz;压缩线性,
平均频率为 7 ~ 15MHz(高频)。声波的其他重要组成包括速
度和幅度。声波回到换能器的速度决定了图像在屏幕上的位
置,也就是图像的深度。声波的强度是振幅,它代表屏幕图像
的亮度。

US 影像的质量很大程度取决于反射回换能器的能量多
少。声阻抗、散射、折射和衰减影响声波信号返回到换能器。
反射发生于当声波传至相邻结构或组织的界面的时候。组织
间的声阻抗(声波在穿过组织时遇到的阻力值)越大,能量反
射越多,图像越亮。散射发生于当能量起初传至表面,然后声
波重新传至不同的方向,仅部分声波返回换能器。折射发生
于声波由于声阻抗偏离了其原先的方向。衰减是因为声波转
化为热,热是不会反射回换能器的。图像因此会变暗。

球形控制技术——超声医师通过 US 机器上的控制界面
优化图像。

增益——这个旋钮通过调节返回到探头的 US 信号的整
体振幅来控制图像的亮度。增加增益提高了振幅,产生更亮
的图像。

深度——这个旋钮调节视野的深度。深度越深,分辨率
越低,反之亦然。

频率——这个旋钮改变传感探头的频率来平衡深度和分
辨率的需求。更低的频率穿透更深的结构,但带来更低的分
辨率。

聚焦——如果有这个功能,这个旋钮可以聚焦 US 声波
在感兴趣的区域。新款机器可以有永久的聚焦,显示在屏幕
的中央。

US 术语和常见伪像

肌骨 US 不同方向扫描时常常使用各种术语。纵轴也叫
长轴,用于看矢状面。横轴也叫短轴,用来看横断面。平面内
(用于针的引导)是针相对于探头的方位定义的参考位置,顺
着探头的长轴进针穿透皮肤,贯穿换能器平面。整个针体和
针尖在组织内都可见。当针和换能器垂直时,针在平面外显
示为组织内的一个亮点,是针的横断面图像。

回声性指的是结构产生回声的能力，即经由换能器传导的声波被反射。无回声的结构不能产生回声，在 US 显示为黑色。低回声的结构产生弱回声，比其他结构显得较黑。高回声的结构产生更强回声，比其他结构显得更亮。均匀的结构，它的成分一致，显示一样的回声模式。不均匀的结构呈现不同的回声密度，表示为不一致的回声模式。等回声描述组织产生跟其他组织如周围的组织同样强度的回声。

伪像在肌骨 US 中常见。应透彻理解伪像以防止错误的病理诊断。伪像包括以下一些情况：

各向异性——引起严重反射改变的组织特性。声波在方向上轻微的改变可以导致反射在一些组织类型上的声波发生戏剧性的变化，从而很大程度地影响图像。

声影——当 US 波撞到或穿过一个结构时，发生部分或全部反射或吸收，导致该结构深部显示为低回声或无回声。

增强——和声影相反，当结构传导声波很容易的时候，其深部结构会亮度增强。通常，图像会被自动处理，增强（变亮）深部结构以补偿声波的丢失。相比于更浅表部位，这种丢失很自然地发生在更深部水平。像囊肿这样的结构充满液体，虽然吸收很少的声能，囊肿深部的结构会显示为高回声，因为处理器在这个水平会认为有更多的衰减。这个现象也被称作为后方回声增强。

混响——这一现象发生在当 US 波撞击到高反射性的表面，这些表面相互平行排列并且和 US 波垂直。最初的反射在合适的深度显示为解剖结构（或针），但一些信号在返回到换能器前在表面之间被捕捉而得到一些增强。CPU 认为声波经过一次反射后返回到换能器，因此那些额外的反射（花费更长的时间返回）被 CPU 解释为最初结构深部的分开的结构，深度跟每一次反射返回的时间相关。这个现象可以表现为软组织内的空洞针，此时针体的长轴和换能器平行。

正常组织类型

皮肤呈现为薄的、均匀的、高回声层面。脂肪是低回声的，回声由代表结缔组织的隔膜产生。血管是无回声的管状结构。静脉因为换能器的压力会塌陷，而动脉不会轻易塌陷。

滑膜通常是低回声。透明软骨是低回声甚至无回声，位于高回声的骨皮质上面。韧带是均匀的带状高回声。肌腱在纵轴上看呈现为致密的、纤维状高回声。在横轴上看则显示为低回声。肌腱具有高程度的各向异性。因各向异性造成的伪像性低回声可能导致不恰当的肌腱变形或肌腱撕裂诊断。另一方面，各向异性可以有成效地帮助区分开肌腱与其他周围高回声组织，比如深部脂肪。

肌肉在纵轴上看显示为低回声不规则条状组织，带有薄的高回声线性筋膜。在横轴上看，肌肉显示为低回声的团块，带有高回声的斑点。肌肉组织易于各向异性。

神经在纵轴上显示为束状"铁路轨道"模式，在横轴上显示为"蜂窝状"，有高回声的神经外膜和高回声的神经束。神经易于各向异性，虽然比肌腱小一些，相对于肌腱其回声通常也要低一些。

骨显示为明亮的回声线，骨深部没有可见的结构（因为声影）。

诊断性应用

在骨与关节疾病，US对于发现无回声和可压缩的关节积液很敏感。不均匀显示的液体可能是感染的迹象，也许是抽吸的适应证。滑膜炎显示为关节内不可压缩的回声组织。US也可以发现磨损和痛风石。发炎的滑囊包含单纯的无回声液体或复杂的不均匀回声液体。

对于神经损伤，受损的神经会表现为局部肿胀、低回声和典型的束状结构消失。

在肌腱损伤，肌腱变形显示肌腱肿大、呈低回声。部分撕裂表现为局部低回声伴随着肌腱通常的纤维状结构消失。严重的部分撕裂表现为肌腱变薄。全层撕裂表现为肌腱里出现缺口。腱膜炎可以显示肌腱周围分散液体的无回声区，也可显示为混杂回声的非均质液体。

在肌肉损伤，轻度肌肉拉伤表现为小片区域低回声合并肌纹理减少，受损区域看起来像"褪色"。重度损伤显示肌纤维断裂和不均匀回声的液体。

治疗性应用

US作为一个影像手段在MSK医学中的重要应用是导

引注射针进入关节内抽吸和／或注射。我们承认临床实践中有多种注射入路而且有很高的变异。对于通常要注射的关节的一些基本入路描述如下：

盂肱关节——患者通常取坐位或侧卧位。患者的手搭在对侧肩膀上，识别出主要标记点包括肱骨头、盂唇和关节囊。最好从后方入路进入盂肱关节。针在水平面内从外侧向内侧导入。目标在肱骨头后方与后盂唇之间。

肘关节——患者取坐位或仰卧位，肘关节屈曲，手臂越过胸口。探头顺肢体纵切面方向放置于肘关节后方。针从上方导入，穿过三头肌肌腱和后方脂肪垫进入关节腔。主要标记点为鹰嘴窝、后方脂肪垫和鹰嘴。

髋关节——患者仰卧，从前外侧进入关节。探头和股骨颈长轴平行。识别股骨头和颈之间的明显过渡。针从下方入路导入，靠近股骨头下在神经血管束的外侧进入关节囊。对于瘦小的患者，US 探头方向可能需要横置。当看见股骨头和髋白边缘，针从前外侧入路导入。

膝关节——对于有渗出的膝关节，通常最好的进入方式是患者取仰卧位膝关节微屈。探头平行于股四头肌肌腱，向内侧或外侧移动直到股四头肌肌纤维不再出现。然后针直接进入滑囊。对于没有渗出的膝关节，髌股内侧区域是潜在的目标穿刺点。探头起初和髌骨和股骨内侧髁纵切面平行，然后转 90° 顺着关节线。针经由探头的下方或上方导入。

踝关节——患者取仰卧位，胫距关节的前方可以在矢状面看到。检查者通过足的跖屈或背屈来确认距骨相对于胫骨的活动。确认和避开足背动脉和伸肌肌腱。针经由下方入路在矢状面导入关节。

（蔡　斌　译，周辉红　校）

建议阅读

Abu-Zidan FM, Hefny AF, Corr P. Clinical ultrasound physics. *J Emerg Trauma Shock*. 2011;4(4):501–503.

Barys I, Boezaart AP. Ultrasound: Basic understanding and learning the language. *Int J Shoulder Surg*. 2010;4(3):55–62.

McNally EG. The development and clinical applications of musculoskeletal ultrasound. *Skeletal Radiol*. 2011;40:1223–1231.

第十三章

电诊断研究

电诊断研究(electrodiagnostic studies)包括神经传导性研究(nerve conduction studies,NCS 或 NCV)及肌电图(EMG),通常称为 NCS/EMG 或简称为 EMG。其他电诊断检查应用相对较少,包括躯体感觉诱发电位、脑干听觉诱发电位、单纤维肌电图(single-fiber EMG,SFEMG)、重复电刺激与交感神经皮肤反应。本章主要讨论最常用的 NCS 与 EMG,一份综合检测报告通常包含这两项检查内容,因此常被认为是一项检查(NCS/EMG)。这项检查提供神经与肌肉生理功能的实时信息,而其他很多的影像检查只能给出基于解剖的静态图像,并不能直接评估功能。

电诊断检查的适应证包括:麻木,刺痛/感觉异常,疼痛,无力,肌萎缩,深反射减弱和/或疲劳。NCS/EMG 是临床诊断中重要的辅助检查,可帮助:①明确诊断;②明确损伤部位;③诊断明确时确定治疗方案;④帮助预后[1]。因此 NCS/EMG 可作为病史及体格检查的良好补充。

NCS 的初始设置

以扫描速度(sweep speed)为记录的水平轴,以时间(毫秒,ms)为单位。以增益(gain)为纵轴,以电压为单位,运动性检查用毫伏(mV),感觉性检查用微伏(μV)。

运动学检查设置:扫描——2ms/ 格,增益——5mV/ 格

感觉检查设置:扫描——2ms/ 格,增益——20μV/ 格[1]

EMG 的初始设置

扫描速度:10ms/ 格

低频滤波:10 ~ 30Hz

高频滤波:10 000 ~ 20 000Hz

放大器敏感性:50 ~ 100μV[1]

NCS 简介

NCS 是记录神经在其传导通路上某一部位或多个部位

受刺激后的电反应的方法。操作者用探针电刺激神经,在神经所支配的肌肉(运动学检查)或皮肤(感觉检查)上记录反应。动作电位(action potential,AP)是多个独立的轴突或肌纤维产生的综合反应,运动性检查中,这一反应被称为复合运动动作电位(compound motor action potential,CMAP),代表所激活运动单位(motor units,MU)的反应总和。CMAP通常以mV为单位记录。感觉神经对电刺激的反应称为感觉神经动作电位(sensory nerve action potential,SNAP),仅代表感觉神经纤维的综合反应。SNAP的波幅很小,通常以μV记录。迟发反应包括F波和H反射(为神经受到刺激后经过一段长距离后出现的诱发电位)。顺行传导(orthodromic)是指传导方向与生理状态一致(如,感觉纤维传导方向为从肢端至脊髓)。逆行传导(antidromic)是指传导方向与生理方向相反。

动作电位的组成

潜伏期(latency)是指从受到刺激开始到CMAP或SNAP开始出现的时间(神经末梢的传输速度)。感觉神经的潜伏期取决于最快纤维的传导速度及传输距离。运动神经的潜伏期包括神经肌肉接头(neuromuscular junction,NMJ)处动作电位传至突触的时间以及电位在肌肉中的传导速度。感觉神经无肌神经接头,因此其潜伏期与传导速度(conduction velocity,CV)呈正相关。潜伏期的测量需根据标准精确地记录传输距离,否则结果无意义。

传导速度(conduction velocity)反映了动作电位的传输的快慢。感觉检查中,速度可直接根据动作电位传递距离及时间计算得出(距离/潜伏期)。运动神经检查中,需选取2个不同的位置进行电刺激,来计算传导速度(速度=2点距离差/2点时间差)和神经肌肉接头的传导。有髓鞘神经纤维的神经传导为跳跃式,因此其传导速度大大加快,可达无髓鞘神经纤维传导速度的50倍。有髓鞘神经纤维的传导速度主要取决于髓鞘的完整性,若传导速度减慢或潜伏期延长,则通常提示脱髓鞘病变。

波幅(amplitude)与轴突完整性相关。波幅下降可能提示轴突受损(若近端和远端波幅均下降)或提示损伤部位有传导阻滞(若远端波幅下降而近端正常)[1,2]。

神经损伤的种类

神经损伤可分为轴突损伤、髓鞘损伤或两者皆有。通常，创伤后，受损部位可能不止一种损伤，因此需要肌电图操作者来判断损伤的种类、严重程度及部位。Seddon 于 1943 年提出了神经损伤的分类，因其与电生理学密切相关，因此沿用至今：

1. 神经失用（neurapraxia）——即传导阻滞。这种损伤由周围神经受到轻微挫伤或轻度受压后造成。轴突完整，仅部分区域髓鞘受损，导致动作电位短期无法传导（无法进行跳跃传导），常于数天至数周后完全恢复。

2. 轴突断裂（axonotmesis）——较严重的损伤：轴突断裂伴随损伤区域远端 Wallerian 变性，支撑的结缔组织基质（Schwann 细胞与神经内膜管）完好。轴突再生（通过侧索生芽或轴突生长）可有较好的功能恢复，主要取决于轴突受损的总数及受损部位与肌肉之间的距离。

3. 神经断裂（neurotmesis）——严重受损：神经及周围结构完全断裂；广泛撕裂或压碎性损伤。髓鞘、轴突、神经束膜及神经外膜全部断裂，无法自然恢复。

髓鞘损伤可为局灶性、连续性（贯穿整个神经）或节段性（影响某一神经的几个部分）。

1. 连续性脱髓鞘（uniform demyelination）——整个神经传导速度降低［如，腓骨肌萎缩症（Charcot-Marie-Tooth disease）］。

2. 节段性脱髓鞘（segmental demyelination）——神经走行的不同部位存在不同程度的损伤，传导速度不同程度减慢（时间离散）。

3. 局灶性损伤（focal nerve slowing）——局灶性脱髓鞘病变，导致神经传导速度在受损区域附近减慢。

4. 传导阻滞（conduction block）——严重的局灶性脱髓鞘病变导致动作电位无法通过受损区域，损伤近端刺激产生的波幅可下降超过 20%，远端 CMAP 的波幅正常。临床上，传导阻滞可表现为无力。

轴突损伤可能导致远端 Wallerian 变性，近端或远端刺激后可见低波幅 CMAP。肌电图上可见异常自发电位［即纤颤（fibrillation, fibs）与正尖波（positive sharp waves, PSW）］。MU

募集减弱(残存 MU 激活频率增大)。随着神经再生,MU 有大波幅、时程变长等多相表现[1,3]。

H 反射

H 反射(Hoffmann reflex,H-reflex)是一种真实的反射,是单突触或寡突触牵张反射的电当量,它是一项敏感的但非特异性的工具,可能提示存在脊髓 S_1 神经根病,尤其是缺少临床症状、放射学或运动神经的电生理表现时。某些病例中,H 反射可能是唯一异常的检查结果。H 反射通常由腘窝处的胫神经接受亚极量的刺激后引起,该刺激通常为慢速(低于每秒 1 次)、长时程(0.5 ~ 1ms)、强度逐渐增大。该刺激沿最易兴奋的 1a 传入神经纤维传输,通过背根神经节(dorsal root ganglion,DRG),随后通过中枢突触传输至前角细胞,前角细胞可将刺激沿 α 运动轴突传输至肌肉。因此,H 反射可以衡量顺行的感觉反应到达脊髓近端以及顺行运动反应到达远端肌肉的时间(取决于记录电极置于何处)。运动神经的 H 反射通常为波幅 0.5 ~ 5mV,潜伏期 28 ~ 30ms。H 反射检查通常双侧进行,若双侧不对称则强烈提示存在异常。若一侧潜伏期(与对侧相比)超过 0.5 ~ 1.0ms 以上或 60 岁以下患者 H 反射消失,通常提示 H 反射传输路径的损伤(传入和 / 或传出纤维),病因可能为 S_1 神经根病或其他原因引起的传输减慢。H 反射的标准计算公式为 9.14+0.46×小腿长度(cm,内踝至腘窝)+0.1×年龄。若患者年龄超过 60 岁,则最后结果加 1.8ms。

婴儿或上运动神经元(皮质脊髓束)损伤的成年人,除了腓肠肌 / 比目鱼肌及桡侧腕屈肌外,H 反射也可在其他肌肉中引出。60 岁以上的患者通常无法检测到 H 反射。H 反射可由主动肌收缩引发,也可由于拮抗肌收缩而受抑制。

H 反射亦存在局限性:①无法区分急性或慢性损伤;②不完全性损伤其结果可能正常;③局灶性损伤其结果可能受到稀释;④对损伤部位定位不明确;⑤损伤发生后,即便症状缓解,H 反射检查仍可能为异常。

F 波

F 波,或称 F 反应,是运动神经激活后引起的低波幅、潜伏期不同的迟发运动反应,首次于足(foot)内在肌检测到,故名 F 波。与 H 反射不同,F 波并非一个真实的反射,因传入冲动与运动神经间并无突触。周围神经受到外部刺激后去极化,向近端及远端传输电位,电刺激向周围神经传输引起顺行性 CMAP。此外,向近端传输(逆行性)的电位刺激一小部分前角运动神经元,反过来,这个刺激沿同一轴突引起了顺行性运动反应(F 波),激活一小部分肌肉纤维,被记录电极记录。

任何肌肉受到超量刺激均可检测到 F 波,与 H 反射相反,F 波潜伏期多变,因此,为了观察最短潜伏期,需要用到多种刺激频率。F 波在评估以近端损害为主的周围神经病变中有一定作用,如吉兰 - 巴雷综合征(Guillain-Barré syndrome)及慢性炎性脱髓鞘性多发性神经病,因在这些疾病早期,其远端的传导速度可能为正常。然而,由于 F 波反应的多变性,其值用来评估局灶性神经受损(如神经根病或周围神经卡压)的价值有限。其次,多数肌肉由于接受多个神经根的支配,因此最快(未受损)纤维的值可能是正常的。另外,F 波是单纯的运动性反应,局灶性损伤可能被长距离的神经通路稀释,影响定位的准确性,因此其结果可能为非特异性的。由于 F 波的波幅仅为 CMAP 的 1% ~ 5%,若 CMAP 波幅明显降低(如轴突严重受损),可能无法检测到 F 波。

F 波正常潜伏期(normal latency of F wave):上肢,28ms,双侧差异<2.0ms;下肢,56ms,双侧差异< 4.0ms。

瞬目反射

迟发反应中最复杂的即为瞬目反射,是与角膜反射相关的电生理学检查。该反射的感觉传入支为眶上神经,是三叉神经眼支(CN V_1)的分支,通过激活脑桥和延髓内中间突触,到达运动传出支——面神经(CN Ⅶ),支配眼轮匝肌。与角膜反射一样,刺激单侧三叉神经的眶上支可引起双侧面神经的运动反应(眨眼)。整个反射弧任意部位的异常(中枢或周围)均可通过检查而得出。

瞬目反射包括早发反应(R1)及迟发反应(R2),R1 为单突触反射,从同侧第 Ⅴ 感觉核到同侧面神经;R2 为多个中间神经元连接同侧第 Ⅴ 感觉神经核到同侧第 Ⅴ 脊髓运动神经核,再到双侧面神经核。

记录电极置于双侧瞳孔下缘,适度偏外侧,参考电极置于双侧外眦外侧,接地电极置于下颌处,刺激电极置于眉骨中央上方。扫描速度为 5 ~ 10ms,初始敏感度为 100μV 或 200μV。

R1 正常潜伏期应 < 13ms,同侧 R2 正常潜伏期 < 41ms,对侧 R2 正常潜伏期为 44ms。双侧 R1 变化范围 < 1.2ms,同侧 R2 < 5ms,对侧 R2 < 7ms 可视为正常(表 13.1)。

表 13.1　常见异常模式 *

损伤区域	患侧刺激后电诊断模式	健侧刺激后电诊断模式
单侧第 V 脑神经	R1 和双侧 R2 延迟(部分损伤)或消失(完全损伤)	R1 及双侧 R2 正常
单侧第 VII 脑神经	R1 和同侧 R2 延迟或消失	对侧 R2 延迟或消失
单侧脑桥中部	R1 延迟;双侧 R2 正常	R1 及双侧 R2 正常
单侧延髓	同侧 R2 延迟	对侧 R2 延迟
脱髓鞘性周围神经病	R1 和双侧 R2 可能延迟或消失	R1 和双侧 R2 可能延迟或消失

* 根据此处解剖学及基本模式,可外推复杂与双侧病变。

资料来源:摘自参考文献[4]。

单级针电极与同心针电极

EMG 检查还包括评估骨骼肌或随意肌的电生理活动。通过 MU 依次募集,肌肉收缩产生运动。一个 MU 包含一个前角细胞、轴突、NMJ 及受该运动神经元支配的所有肌纤维(5 个到上百个)。EMG 检查中 MU 是评估的基本内容,需要对所检查的肌肉有很好的解剖认知,以便在合适的肌肉上放置针极。

单极针电极是 22 ~ 30G 之间的外层聚四氟乙烯的不锈钢针,针头约(0.15 ~ 0.2)mm^2[图 13.1(A)],使用时需要表面电极或另一针电极作为参考,另一表面电极接地。单极针电极可用于记录电极尖端与参考电极之间的电压变化。由于其可以收集针电极周边 360° 的信息,因此会相较于同心针电极出现更高的波幅且更具有多相性。其较小的直径与聚四氟乙烯的外层可减轻检查的不适感,并且,单极针电极的价格相对同心针电极更低,因此其临床使用率更高。

同心针电极为 24 ~ 26G 的不锈钢针[图 13.1(B)]。该针包含一个参考(外层套管)电极,主轴中央为裸露的电线作为记录电极。同心针电极可记录电线与主轴之间的电压变化。电极的尖端为椭圆(斜面)形,记录电极为套管的斜面部分,因此同心针电极可记录 180° 区域的信号,因此,其波幅较小(记录区域小)。此外,有一个独立的表面电极作为地线。

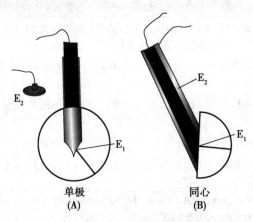

单极
(A)

同心
(B)

图 13.1 针极电极

(A)单极针电极;(B)同心针电极

温度和年龄对 NCS 的影响

寒冷可能延长 Na^+ 通道的开放[1,5],若肢端体温低,可能会影响 SNAP 与 CMAP,造成潜伏期延长,CV 下降,波幅与时程增加。温度每下降 1℃,CV 下降 2.4m/s。这个可以通过修正公式来调整,但最好的方法为 NCS 检查前提升肢体温度(上肢 32℃,下肢 30℃)。

被检查者年龄越大,SNAP 与 CMAP 的波幅越低,潜伏期越长。新生儿的运动性 NCS 为成人的 50%,因其髓鞘未发育完全,5 岁后可与成人相似。超过 60 岁,快肌纤维的 NCS 值进行性下降,年龄每增加 10 岁,NCS 下降(1 ~ 2)m/s。

针极 EMG 检查

EMG 检查通常包括 4 部分：

1. 插入电位
2. 静息电位
3. MU 分析
4. 募集

插入电位

正常肌肉在静息状态下无任何电活动,插入电位[1,5]是指针电极插入肌纤维膜导致肌纤维损伤后的电活动,可伴随清脆声音。插入电位包括以下三种:

1. 正常插入电位仅持续数百毫秒,该电位由肌肉去极化引起。

2. 插入电位增加可能由于失神经支配或细胞膜过度兴奋引起,通常持续＞300ms。可能会出现初始值为正的偏转波形,此电位不会持续,若该电位持续且规律出现,可认为是异常自发电位(见下文)。

3. 插入电位减少通常提示针极插入的部位为萎缩肌肉、脂肪或存在水肿,时程＜300ms。

静息电位

正常自发电活动

检查插入电位与静息电位时,针电极插入肌肉内需检查 3 ～ 4 个不同深度及 3 ～ 4 个不同方向(可检查该肌肉 3 ～ 4 个不同的电离散区域)。可将针头拔出至接近皮肤,再沿另一方向插入,如此反复插入 3 ～ 4 个不同深度,亦可重复检查肌肉的 12 ～ 16 个不同区域(依据患者的耐受度)。

• 插入后,正常肌肉在静息状态下无电活动[图 13.2(A)]。

• 若针极插入至 NMJ 区域或终板区域,正常肌肉可能出现终板电活动。一旦出现,需将针极拔出,因该区域干扰临床医师得出可靠信息。可能出现 2 种波形:小终板电位(miniature end plate potentials,MEPP)或终板电位(end plate potentials,EPP),患者可能表现为疼痛加重。检查者需能识别此类电位,以避免误判为异常的自发电位。

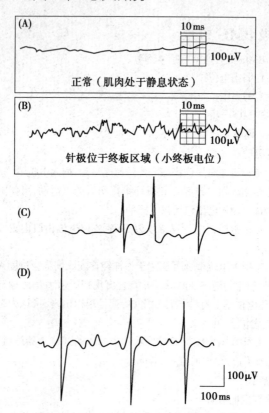

图 13.2 终板电活动

（资料来源：A、B 引自参考文献[1],已得到 Elsevier 授权）

• MEPP——表示突触前末梢单个乙酰胆碱(acetylcholine, ACh)的自发释放,表现为终板杂音[图 13.2(B)]。

• EPP 或"终板棘波"——表示突触前末梢单个肌纤维去极化,大量 ACh 同时释放[图 13.2(C)]。

• MEPP 与 EPP 在肌电图上可同时或非同时出现[图 13.2(D)]。

异常自发电活动

• 通常为起源于肌肉或神经的病理性表现(损伤或失神经支配)。这些自发的去极化在肌电图上可表现为异常的形态及放电模式。

• 来源于肌纤维的自发电位可表现为:fib——起始波形

正向(向下)的三相波,PSW——波形正向的双相波,肌紧张性放电,复合重复放电(complex repetitive discharges,CRD)。

• 来源于神经的自发电位可表现为:肌纤维颤搐放电,痉挛,神经肌强直电位,震颤,肌束震颤电位及多种 MU 电位。

• fib 与 PSW 通常出现于损伤后 1 ~ 3 周或以上。

• 异常自发电位通常波幅较小,因此,为便于记录观察,EMG 机器上需设置为 50 ~ 100μV(图 13.3)。

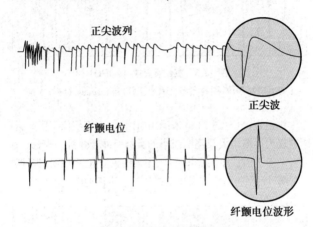

正尖波列

正尖波

纤颤电位

纤颤电位波形

图 13.3 纤颤波与正尖波

(资料来源:引自参考文献[1],已得到 Elsevier 授权)

fib 与 PSW 的分级(0 ~ 4+),扫描速度 10ms/格

(0)无 fib 或 PSW 出现

(1+)2 个区域内,每屏出现 1 个 fib/PSW

(2+)fib/PSW 的出现超过过两个区域,每屏大约出现 2 个

(3+)多数肌肉区域出现 fib/PSW,占超过半数屏幕

(4+)全部肌肉出现 fib/PSW,占据整个屏幕

肌束震颤电位起源于单个 MU,可能表现为间歇性或正常的放电模式。当同时存在 PSW 或 fib,提示异常。若无 PSW 或 fib,可能是由于应激、疲劳或咖啡因所致(图 13.4)。

CRD 通常由于失神经支配及侧索生芽引起,提示慢性损伤如慢性神经根病、周围神经病、前角病变、多肌炎或黏液水肿等(图 13.5)。

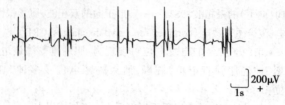

$$\left.\right]^{-}_{200\mu V}$$
$$\underset{1s}{\llcorner}\quad +$$

图 13.4　肌束震颤电位

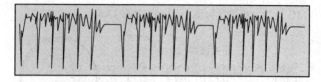

图 13.5　复合重复放电（CRD）

（资料来源：引自参考文献[1]，已得到 Elsevier 授权）

肌强直电位（图 13.6）来源于肌肉，由于膜不稳定引起，特征表现为逐渐增大及逐渐减小的类似俯冲轰炸机的声音。通常可见于肌强直性肌营养不良、先天性肌强直、多肌炎、慢性神经根病、周围神经病、麦芽糖酶缺乏症及高钾型周期性麻痹。

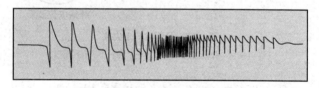

图 13.6　肌强直电位

（资料来源：引自参考文献[1]，已得到 Elsevier 授权）

其他来源于神经的异常电位包括痉挛电位、肌纤维颤搐及神经性肌强直，不在本次讨论范围内。

MU 分析

分析完插入电活动和自发电活动后，接下来介绍运动单位动作电位（motor unit action potentials，MUAP）。首先评估形态（时程、波幅、电压及上升时间）。这些需在肌肉进行最小收缩时评估（体位变化可达成最小收缩）。评估 MU 稳定性时可借助激发线及延迟线。

MUAP 的形态变异取决于患者年龄及被检肌肉。

表 13.2 异常自发电位

	MMEP	EPP	纤颤电位	正尖波	肌束震颤电位	复合重复电位	肌强直电位
声音	海洋贝壳	热锅油脂爆裂	雨打铁皮屋顶	低沉重击	多变	无法启动的摩托艇	俯冲轰炸机
放电模式	不规律	不规律	规律	规律	不规律	规律/突然出现或消失	逐渐出现,逐渐消失
时程(ms)	1 ~ 2	3 ~ 5	1 ~ 5	10 ~ 30	5 ~ 15	多变	> 5 ~ 20
波幅(pV)	10 ~ 20	100 ~ 200	20 ~ 1 000	20 ~ 1 000	> 300m	50 ~ 500	20 ~ 300
频率(Hz)	150	50 ~ 100	0.5 ~ 15	0.5 ~ 15	0.1 ~ 10	10 ~ 100	20 ~ 100
波形/方向	单相负波(向上)	双相负波(向上)	初始为正的三相波(向下)	初始为正的双相波(向下)	与MUAP类似	与MUAP,fib及PSW类似	与EPP,fib及PSW类似
原因	MEPP	不规律的肌纤维自发放电动作电位	肌纤维自发去极化	肌纤维自发去极化	单个MU自发无意识的放电	单个肌纤维去极化并传递至邻近的失神经支配的肌纤维	肌纤维自发电活动
常见于	针极插入终板	针极插入终板	失神经支配(可能由于神经源性肌肉病变或NMJ病变)	失神经支配(可能由于神经源性肌肉病变或NMJ病变)	下运动神经元(lower motor neuron, LMN)损伤,亦可见于良性肌束震颤	慢性神经源性及肌源性病变	肌强直性肌营养不良,先天性肌强直及肌强直性肌病,部分肌病,高钾型周期性麻痹,很少出现于失神经支配

EPP:终板电位;fib:纤颤电位;MEPP:小终板电位;MU:运动单元;NMJ:神经肌肉接头;PSW:正尖波。
资料来源:引自参考文献[4],已得到 Elsevier 授权。

时程(duration)是从偏离基线开始至回到基线的时间(通常为 5 ~ 15ms),可反映肌纤维放电的同步情况。若 MU 的肌纤维激活不同步(神经再支配后或其他神经病变),时程增加;肌肉病变时程缩短(MU 的肌纤维减少)。MU 的音调高低与时程相关,长时程的声音较钝,似震击;短时程的声音较为清脆,似静电。

波幅(amplitude)为 MU 的正向最大值与负向最大值之间的差值,反映了肌纤维的密度。正常波幅的标准取决于所用针极的种类(同心针电极:数百 μV ~ 数 mV;单极针电极:1 ~ 7μV)。波幅增加见于:①针极接近 MU;② MU 的肌纤维数量增加;③肌纤维直径增加(肌纤维肥大);④肌纤维同步放电增加。此外,神经再支配(神经病理损伤)后波幅可能增加,肌病时波幅下降。MU 的音量大小(而非音调)与波幅相关。

相位(phases)为跨过基线的数量加一。多相波(polyphasia)表示 MU 内肌纤维的不同步放电,为非特异性表现,可见于神经性损伤及肌源性损伤。MUAP 通常包括 2 ~ 4 个相位。几乎所有的肌肉均可见 10% 的多相波,三角肌则有 25%。MU 的声音可表现为碎裂音。

锯齿波(serration)为电位的方向发生变化,但不跨过基线,表示 MU 内肌纤维的不同步放电,若电极移动少许,锯齿可能转变为相位。

卫星电位(satellite potentials)仅见于失神经支配后,相邻的完整的 MU 侧枝萌出后引发。萌出的侧枝无髓鞘,因此传导速度较普通的 MU 慢。随着再生神经的成熟及髓鞘生成,卫星电位逐渐向 MUAP 靠近直至成为 MUAP 的附加相位(可能需要通过激活线及延迟线得出结论)。

上升时间(rise time)是从初始正波偏向到第一个负峰底的时间,与 MUAP 记录电极的时间相近;因此,越接近放电中的 MU,声音会变得越尖锐。EMG 操作者越能接近 MU,定性分析越准确,上升时间应不超过 0.5ms。

稳定性(stability)——正常 MUAP 中,MU 的形态是稳定的。MUAP 形态不稳定(波幅或相位变化)可见于原发性 NMJ 病变及伴有新生或不成熟 NMJ 的病变(神经再支配)。EMG 仪器的激活及延迟功能可能有助于诊断。

募集——正常的 MUAP 放电为半节律性(semirhythmic),

MUAP 之间会有时间上的轻微变异。肌肉收缩时有 2 种方法可以增强力量:增加 MU 放电频率或募集更多 MU。正常情况下,一个 MU 的半节律性放电频率约在 5Hz。若需要更大的力量,这个 MU 放电频率(激活)增加,并募集另一个 MU。在募集另一个 MU 之前,多数 MU 的放电频率可增加至 10Hz。募集下降通常见于神经损伤区域,该区域可放电的 MU 减少,为了得到更大的收缩力量,这些 MU 的放电频率变得更大。准确地说是 MU 激活频率增加。募集过早或过多可见于肌病。由于肌纤维减少,为了增加收缩力量,剩余的肌纤维迅速募集。多数 MUAP 通过最小收缩激活。临床医师需分清募集下降(神经性病变中可见 MU 的放电频率增加)与募集过早(肌肉病变中轻微收缩即有很多 MUAP 募集)。

一般来说,肌肉病变后检查 MUAP 可见募集提前,时程减少,波幅下降,放电频率增加。神经性病变后,MUAP 可表现为募集延迟,时程增加,波幅增加。中枢神经系统(central nervous system,CNS)疾病的 MUAP 通常形态正常,但可能有放电减少的表现[1,4]。

特殊病变

腕部正中神经病(腕管综合征)

腕部正中神经病通常被称为腕管综合征(carpal tunnel syndrome,CTS),是一种最常见的神经卡压性病变,表现为一系列的神经病变症状。其病因多变,是局部及系统性因素共同作用的结果。早期症状是由于正中神经感觉纤维脱髓鞘所致,运动纤维亦可能受累,逐渐进展为感觉及运动纤维的轴突损伤。

患者的临床表现是诊断 CTS 的重要依据,症状包括麻木、刺痛及正中神经支配区的疼痛(手掌桡侧 3 个半手指)。症状可能于夜间加重,影响患者睡眠。随着症状进展,影响正中神经运动支,抓握力量可能减弱(无法打开广口瓶盖或持物掉落)。CTS 可能为双侧病变,但通常首先影响优势手。体格检查包括感觉检查[针刺,2 点辨别觉,和 / 或 Semmes-Weinstein 压力丝]与拇短展肌(abductor pollicis brevis,APB)的运动检查,可能出现肌肉萎缩及肌力下降。特殊检查 / 激发试验可能帮助诊断(表 13.3)。检查时需将健侧与患侧对比。

表 13.3 激发试验及方法

激发试验	方法
腕部压迫检查	在患者腕部直接压迫(150mmHg)30s,正中神经支配区出现疼痛、麻木或感觉异常即为阳性
Flick 试验	患者甩动手部(像甩体温计),可减轻疼痛
Phalen 试验	持续腕屈(30s ~ 1min)造成正中神经支配区的症状再现
Tinel 试验	轻叩腕部正中神经区域可出现支配区域的疼痛、麻木或感觉异常
Reverse Phalen 试验	持续腕伸(30s ~ 1min)造成正中神经支配区的症状再现

　　电诊断可以帮助明确CTS的诊断(敏感度约85% ~ 90%)且明确损伤类型(脱髓鞘、轴突损伤或两者皆有)。然而,需注意的是,检查结果异常并不一定提示 CTS,CTS 也不一定会有检查结果异常。传统的 CTS 评估包括正中神经的运动及感觉 NCS 检查,并与同侧尺神经和对侧正中神经对比。针极肌电图检查可帮助诊断轴突损伤或神经再生,可排除神经根病或其他神经损伤。刺激电极置于第二或第三指的近端指间关节(proximal interphalangeal, PIP)并刺激掌中部(距电极 7cm)及跨过腕管位置(距电极 14cm),可记录到逆行传导的 SNAP。注:根据患者手部大小调整距离远近——记录时调整距离远近十分重要,因其会影响最终的传导速度。

　　电诊断时若发现腕管处正中神经传导速度减慢、传导阻滞或轴突损伤,可帮助诊断CTS。常用的指标包括运动或感觉神经的潜伏期延长,感觉神经在穿过腕管处的传导速度减慢(或相较于同侧神经或对侧正中神经而言延长或减慢)以及波幅下降(提示轴突损伤或传导阻滞)。

　　可能提示 CTS 的感觉神经检查异常表现(需注意应考虑所有神经的检查结果):

- CV < 44m/s(正中神经穿过腕管)。
- 较同侧尺神经的潜伏期延长 > 0.5ms。
- 正中神经穿过腕管处的波幅较远端波幅或对侧正中神经的波幅下降超过 50%。

可能提示 CTS 的运动神经检查异常表现(感觉神经通常首先受到影响):

- 距刺激电极 8cm 处的潜伏期 > 4.2ms。
- 较同侧尺神经的运动支潜伏期延长 > 1ms。

EMG 检查需包括 APB,若 APB 检查异常(PSW/fib),则需检查正中神经近端部位及非正中神经支配的其他肌肉,以排除近端正中神经病变、周围神经病、神经丛疾病、神经根病或前角细胞损伤。

正中神经电诊断时,容易引起混淆的为 Martin-Gruber 变异,这是一种尺神经纤维与正中神经的异常吻合,人群发生率为 15%~20%。部分纤维在前臂与骨间前神经并行,然后加入尺神经(正中神经与尺神经吻合)。有如下 3 种典型的电生理表现:

1. 正中神经的 CMAP 产生阳性(向下)偏转见于肘部正中神经受到刺激后,而非刺激腕部正中神经后出现。这样的偏转是由于在检查 APB 时,尺神经纤维受到刺激后(汇入前臂尺神经前,在前臂与肘部正中神经并行)首先到达大鱼际,刺激拇内收肌,引起向下的偏转。

2. 肘部正中神经受刺激后,其 CMAP 波幅较腕部正中神经受刺激后产生的波幅大,可能并未出现正中神经受压症状。波幅增加是由于肘部尺神经纤维与正中神经并行,受刺激后尺神经 CMAP 并入正中神经,而在腕部,仅正中神经纤维受刺激而被记录。

3. 前臂近端(肘部)正中神经受刺激后计算得出的 NCV 可能存在虚高,提示患者可能存在 CTS。肘部与正中神经并行的尺神经受到刺激后,由于其并不需要穿过腕管,因此会出现潜伏期缩短的情况。

肘部尺神经病变

肘部尺神经病变(肘管综合征)(cubital tunnel syndrome, CTS)是上肢单神经病变中第二常见的病种(仅次于 CTS)。患者通常主诉第四、五指的感觉改变伴 / 不伴手部无力。体格检查须包括视诊观察是否存在畸形及肌肉萎缩[第一背侧骨间肌及小指展肌(abductor digiti minimi, ADM)]、肌肉力量测试、全面的感觉检查(包括尺背侧皮神经)及特殊检查。若轻叩尺神经沟或肘管,可能出现手部尺神经支配的区域麻木或感觉异常等,即叩击征(Tinel's sign)阳性。夹纸试验(Froment's sign)为要求患者用拇指及食指夹住一张纸,患者出现拇指指间(interphalangeal,IP)关节屈曲,此为患者以拇长屈肌(正中神经支配)代偿拇内收肌(尺神经支配)的结果。

电生理检查可帮助定位尺神经受压的区域、判断预后及鉴别诊断。根据严重程度不同,SNAP 可能受到影响,导致波幅下降。两侧差异 > 50% 仍有临床意义。若临床怀疑存在肘部尺神经病变,则需检查尺背侧皮神经,该皮神经在尺神经进入腕尺管(Guyon's canal)前发出分支,可帮助鉴别腕尺管处尺神经病变(尺背侧皮神经检查正常)与更近端的压迫(尺背侧皮神经检查异常)。若 CMAP 下降而 SNAP 正常,则需考虑颈椎神经根病。

值得注意的是,肘部的尺神经运动支的传导速度可能变慢。CV 较远端下降超过 10m/s 视为有临床意义。若肘部未屈曲(90° ~ 135°),CV 下降可能为假阳性。需在肘屈曲的情况下沿神经走形测量距离以得到正确的结果。若波幅下降超过远端 20% ~ 30% 以上,可能提示存在传导阻滞。寸移技术(inching technique)为每隔 1cm 移动刺激电极,寻找可能的波幅突然下降或潜伏期延长的位置,可帮助定位受压部位。

因尺侧腕屈肌(flexor carpi ulnaris,FCU)的支配神经可能位于肘部的近端或远端,肘部尺神经病变时其可能未累及,使针极 EMG 的结果难以解释。NCS(包括对尺背侧皮神经的检查)可帮助诊断。

腓浅神经病

腓总神经(通常称为腓神经)支配股二头肌的短头,绕过腓骨颈后,变得十分表浅,此处为腓总神经最容易受到卡压的部位,随后进入腓管,分为腓浅神经与腓深神经。压迫的病因通常包括创伤、习惯、医源性或工作性。根据严重程度及压迫的病因,病理生理学可表现为髓鞘损伤和 / 或轴突损伤。临床表现通常为足下垂(跨阈步态,无法背屈)及足背侧与小腿外侧的感觉异常 / 麻木。

电生理检查为评估神经损伤程度及定位损伤部位的最佳检查手段。传统 NCS 检查包括双侧腓浅神经的感觉检查及腓神经的运动检查,记录电极置于趾短伸肌(extensor digitorum brevis,EDB;若 EDB 萎缩可将记录电极置于胫前肌),刺激部位为踝关节处、腓骨头下方及外侧腘窝。检查结果需双侧对比。通常来说,下肢运动 CV < 40m/s 为异常,近端因神经的轴突直径更大,其传导速度较远端更快。若刺激腓神经近端(腓骨头)时的 CMAP 较刺激远端(踝)时更大,则需考虑副神经的存在。当刺激外踝后侧时,可能发现这种异常的神经支配。刺激踝部的 CMAP 波幅加上刺激外踝后侧的 CMAP 波幅可能接近刺激腓骨头的 CMAP 波幅。针极 EMG 可帮助诊断轴突缺失、评估腓神经支配肌肉的损伤程度、损伤定位及排除 L_5 神经根/丛病。对股二头肌短头的检查十分重要,因其是唯一在膝关节上方受腓神经支配的肌肉,若该肌肉检查异常,则提示损伤区域更靠近腓骨头。

周围神经病

周围神经病是周围神经的广泛损伤,神经的远端较近端受损更多(神经越长,受损节段越多)。周围神经病通常表现为"手套袜子"样分布,患者的手部及足部可有麻木、疼痛或感觉异常。电生理检查(NCS/EMG)可用来诊断周围神经病及明确分型与严重程度。周围神经病的分型取决于受损的纤维种类(感觉或运动)、主要病理改变累及的神经组分(轴突或脱髓鞘)及病变范围(节段性或统一)。进行电生理诊断时,感觉及运动神经检查需分别至少检查 3 个肢体,以便于区分局部神经受压病变或广泛受损,至少在 3 个肢体发现阳性结果才可诊断为周围神经病。在周围神经病发病早期,上肢可能不出现阳性结果。

神经传导研究

1. 感觉 NCS:SNAP 可能下降

a. 若轴突损伤,SNAP 波幅下降甚至无法检测。

b. 若脱髓鞘病变,SNAP 可能出现潜伏期延长和/或 CV 下降;脱髓鞘可能引起传导阻滞(神经失用)导致 SNAP 消失。

2. 运动 NCS

a. 若轴突损伤,CMAP 的波幅受影响甚至无法检测。

b. 若脱髓鞘病变,CMAP 可能出现远端潜伏期延长或 CV 下降(CV 下降低于正常低限的 80% 可能提示存在脱髓鞘病变)。传导阻滞可能也会引起 CMAP 下降。

3. 广泛与节段损伤:可根据 CV 的下降判断定位。若为节段性损伤,部分纤维传输速度较其他纤维慢,因此出现 CMAP 分散、时程延长、波幅下降(时间分散)。若为广泛损伤,所有纤维传输变慢,导致 CV 下降,潜伏期延长,而时程与 NCS 波幅正常。

需注意的是,迟发反应(F 波与 H 反射)可反映周围神经近端与远端的电生理,因此,检查结果可能存在异常,但其结果为非特异性。

EMG——检查近端及远端肌肉来评估轴突神经病变并排除其他伴随病变。除了以下部分情况,周围神经病的结果通常为阴性:

1. 运动轴索性神经病:通常远端肌肉受损,导致自发性电活动(fib 与 PSW)。若存在轴突受损,可根据 MUAP 的慢性变化来判断病程长短(时程延长、多相性或波幅增大提示神经再生及重组)。

2. 慢性神经源性病变:可能出现 CRD。

周围神经病的病因很多,包括先天性与后天性。根据周围神经病的电生理检查可以区分这些病因(表 13.4)[1,3]。

神经丛疾病

臂丛的功能解剖可分为锁骨上(神经根与神经干)及锁骨下(神经束与周围神经病或神经分支;图 13.7)。临床表现可帮助定位,通常来说,锁骨下的神经病变会引起肌肉群的无力,但不影响该肌群的拮抗肌;而锁骨上神经病变两个肌群均受累。电生理检查是一种生理性检查,可帮助定位并评估预后,需同时检测无临床表现的肢体的神经反应,将之作为对照。

感觉检查——对于神经丛的检查而言,感觉 NCS 检查的敏感度较运动神经检查高。远端潜伏期及 CV 通常为正常,SNAP 波幅反映了与感觉神经根细胞体保持连接的功能性轴突的数量。DRG 近端损伤,如神经根病及神经干撕裂,SNAP 可能正常,但患者可能临床表现为感觉异常。DRG 远端损伤,感觉神经细胞体与轴突连接中断,导致 SNAP 下降或消失。因此,判断神经节前或节后损伤十分重要。

表13.4 多神经病的一般表现

EMG表现	广泛性脱髓鞘:混合感觉运动	节段性脱髓鞘	轴突缺失:运动>感觉	轴突缺失:仅损伤感觉	轴突缺失:混合感觉运动	轴突缺失/脱髓鞘:混合感觉运动
常见疾病	1. HMSN I, III, IV 2. 异染性脑白质营养不良 3. Krabbe 脑白质营养不良 4. 肾上腺脑白质营养不良 5. 先天性髓鞘发育不良神经病 6. Tangier病 7. Cockayne综合征 8. 脑腱性黄瘤症	1. AIDP:吉兰-巴雷综合征 2. CIDP 3. 麻风病Hansen病 4. 白喉 5. 莱姆病 6. 单克隆丙种球蛋白病 7. 骨硬化性骨髓瘤 8. 癌 9. 艾滋病 10. 急性砷中毒性多神经病 11. 药物性(胺碘酮,哌克昔林,大剂量阿糖胞苷)	1. 急性间歇性卟啉病 2. 轴突变异性吉兰-巴雷综合征 3. HMSN II 与 V 4. 副肿瘤性运动神经元病 5. 低血糖 6. 铅毒性神经病 7. 氨苯砜性神经病 8. 长春新碱性神经病	1. Sjogren综合征 2. Fisher 变异性吉兰-巴雷综合征 3. HMSN I~IV 4. HSAN 5. Friedreich 共济失调 6. 慢性特发性进行性失调性神经病 7. 淀粉样变性 8. 副肿瘤性感觉神经病 9. 淋巴瘤性感觉神经病 10. 脊髓小脑变性 11. 无β脂蛋白血症(Bassen-Kornzweig病) 12. 副蛋白血症 13. 原发性胆汁性肝硬化 14. 克罗恩病 15. 急性感觉运动神经元病(顺铂毒性) 16. 吡哆醇毒性	1. 酒精性多神经病 2. 维生素缺乏(维生素B及叶酸) 3. 结节病 4. 多发性骨髓瘤 5. 副肿瘤综合征 6. 痛风性神经病 7. 结缔组织疾病(RA,SLE及淀粉样变性) 8. 遏重性肌营养不良 9. 胃切除及胃旁路术后 10. 慢性肝脏病 11. 甲状腺功能减退 12. 莱姆病 13. HIV 14. 重症性神经病 15. 金属性神经病(汞,铊,金等) 16. 长春新碱性神经病 17. 中毒性神经病(丙烯酰胺,二硫化碳及一氧化碳)	1. 糖尿病多神经病 2. 尿毒症

AIDP:急性炎症性脱髓鞘性多发性神经病(acute inflammatory demyelinating polyneuropathy);CIDP:慢性炎症性脱髓鞘性多发性神经病(chronic inflammatory demyelinating polyneuropathy);HMSN:遗传性运动感觉性神经病(hereditary motor sensory neuropathy);HSAN:遗传性感觉和自主神经病(hereditary sensory and autonomic neuropathy);RA:类风湿性关节炎(rheumatoid arthritis);SLE:系统性红斑狼疮(systemic lupus erythematosus)。

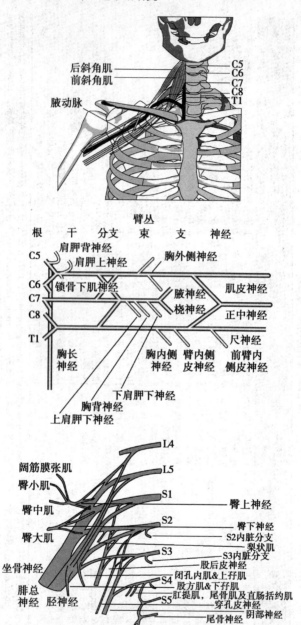

图 13.7 臂丛神经与腰骶丛神经解剖

(资料来源：引自参考文献[1]，已得到 Elsevier 授权)

运动检查——除非神经严重损伤，CMAP一般不受影响。潜伏期与传导速度通常正常。若臂丛存在脱髓鞘性病变，刺激 Erb 点，传导速度可能减慢。轴突严重受损时，CMAP 波幅可能下降。神经丛病变的最初数月，双侧波幅差异可大致判断轴突损伤的严重程度，如，CMAP 下降 70% 提示轴突缺失 70%。波幅变化 < 50% 可能没有临床意义。

迟发反应——由于多数神经损伤为不完全性损伤，且快肌纤维可能并未受损，因此，沿神经传递的过程中，F 波的异常表现可能被稀释，F 波的延长为非特异性，F 波与 H 反射异常对诊断神经丛疾病的作用不大。

EMG——急性神经丛疾病通常可见受损节段处的 fib 及 PSW（表 13.5 与表 13.6）。若为慢性损伤，出现神经再生，电生理检查可见长时程、高波幅或多相性 MUAP。起病后 3 周以上可见电生理的异常表现。EMG 检查椎旁肌与非受损神经支配区域的肌肉，结果通常为正常。

神经根病

神经根病通常是指由于神经根受压导致损伤的疾病。诊断神经根病需结合病史、体格检查与电生理检查，影像学检查也可帮助诊断，但无法判断神经功能。提示神经根病的阳性体征包括反射减弱、肌节区无力和/或皮节区感觉减退。尽管多数疑似/确诊神经根病的患者主诉存在感觉异常，若受压部位在 DRG 近端，SNAP 的波幅与潜伏期可能为正常，因此，若存在 SNAP 异常表现，则通常提示损伤部位为 DRG 远端（或同时存在远近端受损）。

CMAP 反映了受刺激后被激活的运动纤维的数量。多数情况下，神经根病的 CMAP 结果正常，若为严重的多发的神经根病，因受损区域远端发生 Wallerian 变性，CMAP 的波幅可能下降。

H 反射可用来评估 S_1 的传入与传出神经纤维，可区分 S_1 与 L_5 神经根病。需要注意的是，H 反射的结果敏感性较高但非特异，双侧腓肠肌 - 比目鱼肌的 H 反射潜伏期双侧差异超过 1.5m/s 提示 S_1 神经根病（单侧 H 反射的消失）。F 波的潜伏期及波幅的变异性较大，因此对于评估患者的神经根病的价值不大。

表 13.5 臂丛损伤定位

损伤部位	感觉 NCS 异常的神经	运动 NCS 异常的神经	EMG 阳性的肌肉
根 (神经根病)	正常	CMAP 下降	颈部椎旁肌与常放电模式
上干	前臂外侧皮神经、正中神经至第一指、桡神经	肌皮神经至肱二头肌，肩胛上神经至冈上肌及腋神经至三角肌	冈上肌、肱二头肌、旋前圆肌、三角肌、肱桡肌及桡侧腕伸肌
中干	正中神经至第三至第四指	桡神经至指总伸肌	背阔肌、大圆肌、指总伸肌、旋前圆肌及桡侧腕屈肌
下干	尺神经至第五指、前臂内侧皮神经	尺神经至 ADM 及正中神经至 APB	APB、指浅屈肌、ADM、FCU 及指深屈肌
外侧束	前臂外侧皮神经及正中神经至第一指	肌皮神经至肱二头肌	肱二头肌、旋前圆肌及桡侧腕屈肌
后束	桡神经	腋神经至三角肌及桡神经至指总伸肌	背阔肌、大圆肌、三角肌及桡侧腕伸肌
中束	尺神经至第五指及前臂内侧皮神经	尺神经至 ADM 及正中神经至 APB	尺侧腕屈肌、指浅屈肌、拇长屈肌及 APB

ADM:小指展肌 (abductor digiti minimi);APB:拇短展肌 (abductor pollicis brevis);CMAP:复合运动动作电位 (compound motor acion potential);FCU:尺侧腕屈肌 (flexor carpi ulnaris)。

表 13.6　腰骶丛损伤定位

神经	分支	根	感觉 NCS 异常的神经	运动 NCS 异常的神经	EMG 阳性的肌肉
髂腹下神经	后支	$L_{1,2}$	无	无	腹横肌及腹外斜肌、腹内斜肌
股外侧皮神经	后支	$L_{2,3}$	股外侧皮神经	无	无
股神经	后支	$L_{2,3,4}$	隐神经	股神经	髂腰肌、耻骨肌、缝匠肌及股四头肌
闭孔神经	前支	$L_{2,3,4}$	无	闭孔神经	长收肌、短收肌、大收肌；股薄肌；闭孔内肌
臀上神经	后支	$L_{4,5}$,S_1	无	臀上神经	臀小肌、臀中肌、TFL
臀下神经	后支	L_5,$S_{1,2}$	无	臀下神经	臀大肌
坐骨神经（腓侧干）	后支	$L_{4,5}$,$S_{1,2}$	腓浅神经（及腓肠神经）	腓神经	股二头肌短头、胫前肌、EDB、第三腓骨肌、腓骨短肌与腓骨长肌（由腓浅神经支配）
坐骨神经（胫侧干）	前支	$L_{4,5}$,$S_{1,2,3}$	腓肠神经	胫神经	股二头肌长头、半腱肌、半膜肌、大收肌、腘肌、腓肠肌、胫前肌、比目鱼肌、趾长屈肌、拇长屈肌
腓肠神经（包括胫 神经分支及腓神经）	前支及 后支	主要为 S_1	腓肠神经	无	无

EDB：趾短伸肌（extensor digitorum brevis）；NCS：神经传导研究（nerve conduction study）；TFL：阔筋膜张肌（tensor fasciae latae）。

针极肌电图是最有价值的电生理诊断方式,可帮助定位神经根病及估计预后。EMG 的自发电活动是急性失神经支配的客观证据,损伤后最初的 5 ~ 7 天椎旁肌可见 Fib 及 PSW,随后 3 ~ 6 周周围肌肉亦可见类似表现。神经根病的 EMG 检查中,由于相同的神经根损伤,相应的椎旁肌及两侧周围肌肉虽受不同的周围神经支配,但其共同的神经根应该有阳性表现(表 13.7 及表 13.8)。若有轴突缺失,MU 可出现放电频率增加(> 20Hz),即为"募集下降"。神经再支配后,自发电活动可能消失(椎旁肌的恢复约在 6 ~ 9 周后,近端肌肉约 2 ~ 5 个月,远端肌肉 3 ~ 7 个月)。恢复期,MUAP 会变得多相性,时程变长(> 15ms),6 个月 ~ 1 年后,MUAP 的波幅变大(单极针电极检查可见波幅 > 7mV)。

表 13.7　神经根病不同节段的临床表现

神经根节段	肌群	临床表现
C_5	菱形肌(肩胛背神经) 冈上肌 / 冈下肌(肩胛上神经) 三角肌 / 小圆肌(腋神经) 肱二头肌 / 肱肌(肌皮神经)	1. 牵 / 压颈试验阳性 2. 肱二头肌反射减弱 / 消失 3. 手臂外侧感觉减弱 / 消失(腋神经) 4. 肩外展力量减弱
C_6	桡侧腕长 / 短伸肌(桡神经) 旋前圆肌 / 桡侧腕屈肌(正中神经) 三角肌 / 小圆肌(腋神经)	1. 肱桡肌反射减弱 / 消失 2. 前臂外侧感觉减弱 / 消失 3. 腕伸力量减弱
C_7	肱三头肌 / 指总伸肌 / 示指伸肌 / 小指伸肌(桡神经) 桡侧腕屈肌(正中神经) FCU(尺神经)	1. 肱三头肌反射减弱 / 消失 2. 中指感觉减弱 / 消失 3. 腕屈力量减弱
C_8	FCU(尺神经) 拇长屈肌 / 指浅屈肌(正中神经) 指深屈肌(正中 / 尺神经) 示指伸肌 / 拇短伸肌(桡神经) 第一背侧骨间肌(尺神经)	1. 环指 / 小指至前臂远端尺侧感觉减弱 / 消失 2. 指屈力量减弱 3. 内在肌力量减弱 / 萎缩
T_1	APB(正中神经) ADM/ 第一背侧骨间肌(尺神经)	1. 前臂近端内侧及手臂内侧感觉减弱 / 消失(臂内侧皮神经) 2. 手指外展 / 内收力量减弱

ADM:小指展肌(abductor digiti minimi);APB:拇短展肌(abductor pollicis brevis);FCU:尺侧腕屈肌(flexor carpi ulnaris)。

表 13.8　神经根病不同节段的临床表现

神经根节段	肌群	临床表现
$L_2, L_3,$ L_4	L_2, L_3 髂肌 / 股内侧肌 (股神经)	1. 大腿疼痛
	L_2, L_3, L_4 髂肌 / 股内侧肌 (股神经) 及长收肌 / 股薄肌 (闭孔神经)	2. 髋屈曲 / 外展力量减弱
L_4	股外侧肌及股直肌 胫前肌 (腓深神经) 股内 / 外侧肌 ($L_2 \sim L_4$)	1. 膝反射减弱 / 消失 2. 伸膝力量减弱 3. 腿内侧疼痛
L_5	臀中肌 /TFL (臀上神经, $L_4 \sim S_2$) 拇长屈肌 / 趾长屈肌 / 腓肠肌外侧 / 胫骨后肌 (胫神经, $L_5 \sim S_2$) 拇长伸肌 / 趾长伸肌 (腓深神经, L_5)	1. 腿外侧与足背疼痛及感觉异常 2. 踝背屈力量减弱
S_1^*	腓肠肌内侧 / 比目鱼肌 / 拇短屈肌 (胫神经, $L_5 \sim S_2$) 腓骨长 / 短肌 (腓浅神经, $L_5 \sim S_1$) TFL/ 臀大肌 (臀上 / 下神经, $L_4 \sim S_1$, $L_5 \sim S_2$) 拇长伸肌与趾长伸肌 (腓深神经, L_4, L_5, S_1)	1. 踝反射减弱 / 消失 2. 足外侧缘疼痛及感觉异常 3. 足跖屈及趾伸力量减弱

*H 反射可用来明确诊断及鉴别 S_1 或 L_5 神经根病。

TFL: 阔筋膜张肌 (tensor fasciae latae)。

运动神经元病

运动神经元病可同时影响上运动神经元 (upper motor neurons, UMN) 和下运动神经元 (lower motor neurons, LMN)，主要影响运动皮质、皮质脊髓束和 / 或前角细胞。LMN 损伤的临床表现包括肌萎缩、肌无力、反射减弱与肌束震颤。UMN 损伤的临床表现包括无力、痉挛、反射亢进与远端跖反射 (Babinski 征阳性)，通常不伴感觉变化。EMG 检查仅能检测出 LMN 损伤。

电生理表现——SNAP 波幅与传导速度正常；CMAP 传导速度正常或轻度下降；若肌肉明显萎缩，可能存在轴突缺失导致 CMAP 波幅下降。EMG 检查可发现 (至少 3 个肢体或 2 个肢体合并延髓肌) 异常自发电活动 (fib 与 PSW)、肌束震颤与 CRD，可能存在募集下降及放电频率增加，若出现神经再生,可见大波幅、长时程的多相电位。

LMN:脊髓灰质炎/脊髓灰质炎后综合征(*post-polio syndrome*,*PPS*)及脊髓性肌萎缩症(*spinal muscular atrophy*,*SMA*)

UMN & LMN:肌萎缩性侧索硬化症(*amyotrophic lateral sclerosis*,*ALS*)

UMN:原发性侧索硬化(*primary lateral sclerosis*,*PLS*)

ALS——主要表现为前角细胞退化,可同时表现出 UMN 与 LMN 的发病特点。临床表现包括非对称性萎缩、无力、肌束震颤、吞咽困难及构音障碍,可能存在假性延髓症状,二便通常不受影响。EMG 检查通常可发现异常自发电活动(fib 与 PSW),MUAP 表现为募集下降,时程与波幅增加。

PPS——脊髓灰质炎后数十年(通常 30 年)出现前角细胞减少,目前推测这种减少是由于代谢需求增加以致对 MU 的消耗增加或年龄增大后轴突丢失。Halstead-Ross 诊断标准提出,在既往诊断明确的脊髓灰质炎的情况下,诊断 PPS 需至少出现以下 2 种症状:疲劳、关节痛、肌痛及对寒冷不耐受。PPS 的电生理表现与脊髓灰质炎类似,主要为:SNAP 正常,CMAP 异常,EMG 显示波幅增大,MUAP 时程延长,募集下降,因此,临床表现是诊断 PPS 的重要因素。

肌病的 EMG 表现

电生理检查是诊断肌病的重要检查手段。EMG 可帮助明确诊断,判断分级、预后,指导后续进一步诊治,如是否需要肌肉活检。通常来说,EMG 只检测受损肌肉的一侧,另一侧留待肌肉活检。为排除其他疾病,在 EMG 检查的基础上,需至少进行一个感觉神经及一个运动神经的检查。

典型表现

NCS——肌病初期通常影响近端肌肉,NCS 检查时电极通常置于远端肌肉,因此,疾病早期 NCS 一般无异常。随着疾病进展,远端肌肉亦受累,NCS 结果可为异常。

SNAP:正常(感觉神经纤维不受累)。

CMAP:由于肌纤维萎缩,波幅可能下降;髓鞘未受损,因此远端潜伏期及 *CV* 可正常。

EMG——MU 通常表现为过早募集、多相(由于肌纤维直径变化）、低波幅（由于肌纤维受损）及短时程电位（图13.8）。可见 fib 电位、PSW 及肌强直电位。病程较长的肌病患者，由于肌纤维损伤，EMG 检查可见静息状态下少部分肌肉轻度激活。大多肌病可有插入电位激活增加的表现。

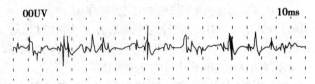

00UV   10ms

图 13.8 包涵体肌炎患者的 EMG 检查，许多 MU 在肌肉轻收缩的情况下同时激活（过早募集），注意每个单位表现的低波幅及短时程

通常在肌病中，下肢近端肌肉的 EMG 检查更易出现异常。需检查足够数量的肌肉，以鉴别肌病或局部损伤。可选取在临床体格检查中肌力减弱的肌肉，然而，部分肌肉若肌力下降明显（徒手肌力检查 < 2 级），可能由于损伤过于严重无法得到阳性结果。

类固醇肌病的 EMG 检查可能为正常，因其主要为 Ⅱ 型肌纤维受损（EMG 检查主要检查 Ⅰ 型纤维）[6-8]。

NMJ 疾病

NMJ 包括突触前末梢、突触间隙及突触后肌肉终板。神经肌肉的信号传输包括：①突触前末梢去极化，ACh 释放；②ACh 结合受体，离子通道开放；③突触后膜去极化，肌肉 AP 产生。NMJ 会影响 ACh 的产生、释放及摄取。重症肌无力（myasthenia gravis，MG）是目前了解最多的突触后异常的 NMJ 疾病。突触前异常的 NMJ 疾病包括 Lambert-Eaton 肌无力综合征（Lambert-Eaton myasthenic syndrome，LEMS）与肉毒中毒。电诊断检查中的重复电刺激（repetitive nerve stimulation，RNS）与 SFEMG 可帮助诊断 NMJ。

常规的感觉与运动传导检查一般为正常，仅在严重的无力，如重症肌无力危象中，可有 CMAP 波幅的轻度下降。常规 EMG 检查可看到不稳定的 MUAP，其波幅与相位在不断地变化。

NCS 检查后进行 RNS，对外周神经进行一连串的超极量刺激，记录 CMAP。NMJ 疾病中，这样的刺激会耗尽可释放的

ACh,导致前五个波幅进行性下降。若为低频 RNS(2～5Hz),波幅下降＞10%视为异常。NMJ 疾病中,尽管近端肌群较远端肌群更易受累,但近端肌肉较难检测(由于近端受刺激后整个肢体产生运动,因此,检测时需约束整个肢体;图 13.9)。

兴奋后易化是指重复低频 RNS 后,进行 10s 等长收缩或高频 RNS(20～50Hz),由于钙通道的激活,肌肉出现 CMAP 的恢复。LEMS 中,这样的恢复可能达到 500%,可视为特征性变化,而在 MG 与肉毒中毒中,出现率较低。

若临床高度怀疑 NMJ 疾病而初步检查未见异常,可考虑检测更多近端肌肉(如,脊副神经与面神经)和/或用 SFEMG 检测至少一块受累肌肉。SFEMG 是诊断 NMJ 疾病敏感性最高的检查手段,结果阳性提示可能为 NMJ 疾病,但特异性不高。SFEMG 检查结果包括颤抖(jitter)增多,颤抖是指同一 MU 内不同肌纤维放电之间的时间变异,颤抖的最大异常为传输失败,或称阻滞。MG 患者,颤抖与阻滞增多,放电频率增加。LEMS 与肉毒中毒患者,颤抖与阻滞减少,放电频率增加(图 13.10)。

为增加 RNS 结果的可靠性,需做的准备工作包括固定肢体及记录电极、超量刺激、适宜的肢体温度(温暖肢体)及检查前 12～24 小时避免乙酰胆碱酯酶抑制剂的干扰(若非临床禁忌)。便于进行 RNS 检查的远端神经包括正中神经与尺神经,记录电极分别置于 APB 与 ADM。若有近端受累证据,可检查脊副神经,记录电极置于斜方肌上束。若怀疑患者为眼肌型 MG,可行面部 RNS,记录电极置于口轮匝肌(表 13.9～表 13.15)。

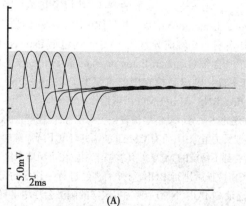

(A)

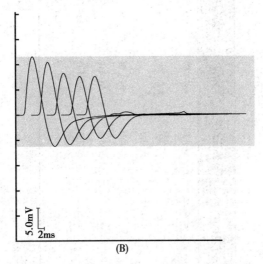

(B)

图 13.9 以每秒 3 次的频率刺激人的尺神经，从 ADM 记录到的 CMAP

(A)正常状态下，整个刺激过程肌肉电活动的振幅无变化；(B)MG 患者，同样的电刺激造成前 5 个波幅下降约 40%，后续刺激有轻微恢复

ADM：小指外展肌(abductor digiti minimi)；CMAP：复合运动动作电位(compound motor action potential)；

MG：重症肌无力(myasthenia gravis)

(资料来源：引自参考文献[1]，已得到 Elsevier 授权)

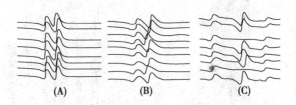

图 13.10 SFEMG 扫描记录；光栅图

(A)正常；(B)颤抖增加；(C)颤抖增加伴阻滞

表 13.9 上肢 - 运动

神经	记录电极	刺激部位	激活点至第一刺激点距离 (cm)	潜伏期 (ms)	波幅 (mV)*	节段	速度 (m/s)
正中神经	拇短展肌	腕	8	< 4.2	> 4.0	肘 - 腕	> 50
		肘	TBD+		> 4.0		
尺神经	小指展肌	腕	8	< 3.4	> 4.0		
		肘下 (below elbow, BE)	TBD+		> 4.0	BE - 腕	> 50
		肘上 (above elbow, AE)	TBD+		> 4.0	AE-BE	> 50
桡神经	食指固有伸肌 (extensor indicis proprius, EIP)	前臂	4	< 2.9	> 3.0	AE-EIP	> 50
		Erb 点	TBD+			Erb 点 -AE	> 55

皮肤温度需维持在 32℃。根据患者体型调整刺激点距离。

* 双侧波幅差异 > 50%，或远端较近端下降 > 20% 视为阳性。

+TBD= 距离取决于表面测量。

表 13.10 上肢 - 感觉

神经	记录电极	刺激部位	距离(cm)	潜伏期(ms)	波幅(μV)	节段	速度(m/s)
正中神经	第二指	手掌中部	7	< 1.9	> 20	手掌中部 - 第二指	> 45
		腕	14(起自手掌为7)	< 3.5	> 20	腕 - 手掌中部	> 45
尺神经	第五指	腕	14	< 3.1	> 18	腕 - 第五指	> 44
桡神经	拇指	腕	10		> 10		

皮肤温度需维持在 32℃。

表 13.11 下肢 - 运动

神经	记录电极	刺激部位	距离(cm)	潜伏期(ms)	波幅(mV)	节段	速度(m/s)
腓神经	趾短伸肌	踝腓骨头	8	< 5.5	> 2.5	腓骨头 - 踝	> 40
		腘窝				腘窝 - 腓骨头	> 40
胫神经							
足底内侧神经	踇展肌	踝至膝	10	< 6.0	> 3.0	膝 - 踝	> 40
足底外侧神经	小趾展肌	踝	10	< 6.0	> 3.0		

皮肤温度需维持在 32℃。与手部一样,根据患者体型调整刺激点距离。

表 13.12 下肢 - 感觉

神经	记录电极	刺激部位	距离 (cm)	潜伏期 (ms)	波幅 (μV)	节段	速度 (m/s)
腓肠神经	外踝	小腿	14	< 3.8	> 10.0	小腿 - 外踝	> 36
股外侧皮神经	髂前上棘 (anterior superior iliac spine, ASIS) 内侧 1cm	大腿前侧	12 ~ 16	2.6 ± 0.2	10 ~ 25	ASIS- 大腿前侧	> 44
腓浅神经	外踝前侧	小腿前外侧	14	3.4 ± 0.4	18.3 ± 8.0	小腿前外侧 - 小腿	51.2 ± 5.7

皮肤温度需维持在 30℃。

表 13.13 H 反射

部位	记录电极	潜伏期 (ms)	刺激部位
内侧腓肠肌 比目鱼肌	腘横纹中部到内踝近端的中点处	28.0 ~ 35.0	腘窝 (阴极近端;采用亚极量刺激

皮肤温度需维持在 30℃。

表 13.14 F波与F比值——上肢

运动神经	记录电极	F-潜伏期(ms)	F比值*
正中神经	拇短展肌	腕 29.1 ± 2.3	0.7 < F < 1.3
		肘 24.8 ± 2.0	
		腋 21.7 ± 2.8	
尺神经	小指展肌	腕 30.5 ± 3.0	0.7 < F < 1.3
		BE 26.0 ± 2.0	
		AE 23.5 ± 2.0	
		腋 11.2 ± 2.0	
腓神经	趾短伸肌	踝 51.3 ± 4.7	0.7 < F < 1.3
		膝 42.7 ± 4.0	
胫神经	踇展肌	踝 52.3 ± 4.3	0.7 < F < 1.3
		膝 43.5 ± 3.4	

*F 比值 $= \dfrac{F-M-1}{2M}$，肘或膝刺激下，F= F 波潜伏期，M= 波潜伏期。

表 13.15 阳性结果(双侧对比或神经与神经对比)

正中神经 - 尺神经,远端运动潜伏期	> 1ms	考虑腕管综合征
正中神经 - 尺神经,远端感觉潜伏期	> 0.5ms	考虑腕管综合征
综合感觉指数(combine sensory index,CSI)*	> 0.9ms	考虑腕管综合征
双侧 H 反射差异	> 1.5ms	考虑 S1 神经根病
近端 - 远端的运动波幅下降	> 20%	考虑传导阻滞或异常神经支配
双侧 CMAP 或 SNAP 波幅差异	> 50%	考虑轴突损伤

* 以下 3 个时间差的总和:距环指 14cm 处刺激正中神经与尺神经,感觉逆行传导至环指的时间差异(环指差异),距拇指 10cm 处刺激正中神经与尺神经,感觉逆行传导至拇指的时间差异(拇指差异),距手掌 8cm 处刺激正中神经与尺神经,感觉穿过腕部的时间差异(手掌差异)。

(陆沈吉 译,刘莎莎 校)

参考文献

1. Weiss J, Weiss L, Silver J. *Easy EMG, 2nd ed*. London, UK: Elsevier; 2016.
2. Gooch CL, Weimer LH. The electrodiagnosis of neuropathy: basic principles and common pitfalls. *Neurol Clin*. 2007;25:1–28.
3. Canale ST, Beaty J. Peripheral nerve injuries. In: *Campbell's Operative Orthopaedics*. 11th ed. St. Louis, MO: Mosby.
4. Preston DC, ShapiroeBE, eds. *Electromyography and Neuromuscular Disorders: Clinical- Electrophysiologic Correlations*, 3rd ed. Elsevier, 2013.
5. Dumitru D, ed. *Electrodiagnostic Medicine*. 2nd ed. Philadelphia, PA: Hanley & Belfus; 2002.
6. Cifu DX. *Braddom's Physical Medicine and Rehabilitation*. 5th ed. Philadelphia, PA: Elsevier; 2016.
7. Cuccurullo SJ. *Physical Medicine and Rehabilitation Board Review*. 3rd ed. New York, NY: Demos Medical Publishing; 2015.
8. EMedicine - Medical Reference. Motor unit recruitment in EMG: EMedicine neurology. http://emedicine.medscape.c0m/article/1141359-overview
9. Stalberg E. Clinical electromyography in myasthenia gravis. *J Neurol Neurosurg Psychiatry*. 1980;43:622–633.

推荐阅读

Ball RD. Electrodiagnostic evaluation of the peripheral nervous system (plexopathy). In: Delisa JA, Gans BM, eds. *Rehabilitation Medicine Principles and Practice*. Philadelphia, PA: Lippincott-Raven; 1998:358–359.

DeLisa JA. *Physical Medicine & Rehabilitation Principles and Practice. 4th ed. Philadelphia, PA: Lippincott; 2005.*

Gaudino W. Brachial plexopathies. In: Weiss L, Silver JK, Weiss J, eds. *Easy EMG*. Philadelphia, PA; Butterworth-Heinemann; 2004:171–180.

Gaudino W. Lumbosacral plexopathies. In: Weiss L, Silver JK, Weiss J, eds. *Easy EMG*. Philadelphia, PA: Butterworth-Heinemann; 2004:181–187.

Katirji B. *Electromyography in Clinical Practice: A Case Study Approach. 2nd ed. Philadelphia, PA: Mosby; 2007.*

Preston DC, Shapiro BE. Lumbosacral plexopathy. In: *Electromyography and Neuromuscular Disorder*. 2nd ed. Philadelphia, PA: Elsevier; 2005:471–489.

Weiss J, Weiss L, Silver J. *Easy EMG 2nd edition*. London: Elsevier; 2016.

Weiss LD, Weiss J, Pobre T. *Oxford American Handbook of Physical Medicine and Rehabilitation*. New York, NY: Oxford University Press; 2010:187.

第十四章

心 脏 康 复

简介与收益

根据扩大范围的卫生保健研究和质量机构（Agency for Healthcare Research and Quality，AHRQ）指南，心脏康复（cardiac rehabilitation，CR）包括锻炼计划、健康宣教、以控制危险因素为主的二级预防以及社会心理咨询[1]。心脏康复的适应证包括急性心肌梗死（myocardial infarction，MI）后、冠状动脉重建术后、心脏移植术后、充血性心力衰竭（congestive heart failure，CHF）和慢性稳定型心绞痛。CR 可改善最大摄氧量（VO$_2$max）、外周 O$_2$ 摄取量、ST 压低程度、运动耐受性、患者主观幸福感，并提高重返工作率。它有降低血压、静息心率（heart rate，HR）和心肌耗氧量的作用；可改善血糖控制并引起良好的脂蛋白变化[如，降低甘油三酯（triglyceride，TG）和升高高密度脂蛋白（high-density lipoprotein，HDL）水平]；长期 CR 可增加"慢反应"肌纤维中线粒体酶的数量和肌肉中新生毛细血管数量。血管造影研究表明，在未使用降脂药的情况下，稳定型心绞痛患者坚持进行运动锻炼和低脂肪饮食超过 1 年，动脉粥样硬化病变明显减轻[2]。值得注意的是，目前研究表明，CR 不能改善心绞痛阈值，而血管成形术和冠状动脉旁路移植术（coronary artery bypass graft，CABG）可以（图 14.1）。

MI 后 CR 的个体试验中，在降低患者死亡率方面，CR 组与无 CR 组无统计学差异。但 22 个随机临床试验（n = 4 554）的 meta 分析显示，心肌梗死后 CR 组的三年死亡率低于无CR 组（OR = 0.80）[4]。

流行病学

截至 2015 年，每年大约 935 000 名的美国人发生冠状动脉事件，其中超过 30% 会再次发作或发生潜在致命事件[5]。进行 CR 的患者与不参与 CR 的患者相比死亡率降低 50% 以上。CR 也可以使再入院率减少 25%[6,7]。然而，所有符合条件的患者参加 CR 计划的比例低于 20%[8,9]。参加医保的患者进行 CR 的比率仅 12%[10]。女性、高龄、少数族裔和多发并发症患者接受 CR 的可能性更小[8,11,12]。低参与率可能与地理因素和医师不能推荐合适患者参加 CR 计划有关。

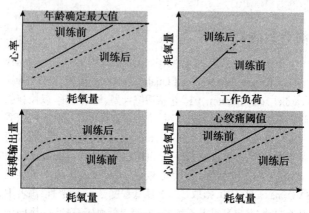

图 14.1 心脏康复获益。训练前(实线)与训练后(虚线)比较
(资料来源:改编自参考文献[3])

心脏康复阶段

第一阶段——住院训练阶段,从住院的第 2 ~ 4 天开始,持续 1 ~ 2 周。涉及的学科及方法包括物理治疗、作业治疗、社会工作、营养学和心理学。此阶段通常在遥测监护下进行 CR。康复目标包括预防制动后遗症、危险因素预防、恢复自理能力和水平地面的家庭步行。对病情相对不复杂的患者,一般是在出院前进行限制条件下亚极量应激试验作为门诊 ADL 和简单家庭活动的指南。

第二阶段——门诊训练阶段,在出院后 2 ~ 4 周开始,持续 8 ~ 12 周。目标包括增加心脏容积并逐渐恢复到正常活动水平。功能运动耐量(应激)测试通常在心脏事件之后 6 ~ 8 周完成,因为此时梗死区域已形成稳定瘢痕。应激测试指导运动处方并帮助指导返回工作和性生活。这一阶段的 CR 是由训练有素的治疗师监督,通常不需要遥测监控。

第三阶段——维持阶段,以家庭或健身房为基础的终生康复运动,旨在维持或增加在第一阶段和第二阶段获得的利益,一般极少或没有临床监督。

功能性应激测试的绝对禁忌证包括近期静息心电图改变或严重心律失常、不稳定型心绞痛、急性或恶化的左室（left ventricular, LV）功能障碍、未控制的高血压、全身性疾病、严重主动脉瓣狭窄以及严重的身体残疾妨碍跑步机或手臂测力计的使用。相对禁忌证包括肥厚型心肌病、电解质异常、中度瓣膜病以及明显的动脉或肺动脉高压。注：运动负荷试验的禁忌证与 CR 的禁忌证相似。

2006 年，医疗保险和医疗补助服务中心扩大了门诊 CR 指征的覆盖范围，包括以下内容：12 个月内急性心肌梗死、冠状动脉旁路移植术、稳定型心绞痛、心脏瓣膜修复 / 置换、经皮冠状动脉介入治疗（percutaneous coronary intervention, PCI）或支架置入术和心脏或肺移植术。值得注意的是，虽然美国心脏病学会（American College of Cardiology, ACC）/美国心脏协会（American Heart Association, AHA）的心力衰竭指南建议此类患者进行 CR，但并未纳入医保范围。

运动处方

运动处方应对运动的类型、强度、内容、持续时间和频率阐述明确。应强调涉及大肌肉群的等张、有氧和节律性运动。等长抗阻肌力训练对于左室功能良好的患者而言相对安全，但慢性心力衰竭、重症瓣膜病、未经控制的心律失常或峰值运动能力 < 5 代谢当量（metabolic equivalent of task, MET）是该项目的禁忌证。MET［1 代谢当量＝耗氧量 3.5ml/(kg·min)，或约 1kcal/(kg·hr)］是相对于静止代谢率（例如静坐）的能量消耗的比率。因此，5-MET 强度的运动耗能是静息时耗能的 5 倍。日常活动的 MET 值：睡眠 ~ 0.9MET、办公室工作 ~ 1.5MET、平地慢走 ~ 2.3MET、快走 ~ 3.6MET、性生活 ~ 5.8MET、慢跑 ~ 7MET。MET 一般在 15 ~ 30 岁达到峰值，并随着年龄的增长而逐渐降低，但可通过锻炼增加。健康非运动员中年男性通常运动峰值为 10MET；年轻男性最大运动峰值为 12MET。长跑运动员平均峰值可达 18 ~ 24MET。

运动内容应包括三个阶段。第一阶段为 5 ~ 10 分钟的热身。热身主要为伸展运动，通过热身逐渐达到靶心率。这一阶段可使机体对 O_2 需求轻度增加，从而降低运动相关心血管并发症的风险。第二阶段为训练阶段，最少持续 20 分钟，最终完成 30 ~ 45 分钟的有氧运动。第三阶段是一个低强度冷却阶段，应该持续 5 ~ 10 分钟。在心肌耗氧量持续升高的状态下，省略第三阶段可造成静脉回流减少，引起冠状动脉血流减少，从而导致低血压、心绞痛及室性心律失常等并发症。

确定运动强度的方法有很多种，靶心率计算法最为常用。AHA 推荐使用运动负荷试验所达到的最大心率的 70% ~ 85% 为靶心率。对于未经正式运动负荷试验测试的年轻健康成年人，通常可采用 (70% ~ 85%) × (220 - 年龄) 的计算公式。这是根据新生儿心率最大值为 220bpm，并且此后每年大约降低 1bpm。然而，后一个公式不适用于心肌梗死患者。这个方程的标准差是 10 ~ 15bpm。由于这个公式来源于对男性的研究，因此女性若据此计算靶心率则偏高。因此，更为合适的方式是测量峰值运动能力或者心血管系统传输 O_2 至骨骼肌及从血液中提取 O_2 的最大能力。峰值运动能力在临床上通过 O_2 摄取 (VO_2)、CO_2 产生 (VCO_2) 来体现，它们可在运动过程中通过气体分析仪的分钟通气量来测量。最大摄氧量不随运动负荷增加而增加。无氧阈 (anaerobic threshold, AT) 是评价运动能力的另一指标，是指运动强度达到某一点时，每分钟通气量相对于 VO_2 不成比例地增加 (通常在 VO_2 最大值的 60% ~ 70%)。AT 是工作肌肉产生乳酸的标志点，可用于区分心因性和非心因性 (例如，肺因性或肌肉骨骼性) 运动受限。

卡尔沃宁公式：目标心率 = [(最大心率 - 静息心率) × %所需的强度] + 安静心率。可用于计算实现治疗所需心率。最大心率可以用 220 减去年龄来估算。通常，CR 所需运动强度对应最大心率的 40% ~ 85%。对于未经训练的患者，锻炼计划应该从低强度开始 (即对应最大心率的 40% ~ 60%)，并随着体能的提高而增加。

Borg 主观用力程度 (Rating of Perceived Exertion, RPE) 量表尤其适用于心脏移植患者，原因在于这一类患者存在原位心脏失神经支配，HR 参数不可靠。传统的 Borg RPE 量表评分范围为 6 ~ 20 分，其中 13 分为"稍难"，对应的运动强度足以提供训练益处但可以在锻炼期间进行谈话。12 ~ 13 的分数对应于 60% 峰值 HR 的运动强度，而 15 分对应于 85%

的峰值 HR 运动强度。Borg 量表可能反映出更多的心理感受，而非生理指标，它强调运动中的独立性（即第三阶段 CR），而此阶段已停止使用外部监测装置。

对于服用 β 受体阻滞剂的患者，推荐训练量可达到症状限制 HR 的 85% 或由运动测试确定的最大负荷量心率的 70% ~ 90%[13]。心脏起搏器不是 CR 运动训练的绝对禁忌证。

一般锻炼时间 / 频率是每周 3 次，每次 20 ~ 30 分钟，坚持 12 周或更久，训练强度为达 70% 最大心率。病情较严重患者进行小剂量短时锻炼也能有所获益。

以下是由 AHA 提出的危险分层标准，这一标准有助于确定运动训练所需的医疗干预力度：A 类个体为健康人，并且没有证据表明运动会导致心血管风险。B 类个体为临床上稳定的冠心病患者，他们在剧烈运动时有低风险的心血管并发症可能。C 类个体有多次心肌梗死或心搏骤停史、纽约心脏协会(New York Heart Association, NYHA)分级为Ⅲ级或Ⅳ级，运动能力 CHF < 6MET 或运动试验出现显著缺血症状，这类患者在运动过程中存在中度并发症风险。D 类个体有不稳定的心脏疾病，活动需要受到限制；运动为禁忌。B 类或 C 类患者通常适合进行 CR。

心脏事件后性咨询

在心脏事件(例如，MI 或 CABG)后安全恢复性生活的标准为稳定、无症状的患者，可耐受 5 ~ 7 MET 的运动而无异常的 EKG、BP 或 HR 变化。恢复时间不一，通常在事件发生后约 6 周可进行与既往关系稳定的性伴侣在熟悉体位的性活动。常用临床试验是双层爬楼梯测试：以 3m/h 的速度 (3.3 MET) 行走 10 分钟，然后不停顿地爬两层楼梯。与心脏病患者猝死有关的性行为包括违法行为及在过饱和酒精摄入后进行性行为。

其他

胸骨切除术后注意事项——胸骨切除术后 6 ~ 8 周，禁止推动、拉动或举起重于 2.2 ~ 4.5kg 的物体。用"侧身滚动"的动作来下床，而且在这段时间内通常禁止通过手推轮椅前进。

非急性冠状动脉病变（coronary artery disease，CAD）住院患者的注意事项——如果有下列情况发生，应终止活动：新出现的心肺症状；HR 比基线下降 20% 以上；HR 比基线增加 50% 以上；收缩压（SBP）增加到 240mmHg；SBP 比基线下降 30mmHg 或降至 < 90mmHg；舒张压（diastolic blood pressure，DBP）增加至 120mmHg[14]。这些指南是通过使用手臂测力计[14]对 64 名 CAD 男性患者进行研究得出的结论。也常使用 HR/BP 的最大或最小值作为参考。

老年人进行 CR/ 锻炼的注意事项——更强调热身活动，包括灵活性和 ROM 训练，这些活动为后续锻炼做好肌肉骨骼和心血管系统准备。由于衰老可导致压力感受器延迟反应，冷却活动对于逐渐减少周围血管扩张引起的低血压至关重要。考虑到从运动心率恢复到静息心率较慢，老年人在锻炼期间也需要更长的休息时间。衰老造成皮肤血液灌流减少，汗液蒸发慢，运动过程中散热调节差，因此，在炎热潮湿的环境中，老年人应该考虑较低强度的锻炼。

NYHA 分类（CHF 和心绞痛）

Ⅰ. 可耐受运动强度 > 7 MET，无症状，无功能限制。

Ⅱ. 可耐受运动强度 < 6 MET，但较大运动强度可引起症状。

Ⅲ. 静息无症状，可完成大部分 ADL；可耐受运动强度 < 4 MET。

Ⅳ. 休息和最小运动强度时即引起症状。

（刘莎莎 译，陆沈吉 校）

参考文献

1. Wenger NK. Clinical Guideline No. 17, AHCPR Publication No. 96-0672, 1995 (reviewed by the AHRQ, 2000).

2. Schuler G. Regular physical exercise and low-fat diet: effects on progression of CAD. *Circulation*. 1992;86:1–11.

3. Braddom RL, ed. *Braddom's Physical Medicine and Rehabilitation*. Philadelphia, PA: WB Saunders; 1996.

4. O'Connor GT. An overview of randomized trials of rehabilitation with exercise after MI. *Circulation*. 1989;80:234–244.

5. Mozaffarian D, Benjamin EJ, Go AS, et al. Heart disease and stroke statistics-2015 update: a report from the American Heart Association. *Circulation*. 2015;131(4):e29–e322.

6. Dunlay SM, Pack QR, Thomas RJ, et al. Participation in cardiac rehabilitation, readmissions, and death after acute myocardial infarction. *Am J Med*. 2014;127(6):538–546.

7. Plüss CE, Billing E, Held C, et al. Long-term effects of an expanded cardiac rehabilitation programme after myocardial infarction or coronary artery bypass surgery: a five-year follow-up of a randomized controlled study. *Clin Rehabil*. 2011;25(1):79–87.

8. Suaya JA, Shepard DS, Normand SL, et al. Use of cardiac rehabilitation by Medicare beneficiaries after myocardial infarction or coronary bypass surgery. *Circulation*. 2007;116(15):1653–1662.

9. Hammill BG. Relationship between cardiac rehabilitation and long-term risks of death and myocardial infarction among elderly Medicare beneficiaries. *Circulation*. 2009;121(1):63–70.

10. Suaya JA, Stason WB, Ades PA, et al. Cardiac rehabilitation and survival in older coronary patients. *J Am Coll Cardiol*. 2009;54(1):25–33.

11. Colella JF, Gravely S, Marzolini S, et al. Sex bias in referral of women to outpatient cardiac rehabilitation? A metaanalysis. *Eur J Prev Cardiol*. 2015;22(4):423–441.

12. Menezes AR, Lavie CJ, DeSchutter A, Milani RV. Gender, race and cardiac rehabilitation in the United States: Is there a difference in care? *Am J Med Sci*. 2014;348(2):146–152.

13. Flores AM, Zohman LR. Rehab of the cardiac patient. In: DeLisa J, ed. *Rehabilitation Medicine: Principles and Practice*. 3rd ed. Philadelphia, PA: Lippincott-Raven; 1998:1347–1349.

14. Fletcher BJ. Cardiac precautions for non-acute inpatient settings. *Am J Phys Med Rehabil*. 1993;72:140–143.

阅读推荐

Ades PA. Cardiac rehabilitation and secondary prevention of coronary heart disease. *N Engl J Med*. 2001;345:892–902.

第十五章

肺　康　复

　　肺康复(pulmonary rehabilitation,PR)是一套多学科合作的综合干预措施,旨在缓解症状、改善肺功能以及提高患者对慢性呼吸系统疾病的适应性。有关慢性阻塞性肺疾病(chronic obstructive pulmonary disease,COPD)的治疗研究发现,PR可以改善呼吸功能、运动能力以及提高健康相关的生活质量,同时降低医疗成本[1]。考虑介入PR时,可将呼吸系统疾病分为限制性通气障碍(CO_2潴留)和阻塞性通气障碍(O_2减少)。主要可以采用第一秒用力呼气容积/用力肺活量(forced expiratory volume in one second/forced vital capacity,FEV_1/FVC)对两者进行区别(图15.1)。

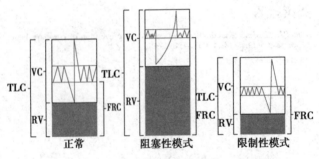

图15.1　限制性和阻塞性障碍时的肺容量和通气量

FRC,功能残气量(functional residual capacity);FVC,用力肺活量(forced vital capacity);RV,残气量(residual volume);TLC,肺总量(total lung capacity);VC,肺活量(vital capacity)。

呼吸系统疾病(限制性或机械性疾病)

　　通气障碍一般由神经肌肉或骨骼系统疾病引起[如肌病、运动神经元病、脊髓病、多发性硬化症(multiple sclerosis,MS)和胸壁畸形],其特征为肺活量(vital capacity,VC)、残气量(residual volume,RV)、功能残气量(functional residual capacity,FRC)和肺总量(total lung capacity,TLC)的减少。

重要的临床监测工具包括肺功能检查(VC 和最大呼气量)、咳嗽流量计和无创 CO_2 监测。吸入法是用力吸气,其容积大于使用呼吸肌自然吸气的容积。舌咽式呼吸是一种可以最大限度吸气的技术,应该作为在机械通气失败的情况下挽救生命的备用措施之一。呼吸肌可以在某些装置的辅助下发挥作用,比如经口或鼻腔的间歇正压通气(intermittent positive pressure ventilation, IPPV)和间歇腹压通气(intermittent abdominal pressure ventilation, IAPV)。后者可以增加潮气量(tidal volume, TV)达 250 ~ 1 200ml(表 15.1)。

表 15.1　与肺部疾病相关的生理变化特点

指标	阻塞性呼吸障碍	限制性呼吸障碍	混合性呼吸障碍
FEV_1/FVC	降低	正常或增加	降低
FEV_1	降低	降低、正常或增加	降低
FVC	降低或正常	降低	降低或正常
TLC	正常或增加	降低	降低、正常或增加
RV	正常或增加	降低	降低、正常或增加

FEV_1/FVC,第 1 秒用力呼气量 / 用力肺活量;

RV,残气容积;TLC,总肺量。

资料来源:参考文献[2]。

　　如果咳嗽峰流速(peak cough flow, PCF) < 160L/min (2.7L/s),可能会造成关闭气管造口术的失败,若 PCF < 270L/ min(4.5L/s),提示急性呼吸道疾病中咳嗽无效的风险很高。并且已有研究证实其对健康人或者神经肌肉疾病患者具有一定的临床价值[3]。临床状态稳定时,当 VC < 1 000 ~ 1 500ml 或者 PCF < 4.5L/s 时,有必要采取措施辅助咳嗽[3]。比如,手工辅助咳嗽(manually assisted cough, MAC),又名"四重咳嗽",可以通过护理人员推动腹部产生,在过程中可有或无患者参与,并且在 MAC 之前可有或无肺部吹气。商用肺部吹气 - 吸气设备(比如咳嗽辅助机、呼吸机)也是有效的。侵入性吸痰术是一种不太理想的选择,使用时一定要谨慎[4]。由于上运动神经元(upper motor neuron, UMN)病变导致腹肌

瘫痪,故咳嗽也可以通过功能性电刺激(functional electrical stimulation,FES)[4]产生。其他促进分泌物排出的方法包括加压呼吸面罩疗法和自身性引流(一种旨在独立完成排出分泌物的特定呼吸操作技术)[4]。

一般而言,在通气障碍患者的治疗中,可能过度使用了气管插管、气管造口术和辅助供氧治疗,而无创辅助通气和辅助咳嗽的方法使用不充分。

阻塞性通气障碍(内源性通气障碍)

阻塞性通气障碍包括 COPD、哮喘性支气管炎和囊性纤维化(cystic fibrosis,CF),其特点是 VC 和用力呼气量(forced expiratory volume,FEV)减少,RV、FRC 和 TLC 增加。一份针对内源性通气障碍的 PR 计划应该涉及多个方面,包括营养管理、药物管理、适当的氧气补充疗法、呼吸方法教育(例如缩唇呼吸以帮助呼吸困难患者)、气道分泌物管理技术和运动治疗方案。强烈建议 COPD 患者进行下肢力量和步行/耐力项目训练,可以提高其运动耐力和日常生活活动能力。而且心理干预可以帮助患者提高调整和适应能力,如放松疗法。

当 PO_2 持续<55 ~ 60mmHg 时,可能需要进行家庭氧气补充疗法。家庭氧气补充疗法的医疗保险指南通常要求有患者在休息、睡眠或运动时 PO_2 < 55mmHg 或 SaO_2 < 88% 的记录(室内空气)[5]。PO_2 为 56% ~ 59% 或 SaO_2 为 89% 的患者合并充血性心力衰竭(congestive heart failure,CHF),肺动脉高压或其他疾病也可纳入保险。氧气疗法的远期疗效显示可以提高 COPD 患者的生存率和生活质量。

该疾病的手术治疗包括肺减容术和器官移植。肺减容术的适应证包括严重的肺气肿和 PR 治疗无效者。而单个或双肺的 20% ~ 30% 可以去除。有研究已证实该手术可减少过度充气,并可改善 FEV_1、FVC 和生活质量。肺移植是诸如 CF、肺动脉高压、COPD 和肺纤维化的一种治疗选择。正在吸烟/物质滥用、艾滋病毒感染活动期以及当前/近期恶性肿瘤(非黑色素瘤皮肤癌除外)是绝对禁忌证。老年患者恶性肿瘤病史、精神疾病、肥胖症和可纠正的冠状动脉疾病是相对禁忌证。6 分钟步行试验(6-minute walk test,6MWT)常用于评估肺移植候选者,它不仅可以帮助判断病情严重程度,还可以预测患者术后的生存率。由于肺移植手术的死亡风险很高,所以通常以 6MWT 评分的最小值 183m 作为界限,可以筛选出不能接受手术并且耐受术后康复的患者。

(刘丽琨 译,刘莎莎 校)

参考文献

1. Ries AL. Pulmonary rehabilitation: Joint American College of Chest Physicians/American Association of Cardiovascular and Pulmonary Rehabilitation evidence- based guidelines. *Chest.* 2007;131:4S–42S.

2. The Merck Manuals Online Medical Library. The Merck Manual for Healthcare. Professionals. Retrieved from http://www.merckmanuals.com

3. Servera E, et al. Cough and neuromuscular diseases. Noninvasive airway secretion management. *Arch Bronconeumol.* 2003;39(9):418–427.

4. Alba A, et al. Pulmonary rehabilitation. In: Braddom R, ed. *Physical Medicine and Rehabilitation.* 3rd ed. Philadelphia, PA: Saunders Elsevier; 2007;739–753.

5. Medicare Carriers Manual. *Claim Processing, Part 3.* HCFA Publication. 1994; 14–3: PB 94–954799.

第十六章

烧伤康复

烧伤一般是由外界因素引起。常见因素包括冷刺激、化学因素、电刺激和辐射，其中热刺激是最常见的因素。在美国，急性烧伤救治中心收治患者大多为男性。烧伤也是幼儿意外死亡主要原因之一。严重烧伤可导致高代谢状态、激素产生增加和肌肉萎缩。烧伤的死亡预测因素包括高龄（参考阈值：60 ~ 70 岁）、较大的烧伤总体表面积（total body surface area, TSBA）以及存在吸入性损伤。

烧伤分级／严重程度

Ⅰ度烧伤（比如晒伤）仅累及皮肤的表皮层。其特点是表皮疼痛、发红，无水疱或皮损。可能伴少许渗出液。处理方式包括在冷水中浸泡（仅在烧伤后 2 分钟内有效）和使用非处方止痛药。应避免冰敷，因为它可能导致进一步损伤和疼痛加剧。愈合时间约 3 ~ 7 天。

部分皮层烧伤（Ⅱ度烧伤）分为浅Ⅱ度烧伤和深Ⅱ度烧伤。浅Ⅱ度烧伤累及表皮和真皮层的上 1/3，其特点是出现浆液充盈型水疱和轻中度渗出。皮肤基底层仍保持完整，无神经血管损伤。愈合时间为 7 ~ 14 天。瘢痕形成的风险很低，但可能会出现一些色素沉着。深Ⅱ度烧伤累及表皮和大部分真皮层，伴随神经血管损伤。该烧伤会出现中重度渗出，但是与浅Ⅱ度烧伤相比水疱较少。深Ⅱ度烧伤愈合时间为 14 ~ 21 天。瘢痕形成的风险较高。手术治疗（比如早期烧伤创面清创术、组织覆盖／皮肤移植）在其治疗中往往具有一定作用。

全层烧伤（Ⅲ度烧伤）涉及表皮和真皮全层，并且可能损伤脂肪、肌肉或骨骼。如果未进行皮肤移植，烧伤部位最终会被焦痂覆盖。所以需要对烧伤焦痂进行清创，并且进一步进行皮肤移植（图 16.1）。

美国烧伤协会对烧伤的严重程度进行了分类：轻度（成人 < 10 ％ TBSA；儿童／老年人 < 5 ％ TBSA 或者全层烧伤 < 2 ％ ）、中度（成人 10 ％ ~ 20 ％ TBSA；儿童／老年人 5 ％ ~ 10 ％ TBSA 或者全层烧伤 2 ％ ~ 5 ％ ）、重度（成人 >

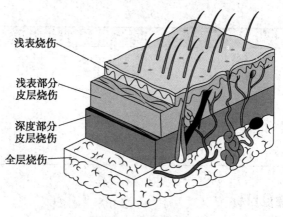

图 16.1 烧伤严重程度

浅表烧伤

浅表部分皮层烧伤

深度部分皮层烧伤

全层烧伤

20% TBSA；儿童 / 老年人 > 10% TBSA 或者全层烧伤 > 5%）。任何涉及眼睛、面部、耳部或者会阴部的烧伤、电击伤或者吸入性损伤都被归为重度烧伤。常用"九分法"估算烧伤全身体表面积（图 16.2）。

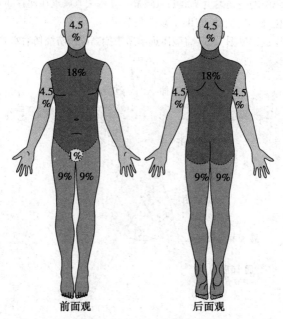

前面观　　　后面观

图 16.2 "九分法"示意图

九分法

	成人 TBSA (%)	儿童 TBSA (%)
头部	9	18
单侧上肢	9	9
单侧下肢	18	14
前部躯干	18	18
后部躯干	18	18
会阴	1	—

康复目标

康复目标包括预防 / 减少关节挛缩(体位摆放 / 夹板疗法)、瘢痕管理、疼痛控制、社会心理健康和功能重建(如日常生活活动、重新融入社会、回归工作)。

烧伤患者会倾向于寻找并维持让自己最舒服的姿势,此时关节往往会处于屈曲位,进而导致关节挛缩。关节 / 肢体屈肌面的烧伤发生挛缩的风险最大。将关节放置在伸直和外展位及早期活动,有助于减少关节挛缩。烧伤患者经典的体位摆放详见图16.3。将肢体远端适当抬高可预防烧伤后水肿。

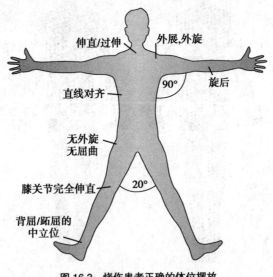

图 16.3　烧伤患者正确的体位摆放

(资料来源:参考文献[1])

在某些情况下,抬高头部和胸部对减少上呼吸道肿胀及优化呼吸有重要作用。特制的烧伤病床可能有利于正确体位摆放。

夹板的理想材料是低温热塑性塑料,因为它具有轻便和可塑性/重塑性的特点。这种类型的夹板放在热水中会变软,应该直接放置在皮肤上,在所需位置处形成符合肢体轮廓的形态。夹板疗法一定要和运动治疗结合使用。

肥厚性瘢痕是指烧伤后形成的瘢痕,时间≥3个月,其厚度至少2mm。如果伤口愈合时间超过2~3周,则形成肥厚性瘢痕的可能性更大。瘢痕成熟通常需要1.5年。瘢痕的形成会增加关节挛缩风险。穿压缩衣可以预防或治疗肥厚性瘢痕。其作用机制尚未完全阐明,但已有证据表明,压缩衣可减少血液流入促进瘢痕形成的毛细血管内,从而抑制瘢痕的形成。还有人提出,衣服内含的硅酮会影响伤口中的胶原重塑,使伤口变软变平。用于烧伤的压缩衣的穿戴时间最好是每天23小时。局部类固醇注射也可能有助于减少瘢痕。

严重烧伤患者的营养管理至关重要。TBSA>30%的烧伤患者出现体重减轻和骨密度下降的风险很高。人体每日所需摄入能量目标值是每千克体重25千卡,同时每增加1% TBSA摄入能量需增加40千卡。通常需要在饮食中添加补充剂,包括维生素C、维生素A、锌、铜和锰元素。已有研究显示优化营养可加速伤口愈合、降低感染率,并且缩短住院天数。

药物治疗

烧伤会改变药物的药代动力学,例如,药物有效分布容积增加。所以需要调整剂量以保证疗效和避免药物毒性。

阿片类药物仍然是治疗烧伤后疼痛的主要方法之一。然而,阿片类药物耐药性和药代动力学的改变,可能会显著增加有效控制疼痛所需的阿片类药物剂量。

TBSA较大的烧伤患者可能对胰岛素抵抗增加。应密切监测患者血糖,尤其是大面积烧伤和年龄超过60岁的患者。胰岛素给药可以降低蛋白质分解代谢和增加肌肉蛋白质合成,从而减少伤口愈合时间。已有研究表明睾酮氧雄龙合成物可以增加体重,并且改善整体疗效,包括缩短伤口愈合时间。β-受体阻滞剂可能是通过减少儿茶酚胺和烧伤应激反应,减轻了蛋白质和体重损失,从而达到治疗作用。此外,它也可能会有助于降低创伤后应激障碍发生的风险。

烧伤后发生静脉血栓栓塞(venous thromboembolism, VTE)的风险会升高,特别是在高 TBSA 的情况下。尽管对 VTE 预防尚没有较强共识,但有数据表明,早期积极的药物预防有助于高 VTE 风险[例如,TBSA > 40%烧伤并需要重症监护病房(intensive care unit, ICU)级护理]患者的恢复[2]。

并发症

除关节挛缩外,烧伤后的其他严重并发症损伤包括感染、周围神经病、多发性单神经病、骨性骨赘形成、异位骨化(肘后方是最常见的部位)、脊柱畸形(例如,脊柱侧弯后凸畸形)、关节半脱位/脱位和压疮(特别是在足跟和骶尾部)。

(刘丽琨 译,刘莎莎 校)

参考文献

1. Cuccurullo SJ, ed. Associated topics in physical medicine and rehabilitation. In: *Physical Medicine and Rehabilitation Board Review*. 3rd ed. New York, NY: Demos Medical Publishing; 2015:925.
2. Pannucci CJ, Osborne NH, Wahl WL, et al. Venous thromboembolism in thermally injured patients: Analysis of the National Burn Repository. *J Burn Care Res*. 2011;32(1):6–12.

推荐阅读

Esselman PC, Moore ML. Issues in burn rehabilitation. In: Braddom, RL, ed. *Physical Medicine and Rehabilitation*. 3rd ed. New York, NY: W.B. Saunders; 2006: 1399–1413.

Esselman PC, Thombs BD, Magyar-Russell G, Fauerbach JA. Burn rehabilitation: state of the science. *Am J Phys Med Rehabil*. 2006;85:383–413.

Evidence-based Guidelines Group, American Burn Association. Practice guidelines for burn care. *J Burn Care Rehabil*. 2001.

Gabriel V, et al. Burns. In Cifu DX, ed. *Braddom's Physical Medicine and Rehabilitation*. 5th ed. Philadelphia, PA. Elsevier; 2016:557–569.

Procter F. Rehabilitation of the burn patient. *Indian J Plast Surg*. 2010;43(Suppl): S101–S113.

Rowan MP, Cancio LC, Elster EA, et al. Burn wound healing and treatment: review and advancements. *Critical Care*. 2015;19:243.

第十七章

肿 瘤 康 复

肿瘤康复是物理医学与康复的亚专业,目的是在癌症治疗和存活的整个过程中改善患者功能、提高生活质量。

功能评定工具

在肿瘤科,卡洛夫斯基行为表现量表(Karnofsky Performance Scale,KPS)是使用最广泛的评定和描述患者躯体功能的工具(表 17.1)。它是由临床医师评定的 11 分顺序量表,可以用来帮助评估治疗的需求,例如化疗剂量调整、康复服务的需求和强度、支持疗法或姑息疗法的需求[1]。东方肿瘤康复协作小组行为量表[Eastern Cooperative Oncology Group (ECOG)Scale of Performance]是另外一个常用工具,是一个 6 分顺序量表,比 KPS 应用更简单,但是描述的内容较少。

中枢神经系统和脊柱肿瘤

脑瘤

最常见的脑肿瘤是转移性的,通常转移自乳腺、肺部肿瘤以及黑色素瘤[2]。原发性脑肿瘤依据细胞来源和组织级别进行分类。最常见的原发性脑肿瘤是神经胶质瘤(来源于星状细胞、少突神经胶质细胞和室管膜细胞)。多形性胶质母细胞瘤(glioblastoma multiforme,GBM)是最常见的胶质瘤,预后最差。脑膜瘤是最常见的良性脑肿瘤(占原发性脑肿瘤的 20%)[3],起源于覆盖大脑和脊髓的脑膜。

脑肿瘤的临床表现包括头痛、恶心、呕吐、认知功能障碍和癫痫。脑肿瘤的治疗包括手术、化疗和放疗。与脑卒中和脑外伤(traumatic brain injury,TBI)患者相比,肿瘤科的主要挑战包括疾病进展和肿瘤治疗过程中的并发症,例如放射治疗(radiation therapy,XRT)、化学疗法、激素和抗癫痫药物的副作用。因为疾病和治疗的影响,患者可能出现功能受损,包括步态异常、偏瘫、认知/言语障碍和吞咽困难。肿瘤本身、手术、化疗、XRT 和药物,例如预防癫痫的药物,都可以导致认知功能障碍,提示预后不良[4]。

表 17.1　卡洛夫斯基行为表现量表

一般范畴	特定标准	指标
可以正常生活,不需要特殊照顾	正常,没有不适,无疾病证据	100
	可以正常生活,有轻微的疾病症状	90
	努力完成正常生活,有一些疾病症状	80
不能工作,可以在家生活,大部分个人需要可以自己满足,需要不同程度的辅助	可以生活自理,但是不能完成正常生活和工作	70
	偶尔需要别人帮助,可以满足大部分自我需要	60
	需要他人相当多的帮助和经常的医疗照顾	50
不能自理,需要住院照顾,可能疾病进展很快	残疾,需要特殊照顾和帮助	40
	严重残疾,需要住院治疗,未濒临死亡	30
	病情严重,需要住院,需要主动支持性治疗	20
	临终,濒死	10
	死亡	0

资料来源:参考文献[1]。

脊髓和脊柱肿瘤

脊髓肿瘤可以是原发或者转移而来。原发肿瘤占所有中枢神经系统(central nervous system,CNS)肿瘤的 2% ~ 4%[5]。可依据部位不同对其进行分类(髓内的、硬膜内的、髓外的和硬膜外的)。室管膜细胞瘤和星形细胞瘤是最常见的髓内肿瘤。神经鞘瘤、脑膜瘤和神经胶质瘤是最常见的硬膜内髓外肿瘤。软脑膜转移瘤围绕脊髓和脑弥漫性转移,伴有多发性神经痛、无力、感觉异常、反射消失[6]。硬膜外肿瘤通常在椎体中,主要是转移性的。虽然任何肿瘤都可以转移到脊柱,但是最常见的是乳腺癌、肺癌、前列腺癌、结肠癌、甲状腺癌和肾脏肿瘤。原发性脊柱恶性肿瘤非常少见[7]。

高达 5% 的癌症患者可出现癌症相关的脊髓压迫。腰痛是最常见的症状,神经系统缺损,如乏力、感觉丧失和括约肌功能障碍需要紧急评估和治疗[8]。脊柱转移瘤和转移性病理性骨折所致的疼痛最常见于胸椎，夜间和躺下时疼痛加重[7]。发现脊椎或脊髓病变需要进一步评估，因为整个脊柱和大脑的病变可能不一致。对于有神经功能障碍的脊髓压迫症患者，通常开始以大剂量皮质类固醇激素进行治疗[9]。放疗、减压手术或两者都可用于治疗转移性疾病引起的脊髓受压。

副肿瘤综合征

当免疫系统产生抗肿瘤细胞和蛋白质的抗体，并与健康组织交叉反应时，可发生副肿瘤综合征。副肿瘤综合征最常见于肺癌、乳腺癌、血液病和妇科癌症[10]。如果在未发现原发恶性肿瘤的情况下怀疑有副肿瘤综合征，需要进行全面系统的检查。

副肿瘤综合征通常会影响中枢神经系统和/或周围神经系统，其特点往往是神经功能迅速恶化（例如，数天到数周），比典型的非癌症相关的病理过程快。神经副肿瘤综合征的例子包括边缘叶脑炎（limbic encephalitis，CNS）、脑神经病变、Lambert-Eaton综合征（神经肌肉接头，neuromuscular junction，NMJ）和重症肌无力（myasthenia gravis，NMJ）。全身检查包括神经抗体血清学检查、影像学、神经传导检查/电诊断（nerve conduction study/electrodiagnostic study，NCS/EMG）和脑脊液检查（cerebrospinal fluid，CSF）的研究。治疗方案包括静脉注射免疫球蛋白、类固醇激素和免疫抑制剂[10]。

化疗导致的周围神经病

化疗导致的周围神经病（chemotherapy-induced peripheral neuropathy，CIPN）是癌症治疗常见的副作用，且常使人衰弱。伴随化疗剂量、持续时间和强度的增加，化疗导致的周围神经病的风险增加。依据药物不同，临床表现不同，可影响背根神经节、初级感觉神经元的神经末梢、运动和/或自主神经系统。神经传导检查最常见感觉神经动作电位减小或缺失[11]。度洛西汀、去甲替林、加巴喷丁和普瑞巴林可用于治疗感觉异常的症状。当有功能缺陷时，推荐采用物理和作业疗法。如果CIPN的症状严重，则需要考虑调整化疗方案（剂量、持续时间或药物）（表17.2；图17.1）。

表 17.2 不同药物的化疗导致周围神经病的表现

药物类别	感觉	运动	反射	自主神经
紫杉烷类(紫杉醇、多烯紫杉醇)	手套、袜套样感觉,足较手严重	偶有足无力	踝跖屈反射减弱	少见
铂化合物(顺铂)	袜套样感觉	无运动损伤	正常	少见
长春碱类(长春新碱)	下肢远端感觉缺失。很少累及上肢	偶有对称性下肢无力症状	减弱/消失	便秘,直立性低血压
蛋白酶体抑制剂(硼替佐米)	袜套样感觉	偶有下肢无力	减弱/消失	便秘,腹泻,直立性低血压
免疫调节剂(沙利度胺,来那度胺,泊马度胺)	袜套样感觉	受累肢体中等程度无力	减弱/消失	便秘

资料来源:改编自参考文献[12,13]。

神经丛疾病

放射治疗(XRT)用于病变部位在臂丛附近的恶性肿瘤,例如乳腺癌和胸壁黑色素瘤,可导致臂丛神经病。大多数病例发生于 XRT 后 3 年内[14]。典型的表现为上肢无力,通常是无痛的,分布在臂丛的上干(影响肩部),进一步会影响到整个上肢。可能并发淋巴水肿。治疗主要是支持性的[15]。

肿瘤性臂丛神经病变通常影响下干,表现为急性疼痛和感觉丧失。MRI 和 NCS/EMG 有助于区分肿瘤性的和 XRT 导致的神经丛病。肌电图上肌纤维放电与 XRT 神经丛病一致。肿瘤性臂丛神经病最好采用 XRT 和化疗治疗基础恶性肿瘤[16]。

骨转移

骨转移通常是晚期癌症的并发症。乳腺癌、前列腺癌、肺癌、肾脏癌和甲状腺癌占转移瘤的 80%[17]。骨转移最常见于

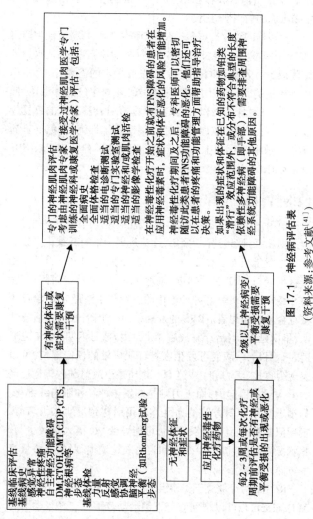

图 17.1 神经病评估表

（资料来源：参考文献[141]）

中轴骨,其次是股骨、肱骨、颅骨、肋骨和骨盆。对于已知有癌症病史的患者,若表现有骨疼痛,必须排除骨转移[18]。X线怀疑有骨转移的应采用骨扫描进行证实。脊柱转移采用 MRI 评估最优[19]。骨转移较常见的并发症包括疼痛、高钙血症、脊髓压迫和病理性骨折。

骨转移的治疗方法包括化疗、激素治疗、双膦酸盐类药物(如唑来膦酸)和 RANK 配体抑制剂(如地诺单抗)。他们可显著减少并发症,如骨折、对 XRT 或手术的需要、高钙血症和脊髓压迫[20]。使用双膦酸盐类的并发症包括肾毒性、低钙血症、下颌骨坏死和非典型骨折。在骨转移患者的康复过程中,应仅进行受累肢体的主动活动范围训练,避免抗阻训练[18]。放射治疗和手术固定在治疗疼痛和神经功能缺损方面非常有效[21]。

放射性纤维化综合征

辐射激活人体的凝血和炎症通路,使血管通透性增加,凝血酶和纤维蛋白异常聚集,逐渐进展为组织纤维化。放射性纤维化综合征(radiation fibrosis syndrome,RFS)的风险和严重程度与 XRT 的总剂量、照射部位大小和治疗时间有关。RFS 最常见于头颈部肿瘤治疗的患者和斗篷野 XRT 治疗的霍奇金淋巴瘤患者。RFS 的发病分为三个阶段:治疗后急性期、早期延迟期(治疗完成后 3 个月内)或延迟期(XRT 完成后 3 个月后)。病变可发生在神经肌肉轴的任何部位,可以表现为疼痛、无力和 / 或痉挛。疼痛是由放射场内感觉神经的异常活动引起的,而无力则是继发于神经和肌肉纤维化。胸锁乳突肌和斜方肌的痛性痉挛可引起颈部肌张力障碍。咀嚼肌痉挛可引起牙关紧闭,可能导致 PO 摄入量减少、营养状况下降、口腔卫生变差和言语表达受损,对生活质量产生负面影响[22]。

RFS 的治疗取决于受累组织。开口夹板(例如,TheraBite 和 Dynasplint)可以帮助改善下颌运动范围[23]。矫形器可解决颈部伸肌无力或足下垂[24]。神经病理性疼痛可用加巴喷丁、普瑞巴林或度洛西汀等药物来治疗。巴氯芬或替扎尼定有助于处理痛性痉挛,颈部肌张力障碍或牙关紧闭可选择肉毒毒素注射治疗[25]。

淋巴水肿

身体的淋巴系统吸收、过滤和输送淋巴液,在创伤、手术或放疗后,淋巴系统被破坏。淋巴水肿最常见于乳腺癌和黑色素瘤,但任何类型的癌症在淋巴结切除术后都可能发生淋巴水肿。危险因素包括肿瘤部位、手术类型、淋巴结清除数目、因疾病恢复阳性的淋巴结数目、XRT 治疗、身体质量指数增加(body mass index,BMI)[26]。依据国际淋巴学会的描述系统[27]进行淋巴水肿分期。

0 期——亚临床或潜伏状态;尽管淋巴输送受损,但肿胀并不明显。大多数患者无症状,但部分患者感觉四肢沉重。

1 期——自发可逆的、柔软的、指凹性的水肿,抬高后缓解。

2 期——受累肢体由于纤维化组织和瘢痕形成而更加坚韧。长期抬高可暂时减少肿胀。

3 期——受累肢体明显扩大、变硬、变厚;长期抬高后淋巴水肿不减轻。

临床表现包括肿胀、感觉沉重、受累部位功能障碍。受累肢体与未受累肢体的周长差异 ≥ 2cm 可诊断为轻度淋巴水肿[28]。主要治疗方法包括淋巴水肿治疗师进行的完全降低充血疗法(complete decongestive therapy,CDT),由两个阶段组成:第一阶段(减少 CDT)着重于人工淋巴引流(manual lymphatic drainage,MLD)、加压包扎、运动治疗和皮肤护理教育。当达到最大减少容量时,患者过渡到第二阶段(维护 CDT),包括使用加压服装、自我按摩和运动。研究表明 CDT 是一种安全和耐受性良好的淋巴水肿治疗方法。加压包扎联合 MLD 有可能将淋巴水肿从基线减少30% ~ 40%[29]。

上身疼痛障碍

神经根型颈椎病

癌症患者神经根型颈椎病的主要原因是退行性关节病;然而,需要对癌症本身产生的卡压进行鉴别诊断。建议任何已知恶性肿瘤和颈部疼痛恶化的患者进行 MRI 检查。XRT治疗头颈部患者可损伤神经根。

肩关节疼痛

接受乳房切除术或开胸手术的癌症患者发生肩袖功能障碍的风险增加[30]。发病前患有 C_5/C_6 神经根病或 XRT 导致的神经丛病变者肩袖病变的风险也较高。继发于肩袖功能障碍的疼痛常表现为沿肩关节前方和三角肌的疼痛。过头运动和需要内旋的运动可能会加剧疼痛。在体格检查中,关节活动范围受限,疼痛继发肌力减低,撞击试验阳性。治疗方法包括镇痛药、物理治疗、关节活动范围/力量训练和关节内注射。腋蹼综合征,也称腋索,可能会因疼痛使肩关节前屈受限,肌筋膜松解治疗有效。

乳房切除术后疼痛综合征

乳房切除术后疼痛综合征(post-mastectomy pain syndrome, PMPS)是一种慢性神经病理性疼痛,可发生在任何乳房手术后,包括乳房切除术、肿块切除术、腋窝淋巴结清扫术(axillary lymph node dissection, ALND)和重建术[31]。PMPS 是指当所有其他原因(如感染或肿瘤复发)排除后,持续性疼痛超过 3 个月。病理生理变化包括手术期间对肋间臂神经、腋神经或胸壁的损伤[32]。危险因素包括广泛的 ALND、术后急性期剧烈疼痛、辅助性 XRT 治疗、诊断年龄较小、社会经济地位较低和焦虑[33]。

PMPS 典型表现为腋窝手术部位或同侧臂内的放电样、烧灼样或针刺样疼痛[34]。体格检查包括检查乳房和手术切口感染征象、粘连或神经瘤。触诊腋下的腋索和肿块。肩部检查不对称性、被动和主动关节活动度、肩袖激发试验[35]。神经检查应着重于胸背神经、胸长神经、胸内侧和外侧神经支配的肩关节肌肉的运动测试。治疗包括强化围术期和术后疼痛管理。神经病理性疼痛药物和复合乳膏可能有益。物理治疗处方应着重于改善肩部肌肉的 ROM,包括胸小肌和胸大肌、背阔肌以及腋索的肌筋膜松解[16]。

开胸术后疼痛综合征

需要开胸手术的肺癌患者有患开胸术后疼痛综合征(post-thoracotomy pain syndrome, PTPS)的风险。PTPS 指手术后沿开胸瘢痕持续疼痛超过 2 个月。疼痛被认为是由于术中肋间神经损伤引起的。由于缺乏正式的诊断标准,PTPS 报告的发病概率为 30% ~ 50%[36]。

危险因素包括术前和术后急性疼痛控制不良和使用电视胸腔镜手术（video-assisted thoracoscopic surgery，VATS）操作[37]。研究表明，手术前给予胸部硬膜外麻醉有助于减少PTPS。常用于治疗神经病理性疼痛的药物，如加巴喷丁、普瑞巴林、三环类抗抑郁药、5-羟色胺-去甲肾上腺素再摄取抑制剂（serotonin–norepinephrine reuptake inhibitors，SNRIs）、利多卡因贴剂和止痛乳剂可能会有所帮助。肋间神经阻滞可能有助于治疗顽固性疼痛[38]。

化疗和放射治疗引起的血细胞减少症

XRT和化疗可引起中性粒细胞减少症和血小板减少症，这可能增加感染或出血的风险。当血小板计数低于25 000/μl时，应考虑维持治疗[39]。化疗引起的中性粒细胞减少症通常发生在化疗后3～7天。白细胞减少症和免疫功能受损的幸存者应避免去公共健身房和其他公共场所，直到他们的白细胞（WBC）计数恢复到安全水平。贫血，除非非常严重，一般不如血小板减少症受关注，因为后者的并发症风险较高，如颅内出血和不受控制的出血[40]。

（徐丽丽　译，刘丽琨　校）

参考文献

1. Mor V, Laliberte L, Morris JN, Wiemann M. The Karnofsky performance status scale: an examination of its reliability and validity in a research setting. *Cancer*. 1984;53(9):2002–2007.

2. Johnson JD, Young B. Demographics of brain metastasis. *Neurosurg Clin N Am*. 1996;7(3):337–344.

3. Strong MJ, Garces J, Vera JC, et al. Brain tumors: epidemiology and current trends in treatment. *Brain Tumors Neurooncol*. 2015;1:102. doi:10.4172/jbtn.1000102

4. Taphoorn MJ, Klein M. Cognitive deficits in adult patients with brain tumours. *Lancet Neurol*. 2004;3(3):159–168.

5. Duong LM, McCarthy BJ, McLendon RE, et al. Descriptive epidemiology of malignant and nonmalignant primary spinal cord, spinal meninges, and cauda equina tumors, United States, 2004–2007. *Cancer*. 2012;118:4220.

6. Custodio CM. Electrodiagnosis in cancer treatment and rehabilitation. *Am J Phys Med Rehabil*. 2011;90(5 Suppl 1):S38–S49.

7. Graber JJ, Nolan CP. Myelopathies in patients with cancer. *Arch Neurol*. 2010;67(3):298–304.

8. Helweg-Larsen S, Sørensen PS. Symptoms and signs in metastatic spinal cord compression: a study of progression from first symptom until diagnosis in 153 patients. *Eur J Cancer*. 1994;30A(3):396–398.

9. George R, Jeba J, Ramkumar G, et al. Interventions for the treatment of metastatic extradural spinal cord compression in adults. *Cochrane Database Syst Rev*. 2008;(4):CD006716.

10. Pelosof LC, Gerber DE. Paraneoplastic syndromes: an approach to diagnosis and treatment. *Mayo Clin Proc.* 2010;85(9):838–854.

11. Hershman DL, Lacchetti C, Dworkin RH, et al. Prevention and management of Chemotherapy-induced peripheral neuropathy in survivors of adult cancer: American Society of Clinical Oncology clinical practice guidelines. *J Clin Oncol.* 2014;32(18):1941.

12. Argyriou AA, Kyritsis AP, Makatsoris T, Kalofonos HP. Chemotherapy-induced peripheral neuropathy in adults: a comprehensive update of the literature. *Cancer Manag Res.* 2014;6:135–147.

13. Cheville AL. Cancer rehabilitation. In: Cifu DX, ed. *Braddom's Physical Medicine & Rehabilitation.* 5th ed. Philadelphia, PA: Elsevier; 2016:627–652.

14. Fathers E, Thrush D, Huson SM, Norman A. Radiation-induced brachial plexopathy in women treated for carcinoma of the breast. *Clin Rehabil.* 2002;16(2):160–165.

15. Kori SH, Foley KM, Posner JB. Brachial plexus lesions in patients with cancer: 100 cases. *Neurol.* 1981;31(1):45–50.

16. Stubblefield M, O'Dell M, eds. Upper extremity disorders in cancer. In: *Cancer Rehabilitation: Principle and Practice.* New York, NY: Demos Publishing; 2009:693–710.

17. Buckwalter JA, Brandser EA. Metastatic disease of the skeleton. *Amer Fam Phys.* 1997;55(5):1761–1768.

18. Stubblefield M, O'Dell M, eds. Bone metastases. In: *Cancer Rehabilitation: Principle and Practice.* New York, NY: Demos Publishing; 2009:773–785.

19. Rosenthal DI. Radiologic diagnosis of bone metastases. *Cancer.* 1997;80(8 Suppl):1595–1607.

20. Saad F, Gleason D, Murray R, et al. Long-term efficacy of zoledronic acid for the prevention of skeletal complications in patients with metastatic hormone-refractory prostate cancer. *J Natl Cancer Inst.* 2004;96(11):879–882.

21. Ziellinski S. Shorter course of radiotherapy effective for palliation of painful bone metastases. *J Natl Cancer Inst.* 2005;97(11):785.

22. Sciubba JJ, Goldberg, D. Oral complications of radiotherapy. *Lancet Oncol.* 2006;7(2):175.

23. Stubblefield MD, Manfield L, Riedel ER. A preliminary report on the efficacy of dynamic jaw opening device (Dynasplint Trismus System) as part of multimodal treatment of trismus in patients with head and neck cancer. *Arch Phys Med Rehabil.* 2010;91(8):1278–1282.

24. Hojan K, Milecki P. Opportunities for rehabilitation of patients with radiation fibrosis syndrome. *Rep Pract Oncol Radiother.* 2014;19(1):1–6.

25. Stubblefield MD. Radiation fibrosis syndrome. In: Cooper G, ed. *Therapeutic Uses of Botulinum Toxin.* Totowa, NJ: Humana Press; 2007:19–38.

26. Andrews KL, Wolf LL. Vascular diseases. In: Cifu DX, ed. *Braddom's Physical Medicine & Rehabilitation.* 5th ed. Philadelphia, PA: Elsevier; 2016:553–555.

27. The Diagnosis and Treatment of Peripheral Lymphedema. The International Society of Lymphology 2013. http://www.u.arizona.edu/~witte/ISL.htm

28. Warren AG, Brorson H, Borud LJ, Slavin SA. Lymphedema: a comprehensive review. *Ann Plast Surg.* 2007;59(4):464–472.

29. Ezzo J, Manheimer E, McNeely ML, et al. Manual lymphatic drainage for lymphedema following breast cancer treatment. *Cochrane Database of Syst Rev.* 2015;(5):CD003475. doi:10.1002/14651858.CD003475.pub2

30. Yang EJ, Park WB, Seo KS, et al. Longitudinal change of treatment-related upper limb dysfunction and its impact on the late dysfunction in breast cancer survivors: a prospective cohort study. *J Surg Oncol.* 2010;101(1):84–91.

31. Macdonald L, Bruce J, Scott NW, et al. Long-term follow-up of breast cancer survivors with post-mastectomy pain syndrome. *Br J Cancer.* 2005;92(2):225–230.

32. Vilholm OJ, Cold S, Rasmussen L, Sindrup SH. The Postmastectomy pain syndrome: an epidemiological study on the prevalence of chronic pain after surgery for breast cancer. *Br J Cancer.* 2008;99:604–610.

33. Gärtner R, Jensen MB, Nielsen J, et al. Prevalence of and factors associated with persistent pain following breast cancer surgery. *JAMA*. 2009;302(18):1985–1992

34. Miguel R, Kuhn AM, Shons AR, et al. The effect of sentinel node selective axillary lymphadenectomy on the incidence of postmastectomy pain syndrome. *Cancer Control*. 2001;8(5):427–430.

35. Lauridsen MC, Overgaard M, Overgaard J. Shoulder disability and late symptoms following surgery for early breast cancer. *Acta Oncologica*. 2007;47(4):569–575.

36. Khelemsky Y, Noto C. Preventing post-thoracotomy pain syndrome. *Mt Sinai J Med*. 2012;79:133–139.

37. Wildgaard K, Ravn J, Kehlet H. Chronic post- thoracotomy pain: a critical review of pathogenic mechanisms and strategies for prevention. *Eur J Cardiothorac Surg*. 2009;36:170–180.

38. Senturk M, Ozcan PE, Talu GK, et al. The effects of three different analgesia techniques on longterm postthoracotomy pain. *Anesthesia Analg*. 2002;94:11–15.

39. Cifu DX. *Braddom's Physical Medicine and Rehabilitation*. 5th ed. Chapter 29: Cancer Rehabilitation. Philadelphia, PA: Elsevier; 2016:627–652.

40. Rock CL, Doyle C, Demark-Wahnefried W, et al. Nutrition and physical activity guidelines for cancer survivors. *CA Cancer J Clin*. 2012;62(4):243–274.

41. Stubblefield MD, McNeely ML, Alfano CM, Mayer DK. A prospective surveillance model for physical rehabilitation of women with breast cancer: chemotherapy-induced peripheral neuropathy. *Cancer*. 2012;118(8 Suppl):2250–2260.

第十八章

脊 髓 损 伤

创伤性脊髓损伤的流行病学

在美国,每年约有 17 000 例脊髓损伤(spinal cord injury, SCI)新发病例[1]。自 2015 开始,脊髓损伤的平均发病年龄为 42 岁,男女比例约为 4∶1。在所有脊髓损伤患者中,不完全性四肢瘫最为常见(占 45.0%),其次为不完全性截瘫(占 21.3%),完全性截瘫(占 20%)以及完全性四肢瘫(13.3%)。

自 2010 开始,脊髓损伤最常见的病因为车祸伤(38%),其次为坠落伤(30.5%)、暴力打击(13.5%)、运动/娱乐相关创伤(9.0%)、医源性创伤(5%)及其他创伤(4%)。其中坠落所致损伤的比例逐渐上升,成为上升最快的病因,而运动相关创伤的比例逐步下降[2,3]。

相关神经束路

大脑下行运动纤维大部分在延髓水平交叉形成皮质脊髓侧束(corticospinal tract,CST)。小部分皮质脊髓束在延髓未交叉,沿腹侧下行至脊髓白质前连合水平交叉。尽管在很多著作中都可以看到图 18.1 所展示的脊髓束路图,但皮质脊髓侧束躯体结构定位正在受到科学界的挑战[4]。

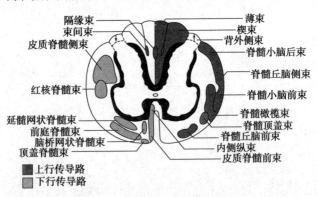

图 18.1 脊髓的上行与下行传导路

(资料来源:参考文献[5])

上行的脊髓白质后索,由薄束和楔束构成,在延髓水平通过内侧丘系交叉,进一步上行到达丘脑。这一类神经纤维传递关节位置觉、振动觉以及轻触觉。脊髓丘脑束进入脊髓白质前连合后,很快交叉至对侧,负责传递痛觉、温度觉和粗略触觉。

脊髓损伤的分类

依据国际脊髓损伤分类标准(International Standards for Neurological Classification of SCI, ISNCSCI),按照如下顺序对处于仰卧位的患者进行体格检查:

1. 利用针刺法对身体左右两侧各 28 皮节关键感觉点进行感觉功能检查,分为针刺觉(针刺一下,不需重复)、轻触觉(利用棉签轻滑 ≤ 1cm)。感觉等级分为 0 分(无感觉)、1 分(感觉受损,包含感觉过敏)、2 分(正常)或无法检测(not testable, NT)。如果患者无法区分针刺觉与轻触觉,评分为 0 分。

感觉检查也包含肛门深部压觉评估,具体方法为检查者用手指轻柔地按压被检查者的肛管壁,被检查者陈述是否感觉到触压(触压觉的"有"或"无")。这是双侧针刺觉与轻触觉都保持完整的最低平面;该平面以上,感觉功能正常。

美国脊髓损伤协会(American Spinal Injury Association, ASIA)制定的代表性关键感觉点

C_2	枕骨粗隆外侧至少 1cm	T_1	肘部内上髁	L_3	膝以上股骨内上髁
C_3	经过锁骨中线的锁骨上窝	T_2	腋窝顶点	L_4	内踝
C_4	肩锁关节顶部	T_4	锁骨中线乳头内侧	L_5	足背第三跖趾关节
C_5	肘窝外侧	T_{10}	锁骨中线脐外侧	S_1	足跟外侧(跟骨)
C_6	拇指背侧(近节指骨)	T_{12}	腹股沟韧带中点	S_2	腘窝中点
C_7	中指背侧(近节指骨)	L_1	T_{12} 和 L_2 连线中点	S_3	坐骨结节或臀部皱褶
C_8	小指背侧(近节指骨)	L_2	T_{12} 和 L_3 中点(大腿前内侧)	$S_4 \sim S_5$	肛门皮肤黏膜交界处 1cm 以内会阴区域

2. 对身体左右两侧各 10 块关键肌群运动功能检查及自主肛门肌肉收缩(嘱患者像抑制肠蠕动一样夹紧检查者的手指)。肌力从 0 级(完全瘫痪)到 5 级(完全抵抗外界阻力下全关节范围主动活动),或未检测到(NT)。肉眼可见的收缩评为1 级,仅仅因为疼痛或不适导致肌肉活动受限应评为 5* 级而不是 4 级。在 ISNCSCI 系统中每一级肌力没有"+"或"−"的分类。如果挛缩限制关节活动范围达 50% 以上,则评为"检测不到"(NT)。每侧运动平面定义为该侧肌力在 3 级或以上的最低平面,而该平面以上所有肌群肌力是 5 级。自主肛门肌肉收缩分为"有"或"无",而且注意一定要与反射性收缩(如由 Valsalva 动作引发)相区别。

美国脊髓损伤协会(ASIA)制定的关键肌群

C_5	屈肘肌	T_1	小指外展肌	L_5	跨长伸肌
C_6	伸腕肌	L_2	屈髋肌	S_1	踝跖屈肌
C_7	伸肘肌	L_3	伸膝肌		
C_8	中指屈指肌	L_4	踝背屈肌		

3. 判断脊髓损伤的神经功能平面(neurologic level of injury,NLI),双侧保留正常感觉和至少抗重力运动(3/5)的最低平面,该平面以上感觉与运动功能正常。

4. 判断损伤是完全性还是不完全性。完全性脊髓损伤无运动或感觉功能,包含肛门深部感觉(由 $S_4 \sim S_5$ 控制)。体感诱发电位(somatosensory evoked potentials,SSEP)可能有助于区分不能配合或无意识的患者是完全性或不完全性脊髓损伤。

5. 根据美国脊髓损伤协会(ASIA)量表对脊髓损伤进行分类(AIS 量表)A ~ E[6]:

A. 完全性——在 $S_4 \sim S_5$ 节段无感觉或运动功能。

B. 感觉功能不全性——在神经损伤平面以下保留感觉功能,而且必须包含 $S_4 \sim S_5$ 节段。躯体任何一侧运动平面以下的运动功能保留 ≤ 3 个节段。

C. 运动功能不全性——在神经损伤平面以下运动功能保留 *,且在该平面以下超过 1/2 以上的关键肌群肌力不足 3 级。

D. 运动功能不全性——在神经损伤平面以下运动功能保留*，且在该平面以下至少 1/2 的关键肌群肌力超过 3 级。

E. 正常——所有皮节和肌群（ISNCSCI）的运动和感觉功能均正常。

*注意：评为 AIS 量表 C 或 D 的，必须存在自发的肛门收缩，或 $S_4 \sim S_5$ 水平感觉保留，且有运动平面以下超过 3 个节段的运动功能保留。根据 ISNCSCI 标准，运动水平以下非关键肌群的运动控制保留可以用于区分感觉或运动功能不全（AIS 量表 B 或 C）。

6. 部分功能保留区域（zone of partial preservation, ZPP）仅用于 AIS 中的 A 级，定义为在感觉或运动平面以下部分神经支配的感觉或运动节段（关键肌肉可随意收缩）（按照如下 4 类评定：右侧感觉、左侧感觉、右侧运动和左侧运动）。

脊髓损伤的临床综合征

中央管综合征——典型的不完全性脊髓损伤综合征，可见于曾患有颈椎病，由于坠落等致颈部过伸损伤的患者。黄韧带向内突出于狭窄的椎管内，导致脊髓受压。临床表现为上肢的无力要比下肢严重，伴有不同程度的感觉缺失及肠道、膀胱和性功能障碍。Penrod 回顾性地分析了 51 例中央管综合征的患者，发现在康复出院时，年龄 < 50 岁的患者下床活动、生活自理、肠道 / 膀胱功能的功能恢复要好于年龄 > 50 岁的患者[7]。

脊髓半切综合征（Brown-Séquard）——发生于脊髓半横断损伤的患者（典型的见于刀伤或肿瘤），损伤平面及以下同侧反射亢进性痉挛性瘫痪，精细触觉、振动觉和本体感觉丧失。对侧损伤平面 2 个节段以下，由于脊髓丘脑侧束损伤导致针刺觉和温度觉丧失，而由于脊髓丘脑侧束在损伤平面已交叉，致损伤平面同侧针刺觉保留而痛温觉丧失。与其他不完全性脊髓损伤综合征相比，此类患者功能性步行的预后是最好的。单纯的脊髓半切综合征很罕见，Brown-Séquard-Plus 综合征包括中央管综合征的特点，在临床上更加常见。

脊髓前柱综合征——典型的病因为脊髓前动脉供血区的血管病变，其他病因包括椎间盘后突、椎管碎片损伤及放射性脊髓病。手术过程中应用体感诱发电位主要监测的是脊髓后柱,因此可能监测不到脊髓前柱损伤的发生。患者常常存在不同程度的运动功能和针刺痛觉的缺失,本体觉和轻触觉相对保留。由于下行到骶髓的自主神经束受累,膀胱和肠道功能常常受损。该型患者运动功能的恢复预后不佳。

马尾损伤——马尾损伤综合征(cauda equina syndrome,CES)常常由于神经管受压、骶骨或脊柱 L_2 平面以下骨折导致。尽管损伤常发生在脊柱椎管内,但是因为损伤常常发生在神经根水平,马尾损伤综合征也被称为"多发性腰骶神经根病"。疾病结局取决于累及到的神经根,主要表现为低位运动神经元损伤。典型的临床表现为膀胱尿潴留(发展为充溢性尿失禁)、肠道功能障碍、性功能障碍、迟缓性下肢无力和鞍区麻痹。神经根性疼痛很常见且程度可以很严重。马尾损伤综合征属于急症,常需紧急外科会诊。由于神经根损伤可能修复,马尾综合征也有可能恢复。

脊髓圆锥损伤——单纯的脊髓圆锥损伤(如髓内肿瘤)是由于 $S_2 \sim S_4$ 节段脊髓损伤导致的鞍区麻痹,肠道、膀胱及性功能障碍。尽管这些症状与马尾损伤综合征很像,如果损伤部位在圆锥较高的位置,肛门反射、球海绵体反射($S_2 \sim S_4$)及踝反射(S_1、S_2)可以保留。外伤所致的脊髓圆锥损伤(如 L_1 椎体骨折)常常伴随腰骶神经根损伤,导致上下运动神经元损伤并存。此类患者预后较马尾损伤综合征患者差。

脊髓损伤的急性处理

目前,尚无治愈脊髓损伤的有效方法。曾经认为大剂量激素冲击疗法可以通过抑制脂质过氧化及清除自由基,在脊髓损伤急性期发挥神经保护作用。第二届全国急性脊髓损伤研讨会(national acute spinal cord injury study,NASCIS)提出,在急性非贯通创伤性脊髓损伤 8 小时以内静脉注射甲泼尼龙可以改善神经功能预后[8]。然而,这项研究存在方法学上的缺陷,导致结论不足以令人信服[9,10]。目前,大剂量使用甲泼尼龙可作为急性脊髓损伤的选择性治疗方案[11]。

其他治疗方法,如静脉注射 GM-1 神经节苷脂,损伤区内活化的自体巨噬细胞和干细胞,在研究中可发挥神经保护及神经再生的作用,但目前临床上还未证明任何一种方法对急性 SCI 有效。目前,急性 SCI 的标准治疗方法包括专业的内外科治疗和后期多学科康复治疗。尽管早期手术可更早活动及减少并发症，其干预效果可能优于晚期，但是脊髓损伤后的最佳手术时机还尚未确定。回顾性研究提示紧急减压对双侧小关节脱位或神经功能渐进性恶化的不全性脊髓损伤患者有作用[12]。

创伤性脊髓损伤的预后及康复

完全性 SCI——仅有 2%~3% 的患者在 SCI 损伤 1 周后 AIS 为 A 级，神经功能会有明显的恢复，大约在 1 年后可以恢复至 AIS D 级[13]。对于完全性四肢瘫的患者，超过 95% 的部分功能保留区域的关键肌群在 SCI 后 1 个月肌力为 1 或 2 级，在 1 年后可以恢复至 3 级[16]。约 25% 的患者在 SCI 后 1 个月最头端肌力为 0 级的肌群在 1 年后可以恢复到至少 3 级，其中针刺觉正常的患者最有可能恢复运动功能[13]。大多数的上肢功能恢复发生在损伤后最初的 6 个月，又以最初的 3 个月恢复速度最快。运动平面比神经平面或者感觉平面与功能更相关。SCI 后 1 周表现为完全性截瘫的患者，约有 73% 的患者脊髓损伤的神经功能平面在 1 年后保持不变，约有 18% 的患者改善 1 个平面，约有 9% 的患者改善 2 个或更多的平面[14]。Waters 的研究发现仅有 5% 的完全性截瘫患者最终可以实现在社区内行走[15]。

不全性 SCI——不全性四肢瘫的患者通常会恢复到最初损伤平面以下多个平面，而且大部分的功能恢复都发生在最初的 6 个月。Waters 的研究发现 46% 的不全性四肢瘫患者可以在患病 1 年后运动功能恢复到足以行走[15]。多达 80% 的不全性截瘫的患者可以在 1 年后恢复屈髋肌和伸膝肌功能（肌力 ≥ 3 级），从而提高了他们实现社区行走的可能性[13]。

Crozier 综述了 27 例最初有不全性感觉功能障碍的患者，发现损伤区以下针刺觉部分保留可以预示将来恢复功能性行走的能力[16]。AIS B 级损伤的患者，如果针刺觉保留，其改善为 D 级的可能性同 C 级改善至 D 级的可能性相当，更有可能恢复步行。

混合性 SCI——依据 SCI 72 小时后神经功能检查预测康复效果比损伤当天的检查更可靠。最初几天球海绵体反射消失表明较低位的运动神经元损伤，并且对肠道、膀胱和性功能也有一定提示意义。磁共振上有出血现象及水肿时间长度也是1年后运动功能恢复不良的独立预测指标[13]。双侧屈髋肌和至少一侧伸膝肌肌力在3级以上与恢复社区行走预后相关[17]。

功能结局预期

(I:独立;A:需辅助;D:不能独立;结局的预期是基于典型年龄的完全性创伤性 SCI 患者——老年患者预后总体不佳)

$C_1 \sim C_3$——分泌物的清理不能自理。需要借助于可操纵式轮椅及具备增强设备的减压系统(I);生活中需要各个层次的护理。

C_4——可以不借助呼吸机进行呼吸。如果患者屈肘肌和三角肌存在一定功能,可以借助移动手臂实现有限的日常活动(activities of daily living, ADL)。可以使用呼-吸控制和头控式轮椅。

C_5——清理分泌物可能需要辅助。在设备(如含有插槽和移动臂的对掌矫形器)辅助下可以实现独立进食(I)。大部分的上半身日常活动需要辅助(A)。大多数患者无法进行自我间歇性导尿。需借助于电动式轮椅(I)。部分患者可以独立在无地毯、水平、室内地面使用安装手部支撑的手动轮椅(I)。部分患者可以驾驶特殊改装的车。

C_6——可以使用肌腱矫形器和带插槽对掌矫形器。除了切割食物外,能独立进食(I)。通过设置或借助于改装后的工具(如衣服肩带上的魔术贴),可以完成大部分的上半身日常活动(I)。大部分的下半身日常活动(包含肠道护理)需要辅助或不能自理(A 或 D)。部分男性患者在摆设后可以完成自我间歇导尿术(I),而女性通常不能自理(D)。部分患者借助于滑板或踏板可以实现转移(I),但很多人需要别人辅助(A)。借助于手动式轮椅通常可自理(I),但通常使用电动轮椅,尤其在距离较远或户外时使用。可以驾驶特殊改装的车。

C_7——通过使用短的对掌夹板和通用护腕,大部分的日常活动都可自理(I)。某些下半身的日常活动需要辅助(A)。女性可能难以完成间歇性导尿。借助于设备,患者可以独立进行肠道护理(I),但是插入栓剂可能仍有困难。可独立移动使用手动式轮椅(I),除非转移面不平。如果患者可以转移以及装载/卸载轮椅,可以使用手部控制独立驾驶非货车式汽车(I)。

C_8——完全日常生活自理，包括肠道和膀胱护理（I），以及使用手动轮椅转移及驾驶改装汽车。

截瘫——脊髓损伤水平越低，则躯干的稳定性越好。上／中胸段损伤患者可借助于 b/1 膝踝足矫形器和 Lofstrand 拐杖（即摆动步或者摆至步）实现站立和行走，但其目的通常是练习而不是功能性行走。下胸段或 L_1 损伤患者可以通过矫形器和步态辅助设备在家中行走，但很少可以社区行走。$L_2 \sim S_5$ 脊髓损伤的患者可以在使用或不使用矫形器（如膝踝足矫形器或踝足矫形器）和／或步态辅助设备的情况下实现社区行走（踝足矫形器常用来弥补踝关节无力，而手杖、拐杖和步行器具主要用来弥补髋外展和后伸无力）。

脊髓损伤中的几个问题

自主神经反射异常（autonomic dysreflexia，AD）——在 T_6 节段及以上脊髓损伤的患者发生率高达 48% ~ 85%[18]。由于该类患者静息收缩压（systolic blood pressures，SBP）通常为 90 ~ 110mmHg，当静息收缩压（SBP）在基线以上 20 ~ 40mmHg，表明可能存在自主神经反射异常[18]。在损伤平面以下的伤害性刺激可以引起反射性交感神经血管收缩（导致血压升高）。由于脊髓损伤的存在，脑内高级中枢不能直接调节交感神经反应，机体试图通过颈动脉及主动脉弓压力感受器／迷走神经介导心率减慢来降低血压，但通常情况下无效（图 18.2）。

自主神经反射异常的首要治疗是去除伤害性刺激，最常见的是膀胱功能障碍，其次常见的为肠道扩张（如大量粪便嵌塞）。其他的原因包括急腹症、尿路感染、睾丸扭转、附睾炎、子宫内膜异位症、未确诊的骨折、深静脉血栓形成、压力性损伤、痛风、蜂窝组织炎、嵌甲、衣服／袜子或夹板太紧及姿势异常。

骨代谢——在脊髓损伤平面以下，骨质疏松和骨折的风险大大增加，尤其是长骨。确切的发病机制还尚不清楚，但有学者认为与失用和神经因素有关。骨小梁比骨皮质更容易受到影响。脊髓损伤两年后骨吸收与骨形成达到了新的稳态平衡。临床上可以采用磷酸钙、维生素 D、降钙素和双膦酸盐治疗，辅之以功能性刺激性活动[20]。

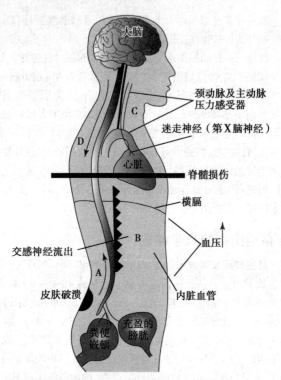

图 18.2 （A）强烈感觉通过完整的外周神经传入脊髓(不一定都是伤害性刺激)，这种感觉输入最常见起源于膀胱或肠道。（B）这种强烈的感觉输入沿着脊髓向上传播，引起胸腰交感神经的大量交感神经兴奋。这些交感神经兴奋引起广泛的血管收缩，最显著的是膈下(或内脏)脉管系统。因此，外周动脉血压就升高了。（C）大脑通过颈部完整的压力感受器经第IX和第X脑神经(迷走神经)检测到这种高血压危象。（D）大脑通过两种方式来阻止高血压危象的进展。首先，大脑试图通过发放下行的抑制性冲动来关闭兴奋的交感神经。然而，由于 T_6 或以上平面的脊髓损伤，这种抑制性的冲动并不能够到达大部分的交感神经流出的水平。因此，抑制性的冲动在受损的脊髓中被阻断。第二种方式是大脑试图通过完整的迷走神经(副交感神经)减慢心率，从而试图降低外周血压。这种方式引起的心动过缓往往不足以降低外周血压，高血压仍存在。总之，在损伤水平以下，交感神经占优势，而在损伤水平以上，副交感神经占优势。一旦强烈的感觉刺激去除，反射性高血压的问题即可解决

（资料引自：参考文献[19]）

异位骨化（heterotopic ossification, HO）是一种获得性的骨外的骨形成，典型发病部位在大关节附近。脊髓损伤患者的异位骨化很常见，多达 1/2 的患者受累，从损伤后约 12 周开始。那些完全性脊髓损伤的患者，以及患有其他并发症如痉挛状态、尿路感染和肺炎的患者，发生异位骨化的风险更高[21]。髋部是脊髓损伤患者中最常见的异位骨化部位。不足 20% 的患者可以出现症状，包括疼痛、关节活动度减少和炎症。三相骨扫描具有高度的诊断敏感性，在普通 X 线照片提示病变之前即可呈阳性。初始治疗包括对受累关节进行柔和的被动关节活动和使用非甾体类抗炎药物。一些研究表明双膦酸盐可能使患者受益。在异位骨化成熟后，可以选择手术切除，但复发率高[22]。

心血管疾病——随着患者长期生存率的提高，心血管疾病日益成为脊髓损伤的常见并发症。与正常人群相比，肥胖、血脂异常和葡萄糖代谢受损等心血管风险因素在慢性期脊髓损伤患者中更为普遍。慢性期脊髓损伤患者心血管疾病的发病率和死亡率已超过了肺部或肾脏疾病[23]。因此有必要采取预防措施并定期进行心血管疾病的筛查。

长期常规尿道监测——上尿路监测包括每年一次的肾小球滤过率（glomerular filtration rate, GFR）或 24 小时肌酐清除检查以判断肾功能变化。此外，还可每年进行肾和膀胱超声检查以检测肾积水和结石状况。一旦膀胱开始出现不受抑制的收缩（或在脊髓损伤后约 3 ~ 6 个月），下尿路评估应包含尿动力学检查，或由临床医师决定是否检查（通常每年进行一次）。对于已留置 10 年导尿管（置于尿道或耻骨上）或留置时间较短（如 5 年）但却存在其他危险因素（如重度吸烟、年龄 > 40 岁，和尿路感染史），应进行常规膀胱镜检查，以早期发现泌尿系潜在的肿瘤。

创伤后脊髓空洞症——临床上可以见到近 3% ~ 8% 的创伤后脊髓损伤患者罹患此症，在尸检时则更高达 20%。脊髓损伤后 2 个月即可出现此症。症状包括疼痛（通常在咳嗽或用力时加重，但仰卧时却不受影响）和神经功能恶化（如：上行感觉丧失、包括延髓肌等进行性无力、出汗增加、立位晕厥和 Homer 综合征)。治疗方法通常是观察性的,对于严重的进行性病变考虑手术干预。

性功能和生育能力——女性:约 44% ~ 55% 的脊髓损伤女性具备达到性高潮的能力[24]。月经通常在脊髓损伤 6 个月内恢复,生育功能得以保留。患有脊髓损伤的怀孕妇女通常被认为是高风险妊娠,因为其并发症发生率高,包括自主神经反射异常、感染和痉挛。早产和足月小样儿的发生率高,但自发性流产发生率没有增加。对于脊髓损伤发生在 T_6 或以上的患者,约有 85% 在分娩过程中容易发生自主神经反射异常,因此对于此类患者分娩时建议采用脊髓麻醉[25]。

男性:对于完全性上运动神经元脊髓损伤,反射性勃起功能通常保留,但射精很少见。而对于不完全性脊髓损伤,患者反射性勃起功能通常也是保留的,射精要多于完全性脊髓损伤的患者,部分患者可以实现心因性勃起。低于 T_{11} 水平的完全性或不完全性脊髓损伤可能导致勃起质量和持续时间不佳。对于勃起功能障碍患者的治疗可包括药物、辅助装置及手术假体植入。有研究显示磷酸二酯酶 -5 抑制剂(如西地那非、他达拉非和伐地那非)可显著改善勃起功能障碍和提高患者满意度[26]。大多数情况下,该类药物的耐受性良好,但存在如下禁忌证:同时使用有机硝酸酯和部分 α 受体阻滞剂。将前列地尔(前列腺素 E_1)直接注射到阴茎海绵体中对勃起功能障碍也是非常有效的,但这是一种侵入性治疗方法,且存在阴茎持续勃起和纤维化的风险。由于逆行射精、精子数量和活动能力差等因素,脊髓损伤后不孕症很常见。通过阴茎震动性刺激射精需要解决脊柱休克的问题,并且需要完整的射精反射[来自上腹下神经丛的交感神经纤维(T_{10} ~ L_2)负责发射;以及来自阴部神经纤维(S_2 ~ S_4)负责逼出精子]。电刺激射精(通过直肠刺激精囊和前列腺)是另一种可选治疗方法,需要对未罹患完全性脊髓损伤的患者进行全身麻醉。收集射精的精液进行宫内或体外受精。

四肢瘫患者肌腱转移手术——对于 C_5 或 C_6 脊髓损伤的患者,使用后三角肌至肱三头肌或肱二头肌至肱三头肌转移,可重建肱三头肌的功能。通过改良的 Moberg 手术,将肱桡肌(C_5, C_6)附着于拇长屈肌(C_8, T_1)并稳定拇指腕掌指和指间关节,可以恢复 C_6 脊髓损伤患者的侧捏功能。

(孙晓龙 译,袁 华 校)

参考文献

1. NSCISC National Spinal Cord Injury Statistical Center. The University of Alabama at Birmingham. https://www.nscisc.uab.edu

2. Devivo M. Epidemiology of traumatic SCI. In: Kirshblum S, ed. *Spinal Cord Medicine*. Philadelphia, PA: Lippincott Williams & Wilkins; 2002:69.

3. Spinal Cord Injury (SCI). Facts and Figures at a Glance. 2016 SCI Data Sheet. National Spinal Cord Injury Statistical Center, Birmingham, AL

4. Levi AD. Clinical syndromes associated with disproportionate weakness of the upper versus the lower extremities after cervical spinal cord injury. *Neurosurgery*. 1996;38:179–183.

5. Adams M, ed. Adams & Victor's Principles o f Neurology. 7th ed. McGraw-Hill, 2001

6. American Spinal Injury Association. *International Standards for Neurological Classification of SCI, Revised 2013*. Chicago, IL: ASIA; 2013.

7. Penrod LE. Age effect on prognosis for functional recovery in acute, traumatic central cord syndrome. *Arch Phys Med Rehabil*. 1990;71:963–968.

8. Bracken MB. NASCIS 2. *N Engl J Med*. 1990;322:1405–1411.

9. Nesathurai S. Steroids and SCI: revisiting NASCIS 2 and 3. *J Trauma*. 1998;45:1088–1093.

10. Hurlbert RJ. Methylprednisolone for acute SCI: an inappropriate standard of care. *J Neurosurg*. 2000;93(1 suppl):l–7.

11. Wing, P. et al. Early acute management in adults with spinal cord injury: a clinical practice guideline for health-care professionals. *J Spinal Cord Med*. 2008;31(4):403–479.

12. Fehlings MG. The role and timing of decompression in acute SCI. *Spine*. 2001;26(suppl):101–109.

13. Ditunno JF. Predicting outcome in traumatic SCI. In: Kirshblum S, ed. *Spinal Cord Medicine*. Philadelphia, PA: Lippincott Williams & Wilkins; 2002:87.

14. Waters RL. Donald Munro lecture: functional and neurologic recovery following acute SCI. *J Spinal Cord Med*. 1998;21:195–199.

15. Waters RL. Motor and sensory recovery following incomplete tetraplegia. *Arch Phys Med Rehabil*. 1994;75:306–311.

16. Crozier KS. SCI: prognosis for ambulation based on sensory examination in pts who are initially motor complete. *Arch Phys Med Rehabil*. 1991;72:119–121.

17. Hussey RW. SCI: requirements for ambulation. *Arch Phys Med Rehabil*. 1973;54:544–547.

18. Campagnolo D. Autonomic and CV complications of SCI. In: Kirshblum S, ed. *Spinal Cord Medicine*. Philadelphia, PA: Lippincott Williams & Wilkins; 2002:123–132.

19. American Spinal Injury Association. Standards for Neurological and Functional Classification of SCI. 3rd ed. Chicago, IL: ASIA; 1990

20. Jiang SD. Osteoporosis after spinal cord injury. *Osteoporos Int*. 2006;17(2):180.

21. Citak M. Risk factors for heterotopic ossification in patients with spinal cord injury: a case–control study of 264 patients. *Spine*. 2012;37(23):1953–1957.

22. Teasell RW. A systematic review of the therapeutic interventions for heterotopic ossification after spinal cord injury. *Spinal Cord*. 2010;48(7):512.

23. Myers J, Lee M, Kiratli J. Cardiovascular disease in spinal cord injury: an overview of prevalence, risk, evaluation, and management. *Am J Phys Med Rehabil*. 2007;86(2):142.

24. Sipski ML. Sexual arousal and orgasm in women: the effects of SCI. *Ann Neurol*. 2001;49:35–44.

25. Westgren, N. Pregnancy and delivery in women with a traumatic spinal cord injury in Sweden, 1980–1991. *Obstet Gynecol*. 1993;81(6):926.

26. Giuliano F. Vardenafil improves ejaculation success rates and self-confidence in men with erectile dysfunction due to spinal cord injury. *Spine*. 2008;33(7):709.

第十九章

脑 外 伤

简介与流行病学

脑外伤(traumatic brain injury, TBI)是美国严重的公共卫生问题。2010年,约有250万人发生TBI,其中2%死亡,11%接受住院治疗,87%急诊出院[1]。以上不包括那些没有接受医疗护理、门诊或诊所治疗或接受联邦机构护理的患者。根据2015[1]国会的最新报告,脑外伤最常见的原因是跌倒(40.5%)、意外钝器伤(15.5%)、机动车事故(motor vehicle accidents, MVA)(14.3%)和袭击(10.7%)。75岁以上成人发生脑外伤住院率、死亡率最高。酗酒是TBI最易预防的原因之一。

病理生理学

原发性损伤发生在受伤后的最初数小时内。弥漫性轴索损伤(diffuse axonal injury, DAI)由加减速、旋转力和撞击时白、灰质组织密度差异等对轴突的剪切力造成。主要导致脑白质点状出血(胼胝体,矢状窦白质,中脑,脑桥)[2]。原发性损伤可能导致意识丧失、觉醒障碍和认知缺陷。脑挫裂伤是一类由快速加速/减速引起的对冲性损伤。主要影响眶下额叶和前颞叶。硬膜下出血(subarachnoid hemorrhage, SDHS)影像学表现为新月形影,是TBI中最常见的出血类型。SDHS可由桥静脉或动脉血管损伤所致。老年人由于脑萎缩的缘故,更易发生SDHS。硬膜外出血影像学表现为椭圆形影,通常是由于颞部骨折所致脑膜中动脉的损伤造成。硬膜下出血起病后可能会有一个中间清醒期,需要紧急外科处理,容易临床误诊。蛛网膜下腔出血(subarachnoid hemorrhage, SAH)发生在软脑膜和蛛网膜下腔之间,并可导致脑积水。穿透伤是由局部伤害,如枪、弹伤等所致。

二次损伤继发于原发性损伤,发生时间为TBI后的几小时至几天,此时有生物化学变化、炎性改变、缺血、缺氧及低灌注导致的低氧症等。血脑屏障受损、血管损伤和细胞骨架膜完整性破坏可导致血管源性(细胞外)和细胞源性(细胞内)水肿。这些二次损伤过程相互关联,相互促进。目前科学界正在研究开发识别脑损伤的存在或严重程度的生物标志物。

TBI 严重程度分级

TBI 严重程度可以使用不同的量表进行分级;见表 19.1 和表 19.2。

表 19.1 TBI 严重度分类

	轻度	中度	重度
影像学	正常	正常或异常	正常或异常
意识丧失	< 30min	30min ~ 24h	> 24h
意识 / 精神状态改变	< 24h	> 24h	> 24h
Glasgow 昏迷量表评分(24h 内最高)	13 ~ 15	8 ~ 12	3 ~ 8
创伤后失忆	0 ~ 1 天	1 ~ 7 天	> 7 天

资料来源:引自参考文献[3]。

表 19.2 Glasgow 昏迷量表

	反应	评分
睁眼反应	自发睁眼	4
	呼唤睁眼	3
	疼痛刺激下睁眼	2
	对刺激无反应	1
言语反应	言语切题	5
	可应答,但不切题	4
	言语含混不清	3
	能发声	2
	无任何反应	1
运动反应	遵嘱动作	6
	给予疼痛刺激时,患者能移动肢体尝试去除刺激	5

续表

反应		评分
运动反应	对疼痛刺激有躲避反应	4
	疼痛刺激时肢体屈曲(去皮层姿势)	3
	疼痛刺激时肢体伸直(去大脑姿势)	2
	疼痛刺激时无反应	1

资料来源:引自参考文献[4]。

表 19.3 Rancho Los Amigos 认知功能量表

Rancho 分级	临床表现
Ⅰ	无反应
Ⅱ	一般反应
Ⅲ	局部反应
Ⅳ	神志欠清,烦躁反应
Ⅴ	神志欠清,错乱反应
Ⅵ	神志欠清,适当反应
Ⅶ	自主适当反应
Ⅷ	有目的的适当反应

资料来源:引自参考文献[5]。

创伤后遗忘症(post-traumatic amnesia,PTA)是指在
TBI后无法记忆,如日常信息或正在进行的事件。可使用
Galveston定向遗忘试验(Galveston Orientation Amnesia Test,
GOAT)或定向Log(Orientation Log,O-Log)试验进行评定。
GOAT是一系列关于最近事件的定位和回忆的问题。O-Log
可代替GOAT对PTA进行评估,并且对PTA结局预测更为
准确。当GOAT的评分≥75分,O-Log连续两天评分≥25时,
提示PTA结束。

Rancho Los Amigos认知功能量表(表19.3)可提供TBI
患者在恢复过程中一般行为的评估。

恢复和转归

神经可塑性可通过敏化现有神经连接、长时程增强、长时

程抑制、促进轴突和树突芽生、促进突触发生[6]等方式实现大脑修复。大脑适应不良会导致痉挛、癫痫等负面结果。脑损伤失联络区是指无损伤脑区功能降低，这是由于与其相连的脑区受损所致的功能性去传入导致的。通过神经可塑性和改善脑血流可逐渐恢复失联络区功能。脑损伤后的代偿是使用代偿技术重建受损功能。

采用残疾评定量表（Disability Rating Scale，DRS）评估TBI 后恢复期的一般功能。DRS 总分为 30，可用来对残损、残疾和残障进行评估分级。

与不良预后相关的因素包括：年龄小于 4 岁或大于 65 岁；存在脑干反射，如瞳孔扩张、头眼反射受损、变温试验阴性、去大脑 > 去皮质姿势；低格拉斯哥昏迷量表（Glasgow Coma Scale，GCS）评分；影像学上大脑双侧改变 > 单侧（脑干 > 脑）；意识障碍持续时间长；PTA 持续时间较长；肌肉松弛和痉挛；尿失禁；功能独立测量（Glasgow Coma Scale，FIM）评分低；体感诱发电位（somatosensory evoked potential，SEP）N20 消失。PTA < 2 个月时较少发生严重残疾，PTA > 3 个月时功能预后较差。

意识障碍

意识是指一种对环境和自身有认知力，以及对环境变化有相应反应的觉醒状态。昏迷和植物状态是觉醒中心、网状激活系统（reticular activating system，RAS）及其对皮层的投射受损的临床表现。昏迷持续时间越长，预后越差。昏迷时间 < 2 周的患者，很少出现严重残疾。昏迷持续时间超过 4 周时，功能预后较差。

植物状态和微弱意识状态（minimally conscious state，MCS；表 19.4）之间的鉴别诊断非常重要，因为这两者预后完全不同，长期管理计划也应有所差别。JFK 昏迷恢复量表修订版（JFK Coma Recovery Scale-Revised，CRS-R）可用于区分植物状态和 MCS。这是一个 23 项量表，共包含 6 个子量表（听觉、视觉、运动、口腔运动 / 言语、交流和唤醒反应），分别对应于脑干、皮层下和皮层的不同功能。

表 19.4 昏迷、植物状态与最小意识状态

	意识	脑电图睡眠 /唤醒周期	功能反应
昏迷	无,不可自发性睁眼	无	无,仅存在原始反射
植物状态	有,可自发性睁眼	有	无意义运动 不能遵嘱 不一致或反射性的反应
微弱意识状态	对自我及环境有部分意识,对局部疼痛刺激有反应	有	不一致的遵嘱 对刺激、命令部分反应 视觉固定 / 跟踪(跟踪移动物体) 自主运动 / 操作 沟通不可靠
神志不清状态	对自我及环境有意识,有一致性的反应	有	对命令有一致性的遵嘱 有目的性运动 可操作功能物品 可靠地沟通

TBI 的急性处理

颅内压(intracranial pressure,ICP)监测可指导早期 TBI 治疗,但缺乏高质量的数据证实常规 ICP 监测可改善 TBI 预后。ICP 监测的原理是颅内压增加导致脑灌注压降低(cerebral perfusion pressure,CPP= 平均动脉压 -ICP)。ICP 可通过温度、应激、刺激、血压升高、仰卧、吸气动作或高强度物理治疗(physical therapy,PT)来增加。当严重脑损伤(例如 GCS ≤ 8)伴有水肿、压迫基底池或临床衰竭等时,常需要放置脑室外引流管以降低颅内压。ICP 增高(> 20mmHg;正常值为 2 ~ 5mmHg)可以通过抬高头部、使用利尿剂(甘露醇)或高渗盐水、巴比妥类药物、镇静剂、颅骨部分切除 / 颅骨切开术等神经外科减压法(多用于老年人)或过度通气(谨慎使

用)来控制。低温对降低 ICP 的作用尚不明确。

不推荐将类固醇激素用于急性 TBI 的常规治疗，数据来源于发表在 2004—2005 年的一项大型随机多中心颅脑损伤后随机化糖皮质激素使用（Corticosteroid Randomisation After Significant Head Injury，CRASH）临床试验[7]。CRASH 研究显示，与未使用类固醇激素组相比，接受类固醇激素治疗组死亡率显著增加。

昏迷和植物状态的治疗

治疗通常集中于感觉刺激（听觉、感觉、振动等）和兴奋剂的使用[哌甲酯、金刚烷胺、多巴胺激动剂、选择性血清素再摄取抑制剂（selective serotonin reuptake inhibitors，SSRIs）等]。缺乏高水平的证据证明这些治疗可改善临床结果，但是由于可行替代方案的缺乏，以上治疗手段仍在常规应用中。应预防并发症（皮肤破裂、挛缩等）。

TBI 内科并发症的治疗

睡眠障碍是 TBI 后最常见的并发症之一。保障恰当的睡眠卫生是睡眠障碍的一线管理。应重建规律的睡眠 - 觉醒周期，避免咖啡因和睡前运动，并在安静、放松的睡眠环境中入睡，解决药物副作用、疼痛和其他抑制睡眠的因素。二线管理是药物治疗，从非处方药（over-the-counter，OTC）褪黑激素（3 ～ 9mg）开始。雷美替胺是一种褪黑激素受体激动剂，相比褪黑素更昂贵且为处方药，但不一定更有效。曲唑酮是另一种常见的替代品（25 ～ 150mg）。唑吡坦和其他"Z- 药物"具有苯二氮䓬类镇静催眠作用，不推荐使用。抗组胺药（如苯海拉明）可以干扰记忆和学习新知识，也应避免使用。

不良觉醒也很常见，需要进行睡眠管理。兴奋剂如金刚烷胺（100 ～ 200mg）和哌甲酯（5 ～ 20mg），在早餐和午餐时服用。哌甲酯不降低癫痫发作阈值，可用于癫痫患者。溴隐亭（一般 2.5 ～ 7.5mg，bid）、莫达非尼、卡比多巴、多奈哌齐也可以提高警觉性和记忆力。

兴奋是 PTA 期间出现的谵妄的一种亚型，表现为行为过度，如攻击性、静坐不能、去抑制、情绪不稳定、破坏性或战斗性行为[8]。这些行为多见于额颞叶损伤。使用兴奋行为量表(14 个行为,如不安、冲动、不合作、情绪等,每一个评分为 1 ~ 4 分,分数越高表明兴奋越严重)评估和随访情绪激动程度。管理的重点是优化环境,消除诱发兴奋的潜在原因(即药物、饥饿、疼痛、疲劳、癫痫发作和感染)。来访者应受到限制,实施治疗的医务人员也应该尽量保持一致。患者应该经常被重新定向和指导。一对一治疗可以帮助指导行为。当仅使用环境管理不够的时候,药物治疗是二线干预手段。情绪稳定剂(丙戊酸、拉莫三嗪、卡马西平)、非典型抗精神病药物(利培酮、齐拉西酮、奥氮平、喹硫平)、抗抑郁药(5-HT 再摄取抑制药 SSRI、丁螺环酮)、亲脂性 β 受体阻滞剂(普萘洛尔、卡维地洛、拉贝洛尔)可在仔细评估它们的副作用和相互作用后使用。药物应从低剂量开始、缓慢增加,同时监测认知副作用。苯二氮䓬类药物和氟哌啶醇有明显的副作用,但可选择性使用,尤其适用于那些以前就有精神疾病的患者。神经激动剂如金刚烷胺和哌甲酯可通过改善注意力和执行功能而改善兴奋。当患者有自伤和伤人的危险时应进行身体约束。

神经内分泌功能障碍与下丘脑/垂体损伤有关,并可能在 TBI 发生几个月之后出现。可能会导致不适、体温过低、心动过缓、低血压或康复进展停滞。据统计,约有 30% ~ 50% 的 TBI 后患者存在内分泌异常,通常未被发现。建议在 3 ~ 6 个月和1年[例如,AM皮质醇、卵泡刺激素(follicle-stimulating hormone,FSH)、黄体生成激素(luteinizing hormone,LH)、睾酮、催乳素、胰岛素样生长因子 1(insulin-like growth factor 1,IGF-1)、雌二醇、甲状腺系列、催乳素]进行内分泌筛查。治疗一般为激素替代疗法。

钠异常继发于抗利尿激素分泌异常综合征(syndrome ofinappropriate antidiuretic hormone,SIADH)、脑性耗盐综合征(cerebral salt wasting,CSW)或尿崩症(diabetes insipidus,DI)等。ADH 用于肾集合小管,能促进集合小管对水的重吸收。在没有 ADH 时,肾集合小管细胞对水是不可渗透的。因此,ADH 过量导致水潴留和 Na^+ 排泄增加。SIADH 导致低钠血症、低血清渗透压和高尿渗透压,并伴有轻度细胞外液(extracellular fluid,ECF)增加。SIADH 首先要限制水摄入(例如,1L/d)。严重时,需要高张盐水输注治疗(纠正过快时有脑桥髓鞘溶解的风险)。慢性 SIADH 可以用 ADH 抑制剂如地美环素来治疗。CSW 是由于中枢原因引起 Na^+ 的肾丢失,导致低钠血症、低血清渗透压和高尿渗透压。SIADH 和 CSW 之间的主要区别在于 CSW 会出现脱水/低血容量(ECF 损失)。治疗 CSW(脱水和 Na^+ 消耗)需要使用等渗盐水进行水合。DI 是由垂体的严重损害引起,ADH 缺乏导致全身水减少(细胞内 +ECF)和高钠血症,尽管这种状况下 ECF 量尚正常。如果不保持一定量液体摄入,DI 会造成严重脱水。DI 可用血管升压素治疗。

外伤后癫痫可分为单纯局部(局限性 + 无 LOC)性、复杂局部(局限性 +LOC)性或全身性/癫痫大发作。更严重的脑外伤,伴有穿透伤、出血、异物、硬脑膜撕裂、压缩性颅骨骨折或中线移位时癫痫风险更高。建议中度~重度 TBI 服用丙戊酸钠或左乙拉西坦 1 周以预防癫痫发作。不推荐服药超过一周,因其对神经功能和恢复产生负面影响。癫痫即刻发作(发生在 24 小时内)被认为是由直接创伤引起的,并且不能作为预测未来是否会出现癫痫发作的指标。对 TBI 后即刻发作的癫痫也是采取为期 1 周的预防。然而,创伤后早期癫痫发作的最佳治疗方案(在 TBI 后 1～7 天之间)尚未建立。通常,患者至少服用几个月的抗癫痫药物。大约25% 的创伤后早期癫痫患者会有继发性癫痫发作。迟发性癫痫发作(发生在 TBI 后第 7 天之后)应长期使用抗惊厥药治疗。卡马西平推荐用于部分性癫痫发作而丙戊酸钠应用于全身性癫痫发作。考虑到药物的副作用,这些药物优先选择应用于 TBI 后癫痫。其他常用药物包括左乙拉西坦、加巴喷丁、苯妥英钠和拉莫三嗪。联合使用多种抗癫痫药物须谨慎,因为它们之间会有相互作用。应避免使用苯巴比妥类药物。癫痫发作持续,需使用抗惊厥药。如果至少 2 年无癫痫发作,可考虑逐渐减少药物使用。停止抗癫痫药前查 EEG。手术治疗包括迷走神经刺激和立体定向切除癫痫位点。

阵发性自主神经不稳定伴肌张力障碍综合征(paroxysmal autonomic instability with dystonia,PAID)由一组包括心动过速、血压升高、呼吸急促、发热、出汗、肌张力障碍的症状组成。治疗包括尽量减少刺激源(例如疼痛或噪音),解决潜在的医学问题和并发症[例如,尿路感染(urinary tract infection,UTI)、伤口感染、共病状况],并使用冷却毯。常用的药物包括非甾体抗炎药、亲脂性 β 受体阻滞剂、溴隐亭和金刚烷胺等作用于下丘脑的药物,巴氯芬用于控制痉挛,丹曲林用于治疗恶性高热。

血流动力学紊乱——心动过速和高血压可能与儿茶酚胺释放和 / 或去极化有关。可用 β 受体阻滞剂治疗。

痉挛——推荐早期和积极的关节活动度治疗以维持关节活动性和防止继发性并发症。尽量不使用经典的口服抗痉挛药物,以避免它们的副作用。肉毒毒素可用于局部抗痉挛治疗。

脑神经损伤——CN Ⅰ(嗅觉)损伤最为常见,也最易漏诊。所有的 TBI 患者都应该检查 CN Ⅰ,因其会影响进食 / 营养。CN Ⅰ损伤的患者中,1/3 比例会完全恢复;1/3 恢复部分功能;1/3 完全不能恢复。CV Ⅱ(面部)和 CN Ⅷ(前庭耳蜗)损伤也很常见。

(刘莎莎 译,徐丽丽 校)

参考文献

1. Centers for Disease Control and Prevention. Report to Congress on Traumatic Brain Injury in the United States: Epidemiology and Rehabilitation. Atlanta, GA: National Center for Injury Prevention and Control; Division of Unintentional Injury Prevention; 2015.

2. Yokobori S, Bullock R. Pathobiology of primary traumatic brain injury. In: Zasler N, Katz D, Zafonte R, eds. *Brain Injury Medicine: Principles and Practice.* New York, NY: Demos Medical Publishing; 2013:137–147.

3. Brasure M, Lamberty GJ, Sayer NA, et al. *Multidisciplinary Postacute Rehabilitation for Moderate to Severe Traumatic Brain Injury in Adults.* Rockville, MD; 2012.

4. Teasdale G, Jennett B. Assessment of coma and impaired consciousness. A practical scale. *Lancet.* 1974;2(7872):81–84.

5. Hagen C, Malkmus D, Durham P. *Levels of Cognitive Functioning.* Downey, CA: Rancho Los Amigos Hospital; 1972.

6. Nudo R, Dancause N. Neuroscientific basis for occupational and physical therapy interventions. In: Zasler N, Katz D, Zafonte R, eds. *Brain Injury Medicine: Principles and Practice.* New York, NY: Demos Medical Publishing; 2013.

7. Edwards P, Arango M, Balica L, et al. Final results of MRC CRASH, a randomised placebo-controlled trial of intravenous corticosteroid in adults with head injury-outcomes at 6 months. *Lancet.* 2005;365:1957–1959.

8. Sandel ME, Mysiw WJ. The agitated brain injured patient. Part 1: Definitions, differential diagnosis, and assessment. *Arch Phys Med Rehabil.* 1996;77(6):617–623.

阅读建议

Centers for Disease Control and Prevention. Nonfatal traumatic brain injuries related to sports and recreation activities among persons aged </=19 years–United States, 2001–2009. *Morb Mortal Wkly Rep.* 2011;60(39):1337–1342.

Champion HR, Holcomb JB, Young LA. Injuries from explosions: physics, biophysics, pathology, and required research focus. *J Trauma.* 2009;66(5):1468–1477.

第二十章

脑 卒 中

流行病学与危险因素

脑卒中是中枢神经系统(central nervous system, CNS)由血管原因引起的急性局灶性损伤,包括脑梗死、脑出血(intracerebral hemorrhage, ICH)和蛛网膜下腔出血(subarachnoid hemorrhage, SAH)[1]。脑卒中的两种主要类型是缺血性脑卒中(87%)和出血性脑卒中(13%)[2]。其中脑栓塞占32%,大血管血栓形成占31%,小血管血栓形成占20%,脑出血占10%,SAH占3%[2]。

脑卒中的危险因素分为可控因素和不可控因素两种。不可控因素包括年龄、种族(非洲裔美国人>白人)和家族史。可控危险因素包括HTN、短暂性脑缺血发作(transient ischemic attack, TIA)或卒中先兆、心脏病、心房颤动、吸烟、高脂血症、颈动脉疾病、DM、高凝状态、药物滥用和缺乏运动。75岁以下,男性脑卒中风险更高;而75岁以上,女性更易发生脑卒中。在美国,脑卒中仍然是长期残疾的首要原因。

缺血性卒中综合征

大脑中动脉

临床表现包括对侧(c/1)偏瘫/感觉减退(面部和上肢重于下肢),c/1同侧偏盲,同侧(i/1)凝视。卒中发生于优势半球时,可以出现感觉性失语(大脑中动脉下段供血的Wernick区)和/或运动性失语(大脑中动脉上段供血的Broca区)。非优势半球受累,可发生空间忽略。常见失认症——定义为缺乏觉知或自知力(需要监督);Gerstmann综合征(顶叶)包括失算、手指失认、失写以及身体左右分辨障碍。

大脑前动脉

临床表现为c/1偏瘫/感觉减退(下肢重于上肢;不累及面部和手),异种臂/手综合征,尿失禁,步态失调,意志缺失(缺乏意志或主动性);持续言语,失忆症,伸展过度性强直(反向张力过强或被动活动时阻力可变),经皮质运动性失语[优势半球大脑前动脉(anterior cerebral artery,ACA)病变]。

大脑后动脉

临床表现包括 c/1 同侧偏盲、c/1 偏身感觉障碍、c/1 偏瘫、c/1 偏身共济失调、垂直凝视麻痹。优势半球病变可导致健忘症、颜色失认、失读但无失写和画片中动作失认。非优势侧病变可导致面容失认(不能识别熟悉面孔)。双侧(b/1)大脑后动脉(posteriorcerebral artery,PCA)梗死可导致 Anton 综合征(皮质盲,否认)或 Balint 综合征,包括视神经共济失调、眼球随意运动消失但保存自发性与反射性眼球运动,以及视觉理解障碍(同时性失认症)。丘脑膝状体分支缺血性卒中引起中枢性卒中后疼痛(Déjerine-Roussy 或丘脑疼痛)综合征。Weber 综合征(中脑深穿支)有 i/1 脑神经Ⅲ麻痹和 c/1 肢体无力。

脑干

延髓背外侧(Wallenberg)综合征(小脑后下动脉)临床表现包括眩晕、眼球震颤、吞咽困难、构音障碍、发声障碍、i/1 Horner 综合征、i/1 面部疼痛或麻木、i/1 肢体共济失调、c/1 疼痛和暂时性感觉丧失。"闭锁"综合征(基底动脉)是由于 b/1 脑桥梗死影响皮质脊髓束和延髓束,但保留网状激活系统。患者清醒有感觉,但瘫痪、言语不能。可自主眨眼和垂直凝视。Millard-Gubler 综合征是一种单侧脑桥尾部病变,可能涉及基底桥和第Ⅵ、Ⅶ脑神经。症状包括 c/1 偏瘫、i/1 眼外直肌麻痹和 i/1 周围性面瘫。

腔隙性梗死

常见的症状包括单纯运动性偏瘫[内囊后肢(internal capsule,IC)]、单纯感觉性脑卒中(丘脑或顶叶白质)、构音障碍 - 手笨拙综合征(基底脑桥)和轻偏瘫 - 偏身共济失调综合征(脑桥、中脑、IC 或顶叶白质)。"假性球麻痹"是由前 IC 和皮质延髓束腔隙性梗死引起的[延髓对肌肉的自主运动控制丧失(例如,构音障碍、吞咽困难、发声困难和面容虚弱),但对同一肌肉的非自主运动控制是完整的,例如,可以打哈欠或咳嗽]。时有情绪不稳。

缺血性卒中的药物治疗与干预

急性卒中药物治疗指南

急性缺血性卒中症状发作 3 小时内为使用Ⅳ型组织纤溶

酶原激活剂(tissue plasminogen activator,tPA)的指征。在2009年和2013年,美国心脏协会(American Heart Association,AHA)/美国卒中协会(American Stroke Association,ASA)对急性卒中后的治疗指南进行了修订,将tPA治疗窗口从3小时扩大到4.5小时,使更多的患者有机会从tPA获益,尽管有额外的排除标准。MCA闭塞引起的高选择性缺血性脑卒中患者6小时内可考虑动脉内溶栓。

tPA使用的绝对禁忌证包括:颅脑CT出现出血的高信号影;严重的未经控制的HTN,BP > 185/110;3个月内脑外伤或脑卒中史;血小板减少,血小板计数 < 100k;凝血障碍,国际标准化比值(international normalized ratio,INR) > 1.7,或凝血酶原时间(protime,PT) > 15秒;24小时内曾使用治疗剂量的低分子肝素(low-molecular-weight heparin,LMWH)、直接凝血酶抑制剂或Ⅹa因子抑制剂治疗;血糖 < 50或 > 400。相对禁忌证为年龄 > 80岁;轻度/改善卒中症状;严重卒中/昏迷;14天内曾进行大手术;胃肠道(gastrointestinal,GI)或泌尿生殖道(genitourinary,GU)在过去21天内出血;脑卒中发作时伴有癫痫发作;3个月内心肌梗死(myocardial infarction,MI);CNS结构损害的病史,如颅内肿瘤、动静脉畸形(arteriovenous malformation,AVM)或动脉瘤。

未溶栓或抗凝治疗的急性缺血性脑卒中患者,建议在24 ~ 48小时内服用阿司匹林[3]。不推荐在静脉溶栓24小时内给予阿司匹林(acetylsalicylic acid,ASA)或其他抗血小板药物作为辅助治疗。阿司匹林可与低剂量SC肝素或LMWH共用于DVT预防。抗凝治疗是缺血性脑卒中常规治疗。但不建议在tPA后24小时内给药[3]。

血压升高可通过改善脑卒中后缺血(但未梗死)半影区的灌注而在卒中后最初期起到保护作用。"允许性高血压"的目的就是优化这一时期的血流[4]。因此,AHA/ASA指南不推荐在脑卒中发生后24小时内进行降压治疗,除非SBP > 220和/或舒张压(DBP) > 120[3]。在24小时之后,AHA/ASA指南建议降压治疗恢复或开始,但尚未建立理想的BP目标[3]。文献(例如,PROGRESS试验)[5]表明,在卒中发生24小时后进行严格的血压控制可预防复发性卒中。

二级预防建议

有关培养良好生活习惯和控制危险因素的患者教育非常重要。对于非心源性脑缺血事件,考虑使用抗血小板药物,包括 ASA、硫酸氢氯吡格雷或 ASA 和双嘧达莫(Aggrenox)的组合。对于心源性栓塞性脑缺血事件,推荐使用靶向 INR 为 2.5(范围 2.0 ~ 3.0)的口服抗凝剂治疗[3]。现在新型口服抗凝剂(novel oral anticoagulants,NOAC)可在适当的临床环境下用于二级脑卒中预防。服用他汀类药物是继发性脑卒中预防的一线治疗方法,应依据总体风险推荐特定患者选择大剂量他汀类药物,而非根据血脂数值[6]。

北美症状性颈动脉内膜切除试验(North American Symptomatic Carotid Endarterectomy Trial,NASCET)[7]显示,对单纯脑卒中或短暂性脑缺血发作伴颅外颈内动脉狭窄 70% ~ 99% 的患者实施颈动脉内膜切除术(carotid endarterectomy,CEA)与仅使用内科治疗相比较,前者能使脑卒中的长期风险降低 6 ~ 10 倍。然而,这一获益在很大程度上取决于外科医师的技术。颈内动脉狭窄 < 70% 的患者不支持行 CEA。偶然发现的无症状性颈动脉狭窄是否需要 CEA 尚不清楚。

卵圆孔未闭(patent foramen ovale,PFO)在一般人群中比较常见,但在隐源性脑卒中患者中的发病率较高(即没有明确病因的卒中)。对于年轻隐源性脑卒中患者,PFO 引起的反常栓塞应纳入重点考虑范围。最佳治疗方案尚没有共识,但主要包括抗血小板药物、华法林、经皮心导管介入治疗和手术闭合卵圆孔治疗。

急性期后医学并发症

卒中后主要死亡原因包括卒中本身(复发性卒中、进行性脑水肿和疝)、肺炎、心脏病和肺栓塞(pulmonary embolism,PE)。并发症可源于脑卒中本身或卒中后的残疾或制动。急性期后脑卒中康复期并发症包括肺炎和误吸、跌倒、尿失禁、DVT、肌肉骨骼疼痛和卒中后中枢性疼痛。尿失禁一般会改善,但在卒中 6 个月后仍然存在于 15% ~ 20% 的患者[8]。治疗包括定时排尿、液体摄入调节以及控制尿路感染(urinary tract infections,UTI)。肩关节半脱位发生在 30% ~ 50% 的卒中后患者,并引起卒中后肩痛。在早期康复阶段,坐位时使用手臂支撑板,保持肩关节降低和内旋肌伸展,避免在转移过程中牵拉患侧手臂等相当重要。功能性电刺激也经常被用于肩关节半脱位的治疗。若伴有严重痉挛,在肩胛下注射苯酚 / 肉毒毒素可能有所帮助。

脑卒中后的运动康复

Twitchell 首次对卒中后的运动康复进行了系统性临床阐述[9]。相邻关节之间的紧张的联合运动(Brunnstrom 称其为"协同")通常是在重建独立的自主运动控制之前出现。此外,运动恢复肢体近端先于远端,下肢好于上肢。完全恢复一般在 12 周以内完成(图 20.1)。

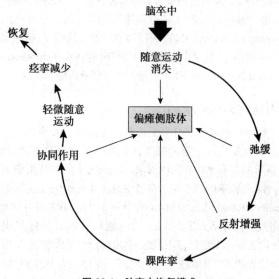

图 20.1 脑卒中恢复模式
(资料来源:引自参考文献[10])

治疗方法

传统的物理治疗方法[例如,神经发育疗法(neurodevelop-mentaltreatment,NDT)/Bobath 疗法,本体感觉神经肌肉促进技术(proprioceptive neuromuscularfacilitation,PNF) 和 Brunnstrom

法]已经使用了几十年,如今仍常用于临床。使用"动手"技术,这些方法侧重于刺激受累肢体运动,抑制过度原始反射/运动模式,并促进功能运动模式恢复。然而,最近的系统综述并没有显示出这些方法优于"现代"卒中康复方法[11]。在步态训练方面,这些传统技术相比肌电图(EMG)生物电反馈、功能训练和减重支持的跑步机训练等现代技术未显示出优势,或有一定劣势[11]。2016 AHA/ASA 成人卒中康复指南中最强证据的康复治疗建议[经美国物理医学与康复学会认可(American Academy of Physical Medicine and Rehabilitation,AAPM&R)]采用强化的、重复的、特定任务的训练,日常生活活动(activities of daily living,ADL)能力训练和使用工具的日常生活活动(instrumentalactivities of daily living,IADL)能力训练,以及采用适当矫形器和其他适应性的辅助设备的训练[11]。加强特定任务训练。强制性运动疗法(constraint-induced movement therapy,CIMT)通过抑制健侧肢体活动,强迫患者使用患侧肢体,通常配合使用神经肌肉电刺激(neuromuscular electrical stimulation,NMES)进行特定任务训练。

卒中后的功能预后

　　脑卒中患者的整体预后总体上是好的。大约 80% 的卒中患者在发病后一年内恢复行走,85% 恢复正常吞咽,40% 能够返回工作,90% 能够回家。Auckland 卒中结果研究显示,418 名脑卒中后 5 年幸存者中,2/3 具有良好的功能预后。Modified Rankin Scale(MRS)评分 < 3[12]。MRS 是一种常用的神经功能评估方法。这是一个 7 级(0 ~ 6)评分量表,其中 0 分代表完全无症状;1 分代表有临床症状,但没有明显残疾;2 分代表患者"轻微残疾",但功能独立;3 分代表中度残疾,需要一些帮助,但能够独立行走;4 分代表中度严重残疾;5 分代表严重残疾,需要持续护理;6 分代表患者死亡。然而,在 Auckland 研究中,22.5% 的卒中患者有痴呆程度的认知损害,20% 的患者经历了复发性卒中,近 15% 患者需要被社会福利机构照顾,29.6% 患者具有抑郁症的表现[12]。脑卒中仍然是成年人长期残疾的主要原因。

　　脑卒中的初期恢复程度是神经和功能康复的最重要因素。神经恢复先于功能恢复平均 2 周[13]。95% 的患者在 11

周达到最佳神经功能恢复程度；大部分 ADL（Barthel 指数）在治疗 12.5 周时恢复[13]。缺血性脑卒中患者一般在发病 3 ~ 6 个月内达到最大程度功能恢复，部分患者的恢复期也可长达 18 个月[14]。预测特定神经功能缺损的恢复，如肌力下降、失语、吞咽困难、感觉丧失、空间忽略和偏盲有一定难度。不同患者功能恢复所需时间以及恢复程度有所不同，一般而言，轻度缺陷比严重缺陷更快恢复，恢复程度也更好。

影响脑卒中预后的因素包括年龄、卒中位置、卒中类型 / 严重程度、合并症、并发症、急性期干预措施（例如，tPA），以及是否接受了卒中单元护理和康复。Paolucci 等人报告了出血性卒中患者比缺血性卒中患者预后更好[15]。Copenhagen 卒中研究报告指出，特殊卒中单元（相比于一般内科或神经科单元）[13,16]对脑卒中发病率 / 死亡率和康复预后有积极影响。AVERT 试验（A Very Early Rehabilitation Trial）是 II 期随机对照试验（RCT），研究报道脑卒中后更早期和强度更大的运动疗法是可行的，并有助于改善步行和功能恢复[17]。然而，AVERT 组的随访 RCT 报道，高剂量极早期运动方案会减小 3 个月内良好预后的概率（良好预后定义为 MRS < 3）[18]。

（刘莎莎　译，徐丽丽　校）

参考文献

1. Sacco RL, Kasner SE, Broderick JP, et al. An updated definition of stroke for the 21st century. A statement for healthcare professionals from the American Heart Association/American Stroke Association. *Stroke*. 2013;44:2064–2089.

2. Cuccurullo. *Physical Medicine and Rehabilitation Board Review*. 3rd ed. New York, NY: Demos Medical Publishing; 2015:7.

3. Jauch EC, Saver JL, Adams HP Jr, et al. Guidelines for the early management of patients with acute ischemic stroke: A guideline for healthcare professionals from the American Heart Association/American Stroke Association. *Stroke*. 2013;44:870–947.

4. McManus M, Liebeskind DS. Blood pressure in acute ischemic stroke. *J Clin Neurol*. 2016;12(2):137–146.

5. Arima H, Chalmers J, Woodward M, et al. Lower target blood pressures are safe and effective for the prevention of recurrent stroke: the PROGRESS trial. *J Hypertens*. 2006;24(6):1201–1208.

6. AHA/ASA guidelines. Guidelines for prevention of stroke in patients with stroke or transient ischemic attack: A guideline for healthcare professionals from the American Heart Association/American Stroke Association. *Stroke*. 2014;45(7):2160–236.

7. North American Symptomatic Carotid Endarterectomy Trial Collaborators. Beneficial effect of carotid endarterectomy in symptomatic patients with high-grade carotid stenosis. *N Engl J Med*. 1991;325:445–453.

8. Stein J. *Stroke Recovery and Rehabilitation*. New York, NY: Demos Medical Publishing; 2009.

9. Twitchell TE. The restoration of motor function following hemiplegia in man. *Brain*. 1951;74:443–480.

10. Cailliet R. *The Shoulder in Hemiplegia*. Philadelphia, PA: FA Davis; 1980.

11. Winstein CJ, et al. Guidelines for adult stroke rehabilitation and recovery: A guideline for healthcare professionals from the American Heart Association/American Stroke Association. *Stroke*. 2016;47(6):e98–e169.

12. Feigin VL, Barker-Collo S, Parag V, et al. ASTRO study group. Auckland stroke outcomes study. Part 1: gender, stroke types, ethnicity, and functional outcomes 5 years poststroke. *Neurology*. 2010;75(18):1597–1607.

13. Jorgensen HS. The effect of a stroke unit: reductions in mortality, discharge rate to nursing homes, length of hospital stay, and cost. *Stroke*. 1995;26:1178–1182.

14. Hankey GJ, Spiesser J, Hakimi Z, et al. Rate, degree, and predictors of recovery from disability following ischemic stroke. *Neurology*. 2007;68(19):1583–1587.

15. Paolucci S, Antonucci G, Grasso MG. Functional outcome of ischemic and hemorrhagic stroke patients after inpatient rehabilitation: a matched comparison. *Stroke*. 2003;34:2861–2865.

16. Jorgensen HS. Outcome and time course of recovery in stroke. *Arch Phys Med Rehabil*. 1995;76:406–412.

17. Cumming TB, Thrift AG, Collier JM, et al. Very early mobilization after stroke fast-tracks return to walking: further results from the phase II AVERT randomized controlled trial. *Stroke*. 2011;42(1):153–158.

18. The AVERT Trial Collaboration group: Efficacy and Safety of very early mobilization within 24h of stroke onset (AVERT): Randomised Control Trial. *Lancet*. 2015;386:46–55.

第二十一章

老年的生理变化

衰弱是一种与年龄和疾病相关的适应性丧失的现象。它涉及多器官系统的衰退和储备功能丧失。在生命早期仅引起轻微应激的事件，随着年龄相关的变化逐渐积累，最终可能会引起严重的生物医学和社会后果。

肌萎缩主要表现为年龄相关的骨骼肌肉质量减少和功能下降。该疾病也见于非年龄相关的情况，比如失用性萎缩或恶病质。年龄的增长会引起运动单位数量减少。而相对于慢肌纤维，快肌纤维发生退变的速度更快。这些改变与脂肪量增高和腹围增加有一定的关系。

骨骼是一种处于持续重塑状态的组织结构，其中破骨细胞吸收陈旧骨（由于疲劳损伤和微骨折造成的更脆弱/有缺陷的骨骼），同时由成骨细胞原位形成新骨。而随着年龄增长，骨转换率将会降低，表现为骨转换标志物的减少。骨基质半衰期相应会延长，从而易产生生骨损伤，进一步破坏其结构完整性。同时，年龄增长后骨转换平衡也将会被打破，骨的吸收强于骨的形成。这将会导致骨皮质和骨小梁变薄、骨量下降和骨折风险增加。

关节软骨可以吸收关节压力负荷，并承受剪切力。它的功能与细胞外基质（extracellular matrix，ECM）有关。ECM含有大量亲水性蛋白聚糖，当受到压力时可以释放水分，相反地，压力释放时可以迅速吸收水分，此外，软骨表层含有透明质酸和润滑剂，它可保持关节面的光滑，进行光滑和有效的关节运动。而衰老会出现ECM含量的减少，并且其组成发生变化，包括蛋白多糖的丢失和降解、胶原交联的增加、润滑层的改变和钙晶体的沉积。一系列生物力学变化的结果是关节僵硬增加、机械性损伤易感性增加和其他临床表现如骨关节病/退行性骨关节病（degenerative joint disease，DJD）。DJD是衰老的一种常见临床表现，主要原因在于ECM由软骨细胞维持，而该细胞的特点是复制率低，随着时间推移，容易受到细胞损伤和功能障碍累积的影响。

神经系统会随着年龄增长而发生多种变化。常见的解剖结构退变包括大脑尺寸和重量减小,主要是由于大脑皮质体积变小;神经元及突触连接会相应丢失;同时神经递质的产生也会减少。对于大多数成年人,脑功能通常是保持稳定的,但是成长到一定年龄后,脑功能会逐年下降,最先受到影响的是短时记忆和学习新东西的能力,其他变化包括反应时间延长、学习速度和特殊感官敏锐度降低(即视觉、听觉、平衡力、嗅觉和味觉)。衰老引起的视力障碍可能是因为晶状体适应性降低和/或年龄相关性疾病的累积效应,如黄斑变性、白内障和青光眼。老年性耳聋则是由于衰老导致的感音神经性听觉丧失,特点是感知和辨别声音能力下降,其中对较高音频频率损伤最早。某些中枢神经系统(central nervous system,CNS)功能退变可能很难与老年人常见的病症相鉴别,包括抑郁症和甲状腺功能减退症。针对功能减退的保护机制包括细胞和突触连接旁支生成、突触发生和神经生成,特别是在海马区和基底神经节区。运动训练可以抑制涉及记忆功能的大脑区域的神经元退变。喝酒、吸烟和脑血管疾病可能会导致更快/更多的神经元丢失,具有一定的临床意义,包括增加早期痴呆的风险。随着年龄的增长,周围神经系统产生冲动的速度可能会减慢,从而导致感觉功能下降、反应迟钝和笨拙。

步态不稳是老年人常见表现之一。老年相关的步态改变特点包括双侧肢体支撑增加、步速减缓、步幅变小、体态屈曲和支撑面扩大。需要考虑并解决其他可能引起步态不稳的因素,比如视力障碍、直立性低血压、心血管疾病、外周动脉疾病、帕金森病、小脑变性、正常压力性脑积水、椎基底动脉供血不足、前庭功能障碍、脊髓病变、周围神经病变、关节病、跌倒恐惧以及药物毒副作用。起立行走计时测试(Timed Up and Go,TUG)是一种评估步态和跌倒风险的可靠且常用的方法。从受试者不使用上肢从椅子上站起时开始计时,向前步行3m处转身,然后回到椅子前坐下。测试时间≥14秒为步态异常,跌倒风险会增高。难以完成TUG的受试者需要接受进一步的物理治疗评估。必须处理好家庭环境危险因素,比如照明不佳和地面光滑。有研究证实步行速度与老年人的生存率呈正相关。

心血管的年龄相关变化包括动脉顺应性降低和收缩压升高;左心室僵硬和肥大;心肌数量减少;固有心率减慢;窦房结

传导时间增加。此外，对运动导致的心动过速反应会相应减弱。每隔 10 年最大心率（heart rate, HR）将会下降 6 ~ 10 次/min。25 岁之后，最大耗氧量每 10 年将会减少 5% ~ 15%。压力感受器敏感性降低可导致直立性低血压。

肺部的年龄相关变化包括肺表面积减少，这样会导致气体交换减少和通气 / 灌注不匹配。由于肺顺应性增加、胸壁活动下降和呼吸肌力减弱，进一步造成残气量和功能性残气量增加。

胃肠道的年龄相关变化包括基础胃蛋白酶和胃酸产量的降低。后者会影响人体对维生素 B_{12}、钙、铁、锌和叶酸的吸收。食物摄入量的减少主要是由于味觉和嗅觉减弱、早期饱腹感、餐后饱腹感延长以及摄食中枢反馈减弱。此外，肝脏质量和血流量逐渐减少，从而影响药物清除率。

肾脏和泌尿系统的年龄相关变化包括肾脏质量、肾单位数量、肾血流量、肾小球滤过率（glomerular filtration rate, GFR）和膀胱扩张性降低。虽然 GFR 存在下降，但是由于肌肉质量同时减少，所以血肌酐水平仍保持在正常范围内。正常的血肌酐水平可产生误导，掩盖潜在的肾功能损害。GFR 的降低会影响许多药物的清除率，例如水溶性抗生素、水溶性 β- 受体阻滞剂、地高辛、利尿剂和 NSAIDs。当缺水时尿液浓缩功能将会减弱。尽管尿失禁不是正常老化过程的一部分，但较为常见。

内分泌的年龄相关变化包括性激素水平显著下降、其他激素水平轻微降低以及终端器官中激素受体对循环激素的敏感性降低。随着年龄增长而降低的典型激素包括醛固酮、肾素、生长激素、胰岛素样生长因子 -1、降钙素、褪黑激素、催乳素、雌激素和睾酮。外周胰岛素抵抗增加以及胰岛素分泌减少引起葡萄糖耐量降低。而皮质醇、肾上腺素、T_3 和 T_4 水平通常保持不变或略微下降。桥本甲状腺炎是老年人甲减的最常见原因。去甲肾上腺素和甲状旁腺激素水平可能随着年龄增长而增加。

皮肤随着年龄增加变得更加脆弱。主要表现为水分丢失、血液供应减少、感觉减退和结缔组织弹性的降低以及表皮变薄、细胞更替减少、免疫反应受损和伤口愈合困难。因此，老年人的皮肤更容易受伤。

（刘丽琨　译，刘莎莎　校）

推荐阅读

Jones CM, Boelaert K. The endocrinology of ageing: A mini-review. *Gerontology*. 2015;61(4):291–300.

Lotza M, Loeserb RF. Effects of aging on articular cartilage homeostasis. *Bone*. 2012;51(2):241–248.

Mangoni AA, Jackson SHD. Age-related changes in pharmacokinetics and pharmacodynamics: basic principles and practical applications. *Br J Clin Pharmacol*. 2004;57(1):6–14.

第二十二章

风湿病学

骨性关节炎

骨性关节炎(osteoarthritis,OA)是美国最常见的关节炎,是由于关节软骨和软骨下骨降解和合成的正常过程被破坏引起的[1]。该疾病的发生涉及生物力学和生物因素。其中,年龄、创伤、肥胖和性别(为女性)是危险因素。关节受累通常是不对称的,并且常累及负重关节。若有潜在的全身性疾病或局部损伤,软骨破坏被认为是继发性 OA。原发性 OA 的发病机制是一种内在的软骨疾病,生物化学和代谢改变导致其破坏。原发性 OA 有多种遗传联系,在这种类型中,手的远端小关节可能受累。病变主要影响软骨,但涉及整个关节,包括软骨下骨、韧带、关节囊、滑膜以及关节周围肌肉。OA 的进展与信号分子和促炎性细胞因子有关,它们诱导基质降解酶的产生,同时抑制基质合成。软骨的降解机制和改变这一过程的治疗是主要的研究焦点[2]。

OA 的典型症状是关节活动时疼痛加重(每天结束时)和不活动时僵硬(胶凝)。手部、髋关节和膝关节的 OA 有各自的分类标准,包括临床和放射学特征的各种组合[2]。一般情况下,该疾病的一贯特征包括:年龄 > 50 岁、关节疼痛、关节肿胀和炎症标志物缺乏[红细胞沉降率(erythrocyte sedimentation rate,ESR) < 20、晨僵 < 30 分钟、无红斑、触诊温度低]。放射学检查可见关节间隙狭窄和骨赘形成。

非药物治疗

大量研究证实力量训练和有氧训练(例如,健身走)可以减少疼痛和残疾,同时提高生活质量。健身性关节炎和老年人试验(Fitness Arthritis and Seniors Trial,FAST)研究证实了股四头肌力量训练和有氧训练对膝关节 OA 患者治疗的有效性[3]。Felsen 报道,一组人体质量指数(body mass index,BMI)超过中位数的女性经过该训练后,其 BMI 降低了 2 单位(约 5.08kg),10 年后 OA 的发生率降低了 50%[4]以上。

为了提高自我效能、心理健康和改善疼痛水平,应该鼓励患者参加诸如关节炎基金会自助课程（Arthritis Foundation Self-Help Course）的相关项目[5]。对于那些因 OA 不能耐受负重运动的患者，可选择水中运动（然而，游泳可能会加重腰椎小关节炎症状）。物理因子和训练间期恰当的休息可以提高训练的接受度和依从性。

患髋对侧手拄拐可以帮助髋关节减轻负担，使转移更容易忍受。对于膝关节疼痛的患者，拐杖可以应用于任何一只手[6]。膝关节减负支具和足跟外侧楔形垫可以减轻膝内侧的压力，缓解疼痛。此外，可以通过环境改造帮助患者，包括提高厕所马桶和椅子的高度。

美 国 风 湿 病 学 会（American College of Rheumatology, ACR）推荐的膝关节和髋关节 OA 的非药物治疗包括参加陆地的心血管运动或抗阻运动、参加水中运动、减重（如果适用）、使用助行器（根据需要）和热疗[7]。

药物治疗

2012 年，ACR 更新了他们对膝关节和髋关节 OA 的用药建议[7]。最初选择包括对乙酰氨基酚、口服非甾体抗炎药、曲马多和关节内（intra-articular, IA）皮质类固醇类。第 IV 或第 V 期慢性肾脏疾病患者要避免应用非甾体抗炎药，III 期慢性肾脏疾病患者可基于风险和效益选择性地使用。推荐膝关节 OA 初始治疗时选择局部 NSAIDs，特别是年龄超过 75 岁的患者。目前不推荐使用氨基葡萄糖、硫酸软骨素和局部辣椒碱。ACR 只推荐有症状的、对非药物治疗和药物治疗反应不佳，且不能或不愿意接受关节置换的膝关节或髋关节的 OA 患者使用阿片类镇痛药（也就是，效果比曲马多更强）。建议医师遵循美国疼痛学会 / 美国疼痛医学学会制定的慢性非恶性疼痛管理指南[8]。

较早期的综述普遍认为，膝关节 OA 应用关节内皮质类固醇（一线）后，可考虑二线应用关节内透明质酸黏度补充。最近的综述对 IA 透明质酸的疗效提出了质疑。2014 年，OA 国际研究协会（OA Research Society International, OARSI）得出结论，IA 透明质酸的疗效不确定[9]。2015 年的一项荟萃分析中，Jevsevar 等提出，当回顾所有的试验数据（包括来自设计欠佳的试验）时，可观察到透明质酸治疗效果更强的偏倚。然而，仅对高质量的研究进行回顾，提示透明质酸治疗与安慰剂相比没有临床上的显著差异[10]。

替代性和研究性治疗

补充和替代疗法比比皆是。虽然初步研究显示氨基葡萄糖 / 软骨素可以适度地改善短期症状,但最近一项由美国国立卫生研究院(National Institutes of Health, NIH)资助的多中心试验(multicenter trial, GAIT)纳入了超过 1 500 名膝关节 OA 的患者,提示两者在患者疼痛、功能或放射学进展中没有显示出益处[11]。研究针灸治疗 OA 的疗效显示同样是有希望的,但研究质量欠佳。目前正在研究的其他补充治疗包括补充维生素 D、抗氧化维生素 A、C、E 和辅酶 Q10 以及姜黄素 - 磷脂酰胆碱复合物。

膝关节 OA 手术治疗的最新进展是 FDA 批准的可用于单独的、中度的、内侧间室 OA 的 UniSpacer,其采用的是肾豆形轻金属合金装置,它是一种无需削骨或螺钉 / 水泥固定到自体解剖结构的自定心轴承。虽然早期的临床研究结果令人失望,其翻修率较高且只能适度缓解疼痛,但长期疗效仍在观察中[12]。

关于该疾病的软骨细胞生物学和炎症介质的更深入了解,引发了新的研究性治疗靶点——被称为疾病修饰的骨关节炎药物(disease-modifying osteoarthritis drugs, DMOAD),例如,iNOS 抑制、戊聚糖和 IA 注射特定的自体血清。最近一篇对膝关节 OA 关节内应用富含血小板血浆(platelet-rich plasma, PRP)的荟萃分析表明 IA-PRP 是一种可行的治疗方法,并且可能使症状缓解长达 12 个月[13]。IA-PRP 对早期退行性病变患者有更好的症状缓解作用。但需要注意多次 PRP 注射后局部不良反应的风险会增加。

类风湿性关节炎

类风湿性关节炎(rheumatoid arthritis, RA)是一种慢性全身炎症性疾病,女性多于男性,在美国患病率约为 1%。RA 可引起侵蚀性、多关节、典型的对称性滑膜炎,伴有或不伴有关节外表现。关节外表现不如关节表现常见(表 22.1)[1,14,15]。典型的晚期体检发现包括 Boutonniere's、天鹅颈或槌状指、关节畸形、Baker 囊肿、掌指关节半脱位伴手指尺偏和远端指间关节(distal interphalangeal, DIP)不受累。

2010 年修订的 ACR/ 欧洲风湿病防治联合会（European League Against Rheumatism，EURAL）RA 分类诊断标准着眼于早期炎性疾病参数，而不是晚期特征[16]。因此，树算法中加入抗环瓜氨酸肽抗体（anticitrullinated protein antibody，ACPA）、急性期反应物 ESR 和 C 反应蛋白（C-reactive protein，CRP），大大减少了对称性概念，剔除了侵蚀性疾病概念。

表 22.1 类风湿关节炎的常见关节外表现

眼睛	干燥性角结膜炎、巩膜外层炎、巩膜炎
口腔	Sicca（继发性干燥综合征）
血液系统	贫血、Felty 综合征、血小板增多症、血小板减少症、大颗粒性淋巴细胞综合征、淀粉样蛋白
神经系统	血管炎性神经病、脊髓型颈椎病
心脏	冠状动脉病、心包炎、心肌炎、心瓣膜病
肺脏	间质性肺病、胸腔积液
皮肤	皮肤结节、皮肤血管炎、坏疽性脓皮病
肾脏	肾小球肾炎

RA 管理

RA 管理必须包括早期药物治疗和非药物干预。需要规律进行 ROM 训练和牵伸训练。等长力量训练是减轻关节炎的首选方法。夹板有助于减少疼痛和预防畸形进展，特别是腕 - 手休息位夹板和膝或后足夹板。此外，有一种用于处理尺偏的手背侧矫形器，主要由于其具有尺侧 MCP 阻挡和单独手指挡栓。患者教育应该强调避免过度使用关节以及宣传关节保护技术（例如，疾病活动期减少活动、调整活动以减少关节压力、使用夹板和维持力量）。

目前 RA 的主要治疗目标是使疾病处于缓解状态，治疗方法包括早期应用改变病情的抗风湿药物（disease-modifying antirheumatic drugs，DMARD）和 / 或生物制剂（小分子治疗）[17]。虽然 NSAIDs、COX-2 抑制剂和皮质类固醇可改善轻度或早期疾病的症状，但它们目前仅用于辅助治疗。

DMARD 可缓解症状,且可以改变疾病进展,是目前早期 RA 的一线治疗药物,发病 3 个月内开始应用[18]。目前使用的 DMARD 包括甲氨蝶呤(methotrexate,MTX)、来氟米特、柳氮磺吡啶和羟氯喹,但 MTX 是迄今为止最常用和耐受性最好的药物。

生物制剂

生物制剂(表 22.2)可显著抑制关节损害,通常与 DMARD 联合应用,以最有效地控制疾病。它们包括肿瘤坏死因子 -α (tumor necrosis factor-alpha,TNF-α) 抑制剂、B 淋巴细胞去除剂、白介素(interleukin,IL)-6 和 IL-1 抑制剂以及 CTLA4-Ig。虽然其不良事件较少,但可能威胁生命,长期疗效仍不确定。

表 22.2 生物制剂

生物制剂种类	通用名	商品名
TNF-α 抑制剂	依那西普	恩利
	英夫利西单抗	类克
	阿达木单抗	修美乐
	赛妥珠单抗	Cimzia
	戈利木单抗	欣普尼
CTLA4-Ig	阿巴西普	Orencia
B 细胞溶解剂	利妥昔单抗	美罗华
IL-6 抑制剂	托珠单抗	Actemra
IL-1 抑制剂	阿那白滞素	Kineret

CTLA4,细胞毒性 T 淋巴细胞相关蛋白 4;IL,白细胞介素;TNF,肿瘤坏死因子。

JAK 抑制剂

Janus 激酶(Janus kinase,JAK) 抑制剂是一种新的用于治疗 RA 的 DMARD 亚类。目前唯一批准的 JAK 抑制剂是托法替布(商品名:Xeljanz)。托法替布是一种选择性的 JAK1/JAK3 抑制剂,已被证明在缓解病情方面优于

MTX[19]。托法替布是一种口服药物,而生物制剂是静脉或皮下药物。

除保守治疗之外,可采用关节镜下滑膜切除术以减少关节破坏,缓解症状。关节镜下滑膜切除术并不是 RA 的常规治疗。

幼年特发性关节炎

幼年特发性关节炎(juvenile idiopathic arthritis, JIA)是一种常见的儿童慢性疾病,在美国有 70 000 ~ 100 000 名年龄 < 16 岁的患者受累[1,20]。它有七种亚型:系统性、多关节炎类风湿因子(rheumatoid factor, RF)阳性、多关节炎 RF 阴性、少关节炎(持续性和进展性)、与附着点炎相关性关节炎、银屑病性以及未分化的。JIA 在本书的第八章中讨论。

血清阴性脊柱关节炎

血清阴性脊柱关节炎(seronegative spondyloarthropathies, SpA)包括强直性脊柱炎(ankylosing spondylitis, AS)、银屑病关节炎(psoriatic arthritis, PsA)、炎症性肠病相关性关节炎、反应性关节炎和未分类 SpA。共有的临床表现包括炎性背痛(inflammatory back pain, IBP)、骶髂关节炎(inflammation of the sacroiliac, SI)和 / 或脊柱、外周关节炎、附着点炎、指(趾)炎和葡萄膜炎(表 22.3)。这里讨论的是 AS 和 PsA。AS 是 SI 关节和脊柱的慢性炎症性疾病,可合并眼、肠和心脏等脊柱外病变。患者表现为进展性的脊柱硬化,2/3 的患者数年后可出现关节强直(融合)。危险因素包括 HLA-B27 和性别为男性(男女发病率为 2 ∶ 1)[1]。一般青春期后期或成年早期发病,但症状开始后平均 8 ~ 9 年才能诊断。始发症状包括臀部或腰部疼痛和僵硬,不活动时加重,锻炼或热淋浴可改善。双侧对称性骶髂关节炎是一种特征性的早期 X 线表现。脊柱炎症会导致韧带骨赘形成,最终导致脊柱后凸骨性僵硬(竹节状脊柱)。脊柱灵活性逐渐丧失,可进行 Schober 试验[1]。关节外表现包括外周大关节炎、葡萄膜炎、心脏传导异常、主动脉瓣反流和肺上叶纤维化。葡萄膜炎典型表现为疼痛、前葡萄膜炎、单侧和急性发病,与发红和畏光有关,并可能进展为失明。

表 22.3 脊柱关节病的疾病谱

炎性关节病	主要特征
强直性脊柱炎	轴向受累
银屑病性关节炎	银屑病、指甲改变、附着点炎
炎症性肠病相关性关节炎	溃疡性结肠炎、克罗恩病
反应性关节炎	结膜炎、葡萄膜炎、尿道炎 —— 感染后 GI/GU
未分类 SpA	典型表现没有特异性

GI,胃肠道的;GU,生殖泌尿的;SpA,血清阴性脊柱关节炎。

治疗包括脊柱伸展运动(例如,游泳和俯卧撑)、扩张的胸式呼吸、胸肌和屈髋肌牵伸以及俯卧。推荐使用硬床垫,最好不要头枕。NSAIDs(如萘普生和吲哚美辛)可减轻脊柱疼痛和僵硬的症状。柳氮磺吡啶对有显著外周关节炎的病例有效,但该药物和其他传统的 DMARD 不会影响脊柱表现。对于中轴骨症状的患者,应该采用生物制剂(TNF-α 抑制剂[21]和最近批准的药物 IL-17A 抑制剂苏金单抗)。强直性脊柱炎患者经常需要进行髋关节置换手术[22]。

PsA 和皮肤病的患者通常被认为有银屑病,因为 AS 这一系统性疾病有许多关节外和皮肤病表现已被广泛接受,如葡萄膜炎和结肠炎。PsA 的临床谱广泛,由于疾病的受累部位不同,包括中轴骨、外周关节、外周腱、腱鞘、指(趾),每一部位都可单独受累。PsA 包括以下亚型:非对称性少关节炎,主要是远端指间关节受累(典型的);对称性多关节炎,AS 代表性的骶髂关节炎和脊柱炎,伴指骨吸收的破坏性关节炎和附着点炎。PsA 可导致显著的情绪困扰、功能丧失和残疾。由于缺乏可用于药物干预的有效的生物标志物,阻碍了可能改变病情药物的发展。在过去,PsA 被认为是一种轻微的疾病。而近 20 年,有证据表明,PsA 具有侵蚀性,在发病的第 1 年,40% ~ 60%关节损伤的患者会引起关节变形。对于有典型关节分布区炎症的关节炎患者,如果有皮肤银屑病个人史或家族史,可被诊断为 PsA。相较于未患病的同年龄匹配组,银屑病患者的代谢综合征、心肌梗死(myocardial infarction,MI)风险较高,并且 BMI 增加[23]。银屑病患者的护理必须包含这些系统性表现。治疗方法包括传统的 DMARD,虽然很少有证据显示其有效性;然而,TNF-α 抑制剂、抗 IL-17 和抗 IL 12/23 的生物制剂在治疗皮肤和关节表现中被广泛使用且有效。此外,口服 PDE-4 抑制剂也被批准应用(表 22.4)[24]。

表 22.4　PsA 的治疗

	外周性关节炎	皮肤和指甲疾病	中轴骨疾病	指/趾炎	附着点炎
NSAIDs	×		×		
关节内类固醇	×				
局部用药		×			
物理治疗			×		
补骨脂素 UVA/UVB		×			
口服 DMARD (MTX、SSA、Lef)	×			×	
生物制剂	×	×	×	×	×

　　DMARD,改变病情的抗风湿药物;Lef,来氟米特;MTX,氨甲蝶呤;NSAIDs,非甾体抗炎药;PsA,银屑病关节炎;SSA,柳氮磺吡啶;UVA,紫外线A;UVB,紫外线 B。

　　资料来源:引自参考文献[24]。

纤维肌痛

　　纤维肌痛(fibromyalgia,FM)是一种全身性疼痛的病症,女性患病多于男性。它的特点是广泛的慢性疼痛和全身症状(例如,疲劳、睡眠障碍、抑郁症)。FM 患者对疼痛有超敏反应,部分原因是由于负责环境处理的神经传入异常和引起 CNS 疼痛感受增加的神经递质过多。这些患者有疲劳、睡眠障碍和潜在的认知功能障碍。FM 可由环境因素、感染、躯体创伤或损伤、生活压力(例如,工作、家庭、改变人生的事件)引发[25],或没有明显刺激事件而自行发展。

ACR 的最初标准[26]包括：①疼痛和压痛，病程持续 3 个月或更长时间（包括双侧、腰部上下；此外，必须有中轴骨骼疼痛）；②在 18 个预设的压痛点上施加约 4kg/cm 压力（足以使指甲变白），有 11 个或更多点出现疼痛（见下文）。最近引入了一个非"压痛点"的诊断标准，突出了这种疼痛综合征慢性而广泛的性质[27]。这些修订的标准测量包括广泛疼痛指数（Widespread Pain Index）和患者的症状严重程度评分（Symptom Severity Score，SSS）。SSS 评分强调疲劳、非恢复性睡眠模式和认知异常，是诊断工具的一部分，有助于纵向追踪疾病（图 22.1）[27]。

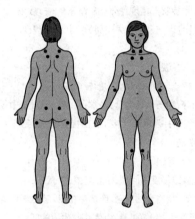

图 22.1　纤维肌痛测试区

新临床纤维肌痛诊断标准——第 1 部分

要回答以下问题，患者应予以考虑：

- 过去一周你感觉如何？
- 现在你接受的治疗。
- 排除其他已知疾病的疼痛或症状，如关节炎、狼疮、干燥综合征等。

检查过去一周你感到疼痛的每个区域：

□肩带，左　　　□小腿，左

□肩带，右　　　□小腿，右

确定你的广泛疼痛指数（WPI）

第 1 部分的 WPI 指数得分在 0 和 19 之间。

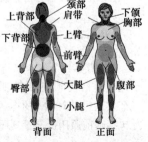

□上臂,左　　　□下颌,左

□上臂,右　　　□下颌,右

□前臂,左　　　□胸部

□前臂,右　　　□腹部

□髋部(臀部),左　□颈部

□髋部(臀部),右　□上背部

□大腿,左　　　□腰部

□大腿,右　　　□以上未包含区域

计数检查的区域数量并记录你的广泛疼痛指数或 WPI 评分。

症状严重度评分(SS 评分)——第 2a 部分

用下面的量表记录你过去一周的症状严重程度。

疲劳

□ 0 = 没有问题

□1= 轻微或轻度的问题;一般轻微或间歇

□2= 中等;相当大的问题;经常存在和 / 或处于中等水平

□ 3 = 严重的:普遍的、连续的、困扰生活的问题

醒后未恢复

□ 0 = 没有问题

□1= 轻微或轻度的问题;一般轻微或间歇

□2= 中等;相当大的问题;经常存在和 / 或处于中等水平

□ 3 = 严重的:普遍的、连续的、困扰生活的问题

认知症状

□ 0 = 没有问题

□1= 轻微或轻度的问题;一般轻微或间歇

□2= 中等;相当大的问题;经常存在和 / 或处于中等水平

□ 3 = 严重的:普遍的、连续的、困扰生活的问题

把你在第 2a 部分的分数合计(不是勾选的项目数)写在这里_____。

资料来源:引自纤维肌痛网(www.fmnetnews.com)

　　FM 需要一个包含非药物治疗和药物治疗的多维方法。治疗应包括教育、睡眠管理、低强度的有氧运动和镇痛。最近证实太极拳对 FM 的疼痛和功能有积极作用[28]。药物治疗包括睡前服用低剂量三环类抗抑郁药、非选择性 NA/5-HT

再摄取抑制药（serotonin–norepinephrine reuptake inhibitors，SNRI）、选择性 5-HT 再摄取抑制药（selective serotonin reuptake inhibitors，SSRI）和 NSAIDs；特别是曲马多、普瑞巴林、度洛西汀和痛点注射通常是成功的。还可以选择经皮神经电刺激、针灸、按摩和放松疗法。任何潜在的抑郁症都应得到处理。

（徐丽丽　译，刘丽琨　校）

参考文献

1. Klippel J, ed. *Primer on the Rheumatic Diseases*. 13th ed. Atlanta, GA: Arthritis Foundation; 2008.

2. American College of Rheumatology. Criteria for Rheumatic Diseases. http://www.rheumatology.org/practice/clinical/classification/index.asp

3. Ettinger WH. A randomized trial comparing aerobic exercise and resistance exercise with a health education program in older adults with knee OA [FAST]. *JAMA*. 1997;277:25–31.

4. Felsen DT, Zhang Y, Anthony JM, et al. Weight loss reduces the risk for symptomatic knee OA in women. The Framingham Study. *Ann Intern Med*. 1992;116:598–599.

5. Arthritis Foundation. Arthritis Foundation Self Help Program. http://www.arthritis.org/self-help-program.php

6. Vargo MM. Contralateral vs. ipsilateral cane use. Effects on muscles crossing the knee joint. *Am J Phys Med Rehabil*. 1992;71:170–176.

7. Hochberg MC, Altman RD, April KT, et al. ACR 2012 Recommendations for the use of nonpharmacologic and pharmacologic therapies in osteoarthritis of the hand, hip, and knee. *Arthritis Care Res*. 2012;64(4):465–474.

8. Chou R, Fanciullo GJ, Fine PG, et al. Clinical guidelines for the use of chronic opioid therapy in chronic noncancer pain. *J Pain*. 2009 Feb;10(2):113–130.

9. McAlindon TE, Bannuru RR, Sullivan MC, et al. OARSI guidelines for the non-surgical management of knee osteoarthritis. *Osteoarthritis Cartilage*. 2014 Mar;22(3):363–388.

10. Jevsevar D, Donnelly P, Brown GA, et al. Viscosupplementation for osteoarthritis of the knee: a systematic review of the evidence. *J Bone Joint Surg Am*. 2015 Dec 16;97(24):2047–2060.

11. Sawitzke AD, Shih H, Finco MF, et al. Clinical efficacy and safety of glucosamine, chondroitin sulphate, their combination, celecoxib or placebo taken to treat osteoarthritis of the knee: 2-year results from GAIT. *Ann Rheum Dis*. 2010;69(8):1459–1464.

12. Bailie AG, Lewis PL, Brumby SA, et al. The Unispacer knee implant: early clinical results. *J Bone Joint Surg Br*. 2008;90(4):446–450.

13. Campbell KA, Saltzman BM, Mascarenhas R, et al. Does intra-articular platelet-rich plasma injection provide clinically superior outcomes compared with other therapies in the treatment of knee osteoarthritis? A systematic review of overlapping meta-analyses. *Arthroscopy*. 2015;31(11):2213–2221.

14. Turesson L, Jacobson L, Bergsstrom U. Extra-articular rheumatoid arthritis: Prevalance and mortality. *Rheumatology*. 1999;38:668–674.

15. Richman NC, Yazdany J, Graf J, et al. Extra-articular manidestations of rheumatoid arthritis in a multiethnic cohort of predmonaintlay hispanic and Asian patients. *Medicine*. 2013;92:92–97.

16. Aletaha D. 2010 rheumatoid arthritis classification criteria. *Arthritis Rheum*. 2010;62:2569–2581.

17. Smolen JS, Aletaha D, Bijlsma JWJ, et al. Treating rheumatoid arthritis to target: recommendation of an international task force. *Ann Rheum Dis*. 2010;69:631–637.

18. Singh JA, Saag KG, Bridges Jr L, et al. American College of Rheumatology guideline for the treatment of rheumatoid arthritis. *Arthritis Care Res.* 2015;68:1–25.

19. He Y, Wong AYS, Chan EW, et al. Efficacy and safety of tofacitinib in the treatment of rheumatoid arthritis: a systematic review and meta-analysis. *BMC Musculoskelet Disord.* 2013;14:298.

20. CDC: Childhood Arthritis. http://www.cdc.gov/arthritis/basics/childhood.htm

21. Gorman JD. Treatment of AS by inhibition of TNF-*a*. *N Engl J Med.* 2002;246:1349–1356.

22. Guan M, Wang J, Zhao L, et al. Management of hip involvement in ankylosing spondylitis. *Clin Rheumatol.* 2013;32(8):1115–1120.

23. Mease, PJ. Psoriatic arthritis: update on pathophysiology, assessment and management. *Ann Rheum Dis.* 2011;70:i77–i84.

24. Miossec, P. Targeting IL-17 and TH17 cells in chronic inflammation. *Nature Rev Drug Discov.* 2012;11;763–776.

25. Mease PJ. Fibromyalgia syndrome: review of clinical presentation, pathogenesis, outcome measures, and treatment. *J Rheumatol.* 2005;32(suppl 75):6–21.

26. Wolfe F, Smythe HA, Yunus MB, et al. The ACR 1990 criteria for the classification of fibromyalgia. *Arthritis Rheum.* 1990;33:160–172.

27. Wolfe F, Clauw DJ, Fitzcharles MA, et al. The American College of Rheumatology preliminary diagnostic criteria for fibromyalgia and measurement of symptom severity. *Arthritis Care Res.* 2010;62:600–610.

28. Wang C. A randomized trial of tai chi for fibromyalgia. *N Engl J Med.* 2010;365:743–754.

阅读推荐

Sulzbacker, I. Osteoarthritis: histology and pathogenesis. *Wien Med Wochenschr.* 2013;163(9):212–219.

第二十三章

骨质疏松

骨质疏松（osteoporosis, OP）是一种以骨吸收和骨形成不平衡为特征的系统性低骨量骨病。人体在 30 ~ 35 岁之间骨量达到峰值，之后骨重建导致骨丢失。骨吸收和形成的不平衡导致骨组织微结构退化，骨脆性增加。OP 的危险因素包括年龄 > 50 岁、女性、高加索种族、阳性家族史、过瘦、久坐的生活方式、制动（例如脊髓损伤）、过量饮酒、吸烟、既往骨折史、缺钙、雌激素减少、甲亢、糖尿病、抗惊厥药、糖皮质激素（一般至少使用 3 个月）[1-3]。

骨密度（bone mineral density, BMD）的测定采用双能 X 线骨密度仪（dual-energy x-ray absorptiometry, DXA）扫描法，其结果可以较好地预测未来骨折的风险。BMD 的结果通过 T 值和 Z 值体现，它们代表与参考人群 BMD 平均值的标准差数。T 值的参考人群为性别匹配的年轻、健康成年人，Z 值则为年龄、性别和种族匹配的人群。绝经后妇女和 50 岁以上男性[2-3]的 OP 诊断标准（根据腰椎和股骨颈的 T 值）见表 23.1。

除了 BMD 检查外，OP 也可根据临床病史进行诊断：成人在无重大创伤如机动车事故或高层坠落的情况即发生髋关节或脊椎骨折[2-3]。WHO BMD 的 OP 诊断标准不适用于儿童、绝经前妇女或 50 岁以下男性，这些人群的 OP 的诊断不能仅根据 BMD 结果，而且只有 Z 值适用，T 值不适用[2-3]。Z 值 > 2.0 为骨密度在正常同龄人范围内，和 Z 评分 ≤ -2.0 为低于正常同龄人范围。低 Z 值通常提醒临床医师可能存在继发性 OP。

表 23.1 OP 的 WHO 诊断标准

正常 BMD	T 值 ≥ -1
骨量减少	-2.5 < T 值 < -1
骨质疏松	T 值 ≤ -2.5
严重骨质疏松	T 值 < -2.5，伴有骨折

BMD，bone mineral density，骨密度。

筛查

美国国家骨质疏松基金会(National Osteoporosis Foundation,NOF)建议所有 > 65 岁的女性和 > 70 岁的男性不论是否存在临床危险因素都应该进行 BMD 检查;绝经后女性和具有临床危险因素的 50 ~ 69 岁男性也应该进行 BMD 检查[2,3]。绝经后女性和既往有骨折史的年龄超过 50 岁的成年男性也应进行检查,以确诊 OP[2-3]的程度。

补充剂和药物治疗

NOF 治疗指南推荐用于所有患有 OP 或有 OP 风险的个体,但主要用于绝经后女性和 50 岁以上男性。最新版 NOF 指南建议 50 ~ 70 岁的男性钙摄入量保持在 1 000mg/d,对 50 岁以上的女性和 70 岁以上的男性则建议为 1 200mg/d。摄入更大量的钙并没有显示出额外获益,但可能增加肾结石、心血管疾病和脑卒中的风险[2,3]。推荐 50 岁以上的成年人服用维生素 D 800 ~ 1 000 IU/d[2,3]。

如果存在下述情况,推荐绝经后女性和 50 岁以上男性使用药物治疗:①股骨颈、全髋或腰椎的 T 值 < −2.5;②髋部/脊椎骨折;③股骨颈、髋关节或脊柱的 T 值在 −1 ~ −2.5 之间,10 年内髋部骨折的概率超过 3%,或 10 年内 OP 相关骨折的概率为 20%[2,3]。

双膦酸盐类药物如阿仑膦酸钠和利塞膦酸钠是 OP 的一线治疗药物,它们可以在治疗开始 2 年内使 BMD 上升 5% ~ 10%[4],脊椎骨折风险降低 30% ~ 50%[5]。在妇女健康倡议研究(Women's Health Initiative study)发现激素替代疗法可以增加癌症、脑卒中和静脉血栓形成的风险[4]之后,现不优选无拮抗雌激素治疗 OP。选择性雌激素受体调节剂(雷洛昔芬)的目标是最大限度地发挥雌激素对骨的有益作用,同时最小化对乳腺和子宫内膜的有害影响。大型临床试验证实使用雷洛昔芬可使椎体骨折风险降低 36%[5]。降钙素(100 IU IM/SQ QD)可改善腰椎骨密度,减少椎体骨折风险,但对髋部骨折无显著预防作用[6]。鼻降钙素(200 IU QD)具有类似的治疗收益,但在治疗骨痛方面不如注射有效[5]。地舒单抗(60mg 皮下注射,每 6 个月一次)是一种抑制破骨细胞发育从而减轻骨吸收的 RANK 配体抑制剂。药物治疗后 1 ~ 2 年内复查 BMD,并每 2 年复查一次[2,3]。

运动与康复

NOF 推荐运动预防计划,注重负重锻炼,每次 30min,每周锻炼 5 ~ 7 次、肌力训练 2 ~ 3 次[7]。

一些干预措施可降低跌倒风险和 / 或影响(例如适当的辅助性活动装置、锻炼计划、髋关节垫衬和避免使用影响中枢神经系统的药物),从而减少髋部骨折的发生率。据报道,背侧伸肌强度越差,椎体骨折发生率越高[8]。

急性脊椎骨折常伴有疼痛,可通过卧床休息、支具固定和镇痛药(如麻醉制剂)来缓解,非甾体抗炎药须慎用。限制脊柱屈曲的固定支具[例如,十字形前置脊柱过伸支具(cruciform anterior spinal hyperextension,CASH) 和 Jewett 支具]可降低额外椎体骨折的风险。体位训练、背部伸肌训练、胸肌牵伸、行走或其他负重练习是脊椎骨折康复的重要组成部分。

经皮椎体强化术(如椎体成形术和球囊扩张椎体后凸成形术)属于外科微创疗法,并已在病例系列研究中显示,可以提供极好的短期镇痛效果,然而该方法对疼痛或功能方面的长期收益尚无报道[9]。以上干预措施,包括注射聚甲基丙烯酸甲酯以增加椎体强度,可能增加其他椎体骨折的风险,特别是其相邻椎骨[9]。绝对禁忌证包括椎间盘炎、骨髓炎和脓毒症。相对禁忌证包括由于骨碎片引起的显著的椎管内损伤、2 年以上陈旧性骨折、椎体塌陷程度 > 75%、T_5 以上椎体骨折、创伤性压缩骨折或椎体后侧壁破坏。在临床实践中,许多医师仅将这些干预措施用于 6 个月以内的骨折。脊柱外科手术一般用于罕见的神经系统损害或脊柱不稳定患者。

(刘莎莎 译,陆沈吉 校)

参考文献

1. Dawson-Hughes B, Looker AC, Tosteson AN, et al. The potential impact of new National Osteoporosis Foundation guidance on treatment patterns. *Osteoporos Int.* 2010;21:41–52.

2. Cosman F, de Beur SJ, LeBoff MS, et al. Clinician's guide to prevention and treatment of osteoporosis. *Osteoporos Int.* 2014;25(10):2359–2381.

3. Cosman F, de Beur SJ, LeBoff MS, et al. Erratum to: Clinician's guide to prevention and treatment of osteoporosis. *Osteoporosis Int.* 2015;26:2045–2047.

4. Sinaki M. Osteoporosis. In Cifu DX, ed. *Braddom's Physical Medicine & Rehabilitation.* 5th ed. Philadelphia, PA: Elsevier, 2016. 747–768.

5. Osteoporosis Prevention, Diagnosis, and Therapy. NIH Consensus Statement March 27–29. 2000;17:1–36.

6. Ahmed SF, Elmantaser M. Secondary osteoporosis. *Endocr Dev.* 2009;16: 170–190.

7. Exercise for Your Bone Health. National Osteoporosis Foundation. 2013.

8. Sinaki M. Can strong back extensors prevent vertebral fractures in women with osteoporosis? *Mayo Clin Proc.* 1996;71:951–956.

9. Lamy O, Uebelhart B, Aubry-Rozier B. Risks and benefits of percutaneous vertebroplasty or kyphoplasty in the management of osteoporotic vertebral fractures. *Osteoporos Int.* 2014;25(3):807–819.

阅读推荐

Abramson AS. Influence of weight-bearing and muscle contraction in disuse osteoporosis. *Arch Phys Med Rehabil.* 1961;42:147–151.

International Society for Clinical Densitometry Official Positions. www.iscd.org.

第二十四章

多发性硬化

简介和流行病学[1,2]

多发性硬化(multiple sclerosis,MS)是一种病因不明(被认为是免疫介导)的慢性炎性脱髓鞘性疾病,主要临床特征为中枢神经系统脱髓鞘病变,病程上呈时间多发性和病灶区域空间多发性。全世界的患病人数约为 250 万人,美国约为 40 万人[2]。该病患者女性与男性的比例是 2 : 1,在白种人中是最常见的。MS 的发病年龄通常在 20 ~ 40 岁之间,平均发病年龄为 30 岁。在北部高纬度地区,该病的发病率和死亡率较高,但这种差异似乎正在减少。增加罹患 MS 风险的重要因素包括人口遗传学、基因与环境的关系以及社会经济地位。最强的遗传预测因子是 HLA-DRB1*1501,它的阳性意义为罹患 MS 的风险会增加 2 ~ 4 倍[2]。

诊断和临床特征

临床发作(复发或加重)指在没有发热或感染的情况下持续 24 小时或更长时间的主观的(当前的或历史的)或客观的观察事件(后者是典型的急性炎症脱髓鞘事件)。病灶位置不同,则症状和体征会有所不同。常见的症状表现包括视觉、感觉和运动功能的改变。常见的临床特征包括感觉异常、肢体无力、疼挛、疲劳(可能因高温而恶化,例如 Uhthoff 现象)、眩晕、膀胱功能障碍、性功能障碍、认知改变、抑郁、吞咽困难、神经性疼痛和 L'hermitte 征(颈部屈曲诱发沿脊柱至四肢放射的电击样感觉)。虽然可作临床诊断;但是,我们建议用客观检查(如 MRI 和视觉诱发电位)来证实。

MS 的正式诊断依据是 2010 年简化修订的 McDonald 诊断标准(表 24.1)[3]。MS 的诊断需要证明中枢神经系统脱髓鞘病灶的时间多发性和空间多发性,并排除其他诊断。4 个 MS 典型病灶区域(脑室周围、近皮质、幕下和脊髓)中至少 2 个区域有 T₂病灶,则符合空间多发性(dissemination in space, DIS)。出现先前影像学上未见的新病灶,或同时存在无症状的钆增强和非增强病灶,则符合时间多发性(dissemination in time,DIT)。诊断时不需要进行 CSF 分析,但 CSF 分析可能有助于在疑难病例中排除其他病变。脑脊液蛋白增多和存在寡克隆带(IgG > IgM 和 IgA)符合 MS 诊断。

表 24.1　2010 年修订的 McDonald 多发性硬化诊断标准摘要

临床表现或症状	额外的诊断要求
- 两次或两次以上临床发作 - 两个或两个以上客观病灶 - 一个客观病灶,并有先前发作的证据	无;仅凭临床证据就足够了;额外的证据也是可取的,但必须与 MS 一致
- 两次或两次以上临床发作 - 一个客观病灶	DIS;或等待累及 CNS 不同部位的再次临床发作
- 一次临床发作 - 两个或两个以上客观病灶	DIT 或再次临床发作
- 一次临床发作 - 一个客观病灶	DIS 或 DIT 或再次临床发作
无(神经功能障碍隐袭性进展)	回顾性或前瞻性调查表明疾病进展 1 年,并具备下列至少任何 2 项: 1. 脑内病灶的 DIS($\geqslant$ 1 个 T_2 病灶) 2. 脊髓内病灶的 DIS($\geqslant$ 2 个 T_2 病灶) 3. CSF 阳性结果

资料来源:改编自参考文献[3]。

临床分型及治疗

临床孤立综合征是指首次发作表现与多发性硬化相似(视神经炎、脑干综合征、横贯性脊髓炎),但不能完全满足 MS 的完整诊断标准[4]。复发缓解型 MS(relapsing-remitting MS, RRMS)定义为急性发作(每月 < 1 次),随后自行恢复,几乎没有残留的神经功能缺损;大约占患者总数 85%。

由于损伤组织随着时间(10 ~ 20 年)逐渐积累,大多数 RRMS 患者最终进展为继发进展期(secondary progressive course,SPMS),包括缓解和平稳,以及伴或不伴复发的逐渐恶化。干扰素 β-1b 可延缓 SPMS 中残疾的进展(例如轮椅依赖)。

原发进展型 MS(primary progressive MS,PPMS)约占病例的 10% ~ 15%,其特点是发病隐匿,且逐渐恶化,残疾持续进展。超过 60% 的人在 40 岁后发病。男女患病率相等。对于 PPMS 或 SPMS 患者,建议每年(除去复发情况以外)进行年度评估以检测 / 跟踪疾病进展。需要进一步描述伴或不伴进展的活动状态,或者伴或不伴进展的非活动状态。进展复发型 MS(< 5%)是一种从发病时开始进展的疾病,伴有重叠的急性复发,伴或不伴部分缓解。注射用类固醇激素是急性发作期治疗的主要药物(例如,静脉注射甲泼尼龙每天 500mg×5 天或每天 1g×3 天,随后口服泼尼松,并逐渐减量),可缩短恶化期,但不会改变最终恢复程度。

疾病调节治疗(disease-modifying therapy,DMT)可调节免疫反应,以防止复发、减缓脑损伤累积和减轻疾病负担。然而,DMT 仅被 FDA 批准用于复发型 MS[5]。此外,患者对DMT 的反应随着时间的推移而下降。注射药物包括干扰素 -β1a[Avonex(肌内注射),重组人干扰素 β(皮下注射)]、干扰素 -β1b(Betaseron,Extavia)和醋酸格拉默(Copaxone)。口服药物包括芬戈莫德(Gilenya)———一种鞘氨醇 -1- 磷酸调节剂(监测心脏副作用);特立氟胺(Aubagio)———抑制 T 细胞活化和细胞因子产生(高度致畸);富马酸二甲酯(Tecfidera)———作用机制尚不清楚,但可能与核因子 Nrf2 有关(监测淋巴细胞减少)。静脉注射治疗包括那他珠单抗(Tysabri)———一种针对 VLA-4 细胞黏附分子的单克隆抗体(如果与 IFN β-1a 合用,则监测 PML)。

康复治疗包括重点关注认知障碍、膀胱 /肠 /性功能障碍、视力障碍、痉挛、活动能力、平衡、疼痛和情绪[6]。疲劳可以通过节能技术和 / 或药物(例如金刚烷胺、匹莫林、莫达非尼和哌甲酯)缓解。也可以通过物理治疗和职业治疗来改善虚弱。通过定时 25 英尺(1 英尺 =0.3048 米)步行试验(the timed-25-foot walk tests)、6 分钟步行试验和 12 项 MS 步行量表(12-item MS walking scale)测量评定,证明四氨基吡啶(Ampyra)可以改善 MS 患者的行走能力[7,8]。最新的随机对照试验(RCT)提供了 Ⅱ 级证据,证明达方吡啶具有良好的耐受性、长期安全性,且提高步行速度的效果可长达 5 年;停药后药物疗效消失[8,9]。运动曾经被认为是 MS 的禁忌,但它是安全的,应该通过有规划的运动来保持健康、帮助延缓继发性残疾。至少一些与 MS 相关的残疾可能是由于失用所致。

预后

据报道,一些因素提示预后良好。例如,具有感觉症状和视神经炎的临床表现提示预后良好。提示预后不良的因素包括椎体或脑干病损、男性和发病时年龄较大。然而,这些因素的可靠性和准确性有限,没有一个被证实为独立的预后因素。尽管人们普遍认为初始诊断时损伤程度较重与预后较差相关,但一些研究提示 MRI 病灶负荷不一定与疾病程度相关[10]。肠和/或膀胱功能障碍与预后不良相关。首次发作后不完全缓解,且第二次发作前间隔短暂提示预后较差[11]。然而,复发通常比进展预后好。临床上可应用 Kurtzke 残疾量表(Kurtzke disability scale)、残疾状况量表(DSS、Expanded-DSS)或患者确定的疾病分级(Patient-Determined Disease Steps,PDDS)等工具测定 MS 患者受影响的功能障碍。

MS 并不影响生育率。MS 患者怀孕期间病情恶化较少,但产后早期恶化风险增加。

(陈 旭 译,陆沈吉 校)

参考文献

1. Dendrou CA, Fugger L, Friese MA. Immunopathology of multiple sclerosis. *Nat Rev Immunol.* 2015;15:545–558.

2. Tullman MJ. Overview of the epidemiology, diagnosis, and disease progression associated with multiple sclerosis. *Am J Manag Care.* 2013;19:S15–S20.

3. Polman CH, Reingold SC, Banwell B, et al. Diagnostic criteria for multiple sclerosis: 2010 Revision to the McDonald criteria. *Ann Neurol.* 2011;69(2): 292–302.

4. Lublin FD, Reingold SC, Cohen JA, et al. Defining the clinical course of multiple sclerosis: the 2013 revision. *Neurology.* 2014;83(3):278–286.

5. Thomas RH, Wakefield RA. Oral disease-modifying therapies for relapsing-remitting multiple sclerosis. *Am J Health Syst. Pharm.* 2015;72(1):25–38.

6. Burks JS, Bigley GK, Hill HH. Rehabilitation challenges in multiple sclerosis. *Ann Indian Acad Neurol.* 2009;12(4):296–306.

7. Goodman AD, Brown TR, Edwards KR, et al. A phase 3 trial of extended release oral dalfampridine in multiple sclerosis. *Ann Neurol.* 2010;68(4): 494–502.

8. Filli L, Zörner B, Kapitza S, et al. Monitoring long-term efficacy of fampridine in gait-impaired patients with multiple sclerosis. *Neurology.* 2017;88(9): 832–841.

9. Goodman AD, Behoux F, Brown TR, et al. Long-term safety and efficacy of dalfampridine for walking impairment in patients with multiple sclerosis: results of open-label extension of two Phase 3 clinical trials. *Mult Scler.* 2015;21(10):1322–13s31.

10. Li DK, Held U, Petkau J, et al. MRI T2 lesion burden in multiple sclerosis: a plateauing relationship with clinical disability. *Neurology.* 2006;66(9):1384.

11. Langer-Gould A, Popat RA, Huang SM, et al. Clinical and demographic predictors of long-term disability in patients with relapsing-remitting multiple sclerosis: a systematic review. *Arch Neurol.* 2006;63(12):1686–1691.

第二十五章

运 动 障 碍

定义：一组以不自主运动、肌张力异常、姿势异常为表现的中枢神经系统退变性疾病。它们大致分为低动力(运动太少)运动障碍、高动力(运动太多)运动障碍两大类。

低动力运动障碍(帕金森病)

帕金森病的病理生理(Parkinson's Disease, PD) ——主要受累区域是基底神经节，其功能明显受到抑制。基底神经节产生多巴胺的细胞受累(黑质和蓝斑)，导致黑质纹状体通路退化，从而使纹状体多巴胺减少。这会导致对胆碱能系统的抑制性输入减少，兴奋性输出过多。

流行病学——PD 是最常见的运动障碍，累及 1% 的 50 岁以上人群。每年发病率为 20/100 000。男性与女性比例为 3：2。与农药和除草剂使用有关；5% ~ 10% 是遗传性的。

临床表现

- 最常见的首发症状是手的静息性震颤(搓丸样震颤)，频率为 3 ~ 5Hz
- 以静息震颤、运动迟缓和齿轮样强直为特征
- 疾病进展的特征包括面具脸、慌张步态及由于失去姿势调节反射所致的姿势不稳，导致向一侧或后方摔倒
- 冻结现象(暂时无法执行或重新启动某些任务)
- 抑郁症和精神病
- 痴呆(40%)
- 直立性低血压

治疗——药物或手术。药物治疗的目的是增加多巴胺的作用，降低胆碱能效应。治疗原则是当症状影响患者日常生活活动时开始治疗。

1. 左旋多巴：多巴胺前体。与卡比多巴(多巴脱羧酶抑制剂)一起给药，可阻止左旋多巴的全身代谢[例如，信尼麦(sinemet)]。

2. 多巴胺能激动剂：普拉克索(Mirapex)、罗匹尼罗(requip)和罗替高汀(rotigotine)，每日一次的透皮(皮肤)贴片，每24

小时更换一次。

a. 麦角衍生物——溴隐亭(刺激 D2 受体)和培高利特(刺激 D1 和 D2 受体)

b. 非麦角衍生物(可能具有神经保护作用)——罗匹尼罗(Requip)和普拉克索(Mirapex)

3. 金刚烷胺:一种增强内源性多巴胺释放的抗病毒药物,具有轻微的抗胆碱能活性。

4. 抗胆碱能药:有效缓解震颤。苯海索(安坦,artane)、苯扎托品(Cogentin)、丙环定(procyclidine)、奥芬那君(orphenadrine)。

5. 多巴胺代谢抑制剂:抑制单胺氧化酶 B(monoamine oxidase-B,MAO-B)——主要存在于纹状体。

a. 司来吉兰和雷沙吉兰:减少黑质氧化损伤和减缓疾病进展。

b. 托卡朋:儿茶酚 -o- 甲基转移酶(catechol-O-methyltransferase,COMT)抑制剂,抑制多巴胺在肝脏、胃肠道及其他外周器官中的代谢。

手术治疗的适应证:药物治疗无效或耐受性差的晚期患者。手术主要对缓解震颤有效。并发症包括:脑出血、感染和设备故障。

1. 破坏性手术——丘脑切开术或苍白球切开术。

2. 脑深部刺激器——置于丘脑的丘脑底核或腹侧中间核的电极。

残疾原因

1. 社会隔绝

2. 手的灵巧性(不能进行日常生活活动,如穿衣、切食物、写作和精细的运动技能)

3. 弯腰姿势,导致失去平衡和跌倒的风险增加

4. 步态缓慢,导致后冲(向后摇晃)或推进(向前踉跄)

5. 言语障碍

6. 吞咽困难,导致隐性误吸

7. 自发吞咽频率降低引起的流涎

8. 精神障碍:精神病可以用喹硫平(Seroquel)、氯氮平(Clozaril)或哌马色林(Nuplazid)——唯一被 FDA 批准的药物治疗

康复原理——基于功能,采用统一的帕金森病评定量表(unified Parkinson's disease rating scale,UPDRS)进行客观评估,包括对行走速度、距离、后退和前进的步距、通过障碍物的能力、精细运动能力、平衡能力以及完成同步化和程序化任务的能力评估。

康复策略

物理治疗

- 姿势训练(髋部伸展、骨盆倾斜和站立)
- 姿势反射
- 关节活动度(被动/主动,放松技术)
- 步行:使用带轮子的助行器。有时可以用加权助行器来防止后退步态
- 适应性训练(股四头肌和髋伸肌强化)
- Frenkel 运动:针对脚位置的协调性练习
- 摆动板或平衡反馈训练器来改善身体的整合和姿势反射
- 预防跌倒;家庭评估,环境改造

作业治疗

- 适应性设备,如护板、带大手柄的杯子/器皿以及可旋转的叉子和勺子
- 用尼龙搭扣/拉链代替衣服上的纽扣

其他治疗

- 吞咽评估
- 膈肌呼吸练习改善构音障碍

高动力运动障碍

包括震颤、抽搐、Tourette 综合征、肌张力障碍(全身型和局灶型)、运动障碍、舞蹈病、偏侧投掷症、肌阵挛和扑翼样震颤。

震颤——某身体部位有节奏的抖动。发生于 6% 的人群中。特发性震颤的治疗药物包括普萘洛尔、扑米酮、苯二氮草类药物(benzodiazepines,BZD;阿普唑仑)、抗惊厥药(加巴喷丁、托吡酯)和肉毒毒素。

抽搐——持续的无节奏的肌肉收缩,快速而刻板,常在精神紧张时发生在相同的肢体或身体部位。

Tourette 综合征——不自觉地使用猥亵语（秽语症）和猥亵手势（猥亵行为）。使用精神安定类药物（匹莫齐特和氟哌啶醇）治疗。

肌张力障碍——缓慢的持续性的肌肉收缩，常导致扭曲运动或异常姿势。

- 特发型
- 局灶型（痉挛性斜颈、眼睑痉挛、口颌肌张力障碍、书写痉挛）
- 全身型（Wilson 病和脂质沉积障碍）
- 神经退行性疾病，如 PD 和 Huntington 病
- 继发于围产期脑损伤、一氧化碳中毒、脑炎

治疗包括抗胆碱能药物、巴氯芬、卡马西平、氯硝西泮以及用于治疗局灶型肌张力障碍的肉毒毒素。

迟发性运动障碍——由于药物长期阻滞使多巴胺受体高度敏感，出现口和面部的不自主的舞蹈样运动，比如咀嚼、吮吸、舔、皱缩和咋舌动作。

- 与长期使用抗精神病药物相关（20%）
- 在非经典型抗精神病药物（如氯氮平、利培酮和奥氮平）出现后减少
- 治疗包括苯二氮䓬类药物

共济失调——通常与小脑疾病有关。

- 病因包括脑卒中、多发性硬化（MS）、急性/慢性酒精中毒和遗传性（缓慢进展）Friedreich 共济失调。
- 治疗包括代偿性技术、步态训练和辅助设备

手足徐动症——累及面部和上肢的缓慢、扭转和重复动作，常见于 Huntington 病。

舞蹈病——涉及口腔结构的不定型、不可预测的舞蹈样动作。

偏侧投掷症——丘脑底核梗死或出血而引起的单侧手臂和腿的投掷样动作。

肌阵挛——突发的肌肉的不规则收缩。

- 可以是生理性的（睡眠痉挛和打嗝）
- 基础震颤（随着活动而增加）
- 癫痫
- 症状性的（潜在脑病或脑卒中的一部分）

- 脊肌阵挛(脊神经支配的肌肉群)。发生于脊髓疾病,如肿瘤、创伤或多发性硬化
- 治疗包括氯硝西泮、丙戊酸钠和左乙拉西坦(keppra)

(陈 旭 译,陆沈吉 校)

推荐阅读

Cifu DX. *Braddom's Physical Medicine and Rehabilitation.* 5th ed. Philadelphia, PA: Elsevier; 2016.

Cuccurullo SJ. *Physical Medicine and Rehabilitation Board Review.* 3rd ed. New York, NY: Demos Medical Publishing; 2015.

第二十六章

急性炎症性脱髓鞘性多发性神经病

急性炎症性脱髓鞘性多发性神经病[acute inflammatory demyelinating polyneuropathy，AIDP，吉兰 – 巴雷综合征（Guillain–Barré syndrome）]是一种获得性自身免疫性疾病，其临床特征为渐进性感觉异常和肌无力，可发展为全身瘫痪、自主神经功能紊乱和呼吸衰竭。空肠弯曲菌、肺炎支原体、巨细胞病毒、EB 病毒和流感嗜血杆菌是 AIDP 的常见病原体。全球发病率约为(0.4 ~ 1.7)/10 万；大约 60% 的病例在病前 1 ~ 4 周出现轻度流感样症状。超过 50% 的患者主诉有疼痛，最初表现为肌肉性疼痛；随着病情的发展，这可能转变为神经性疼痛。眼外肌和括约肌功能正常。诊断依据包括：反射消失、四肢渐进性对称性肌无力、脑脊液（cerebrospinal fluid，CSF）蛋白细胞分离（蛋白增多，单核细胞 < 10/mm³）以及电生理检查结果。

电诊断的测试结果将取决于受影响最严重的结构。大部分的 AIDP 病例都有神经脱髓鞘症状，因此，电诊断试验结果可见潜伏期延长，传导速度减慢，传导阻滞和时间离散。F 波在评估神经的长轴时是有效的，而且炎症过程通常从神经根开始。因此，F 波的缺失或延长通常是最早出现的电诊断结果。如果神经轴突有病变，运动单位的动作电位振幅可能降低，针刺试验可能会有去神经支配表现。

患者应该被送入监护病房。10% ~ 30% 的患者会发生呼吸系统并发症，可能需要呼吸机支持。可能发生心动过速、尿潴留、高血压、低血压、直立性低血压、心律失常、肠梗阻和心动过缓。在症状进展过程中（发病后 2 周内），血浆置换或者静脉注射免疫球蛋白[400mg/（kg·d）× 5 天]是有效的，并已被证明可以缩短整体恢复时间。糖皮质激素是无效的。早期康复治疗应强调牵伸和渐进力量训练；激进的治疗可能会导致过度疲劳。倾斜台可用于自主神经调节功能紊乱的患者。通常建议使用合适的辅助移动装置和下肢矫形器。66% 的患者会感到疼痛。大多数患者在症状出现后 4 周左右达到临床表现最严重的时间点，然后开始好转。

死亡率约为 3%～5%，通常是由于自主神经功能紊乱引起的呼吸或心血管疾病所致。大多数患者可完全或几乎完全恢复正常。恢复时间可能是几周至几个月；如果发生轴索损伤，则可能长达 6～18 个月。大约 10% 的患者遗留明显的残疾，小腿无力和双脚麻木最常见；大约 5%～10% 病例可能遭受急性多发性神经病的一次或多次复发，并且某些病例可发展成为慢性的、渐进性的炎症性多发性神经病。

慢性炎症性脱髓鞘性多发性神经病

慢性炎症性脱髓鞘性多发性神经病(chronic inflammatory demyelinating polyneuropathy, CIDP) 的病理变化与 AIDP 相似，但起病缓慢，有持续至少 2 个月的发病过程，可反复发作多次。临床表现为对称性肢体无力，远端肌肉比近端受累更明显。AIDP 和 CIDP 的区别主要在于症状出现时间。治疗方法与 AIDP 相同，但感觉和运动功能同时受累的 CIDP 患者应用大剂量皮质类固醇(常用方案是每天 80mg 泼尼松，几个月后逐渐减少到最低有效剂量)有效。与 AIDP 一样，CIDP 的诊断需要电生理检查、脑脊液检查和神经活检(如果有指征)。

(陈 旭 译,陆沈吉 校)

推荐阅读

Cuccurullo SJ. *Physical Medicine & Rehabilitation Board Review*. 3rd ed. New York, NY: Demos Medical Publishing; 2015.

Victor M. *Adams & Victor's Principles of Neurology*. 7th ed. New York, NY: McGraw Hill; 2001.

Weiss J, Weiss L, Silver J. *Easy EMG. 2nd ed*. London, UK: Elsevier; 2016.

第二十七章

痉　挛

痉挛是一种表现为被动牵拉时产生以速度依赖性阻力增强的障碍,与腱反射亢进有关,由牵张反射过度兴奋引起。痉挛属于上运动神经元(upper motor neuron, UMN)综合征的一部分,后者包括的阳性症状有痉挛和下肢屈肌反射去抑制,阴性症状包括肌无力和灵活性差。痉挛是一种需要治疗的重要障碍,因为其会损害治疗中及治疗前后的功能,包括姿势、转移和卫生保健,并导致恶性循环,使管理更加复杂,如图 27.1 所示。常用临床量表见表 27.1。

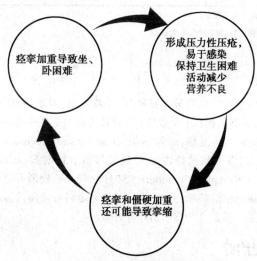

图 27.1　痉挛的恶性循环

(资料来源:修改自参考文献[1])

表 27.1　常用临床评定量表

改良 Ashworth 量表
0	无肌张力增加
1	肌张力略微增加,在关节活动的终末端突然卡住或释放,或在 ROM 末端呈现最小的阻力
1+	肌张力轻度增加,在关节活动的 50% 范围内突然卡住,在 ROM 后 50% 内呈现最小阻力

改良 Ashworth 量表	
2	ROM 大部分张力增加,但仍能被较容易地移动
3	肌张力严重增高,被动活动困难
4	受累部分被动屈伸,呈现僵直状态

痉挛频次评分表*	
0	没有痉挛
1	刺激引起的痉挛
2	少见的自发痉挛(<1/小时)
3	自发痉挛(>1/小时)
4	自发痉挛(>10/小时)

* 用于自我评定。

资料来源:修改自参考文献[2,3]。

治疗

痉挛治疗的指征包括疼痛、功能减退、卫生不良、皮肤破裂,影响美观和不良姿势。应处理可能加重痉挛的潜在因素[如压力性溃疡、尿路感染(urinary tract infections,UTI)、肠嵌塞、嵌甲和选择性 5- 羟色胺再摄取抑制剂(selective serotonin reuptake inhibitors,SSRI)]。应小心处理可能有功能应用价值的痉挛,例如,下肢肌张力增高可协助转移或步态恢复。图 27.2 为痉挛治疗方法图。

物理治疗

牵伸治疗是大多数痉挛治疗方法的基础。夹板、石膏或支具可以通过“肌梭复位”来维持关节活动度。虽然贯序石膏(即:每 1 ~ 2 天逐步增加牵伸幅度)可以减少关节挛缩,但是这个方法有时候耐受性不好,可能导致皮肤破损。冷疗法(> 15min)可降低肌肉牵张反射的过度兴奋性、减慢神经传导速度,可暂时缓解痉挛。功能性电刺激(> 15min)可在刺激后的几个小时内改善功能和降低肌张力(认为其可调节脊髓水平的神经递质)。马术治疗,包括有节奏的运动,有减轻下肢痉挛的作用。其他的治疗方法包括:肌腱按压、冷疗、热疗、

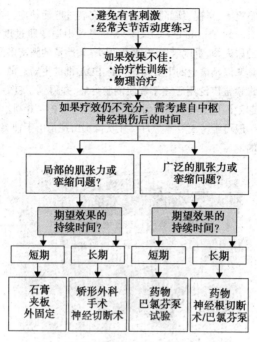

图 27.2 痉挛治疗的程序图

CNS,中枢神经系统

(修改自参考文献[4])

振动、按摩、低功率激光和针灸[5]。

药物治疗

口服药物——适用于非局部性痉挛,疗效常常受到副作用的限制。FDA 批准的药物包括巴氯芬、地西泮、可乐定和替扎尼定。在一项小样本多发性硬化(multiple sclerosis,MS)患者的交叉研究[6]中,加巴喷丁的超说明书使用对痉挛显示出良好的治疗效果。近年来,大麻类药物被研究显示在治疗痉挛方面具有潜在疗效,尤其是在难治性 MS 患者中更是如此[7,8]。

A 型肉毒毒素(botulinum toxin–A,BTX–A)——肉毒毒素通过抑制突触前乙酰胆碱(acetylcholine,ACh)的释放来阻断神经肌肉接头(neuromuscularjunction,NMJ)的传导。A 型肉毒毒素(图 27.3;保妥适和碘脱氧尿苷)是 FDA 批准的用于眼睑痉挛、斜视、颈部肌张力障碍、膀胱过度活动症、在脊髓损伤(spinal cord injury,SCI)和 MS 患者中逼尿肌过度活跃引起的尿失禁、重度皱眉纹、慢性偏头痛、严重的腋窝多汗症、上肢痉挛以及最近的下肢痉挛。在 FDA 批准更新之前,A 型肉毒毒素被广泛用于痉挛和肌筋膜疼痛,并得到了良好的效果。起效时间是 24 ~ 72 小时,峰值效应在 2 ~ 6 周。临床效果一般可维持 3 ~ 4 个月。症状再次出现是由于轴突出芽引起的。

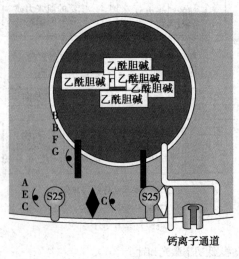

图 27.3 有七个不同的肉毒毒素亚型

肉毒毒素重链结合到突触前的终板,肉毒毒素复合体的受体通过吞噬作用被内化。A 型肉毒毒素的轻链裂解突触小体相关蛋白 25,乙酰胆碱小泡与突触前膜融合所需的蛋白质

(资料来源:修改自参考文献[6,9])

对于体重 75kg 的成年人来说,理论上的非口服半数致死量(median lethal dose,LD50)是 3 000U;推荐的最大剂量是肌注 10U/kg,但每个部位最多不超过 400U。建议注射间隔至

少3个月,以降低抗体形成的可能性。A型肉毒毒素禁止用于以下人群:怀孕、哺乳、NMJ疾病、社会和心理状况不稳定、局部皮肤或肌肉感染、既往有不良反应史、同时使用氨基糖苷类抗生素、对人类白蛋白 USP 过敏者。相对禁忌证包括需要注射部位的关节已经挛缩[10]。A型肉毒毒素应储存在 -20 ~ -5℃,只能用无防腐剂的0.9%生理盐水稀释。如果在2 ~ 8℃冷藏下,最长4小时内使用。

与苯酚相比,A型肉毒毒素的优点包括直接扩散到注射区域内(可达3 ~ 4cm),使注射在技术上变得更容易,而且没有感觉迟钝(因为它选择性作用于 NMJ;A型肉毒毒素推荐使用剂量参见表27.2)。

表27.2 A型肉毒毒素建议使用剂量(单位)

临床模式	可能涉及的肌肉	平均开始剂量	单次注射剂量范围	注射点#
肩内收/内旋	胸肌复合体	100	75 ~ 100	4
	背阔肌	100	50 ~ 150	4
	大圆肌	50	27 ~ 75	1
	肩胛下肌	50	25 ~ 75	1
肘屈曲	肱桡肌	50	75	1
	肱二头肌	100	50 ~ 200	4
	肱肌	50	25 ~ 75	2
前臂旋前	旋前方肌	25	10 ~ 50	1
	旋前圆肌	40	25 ~ 75	1
腕屈曲	桡侧腕屈肌	50	25 ~ 100	2
	尺侧腕屈肌	40	10 ~ 50	2
拇掌内畸形	拇长屈肌	15	5 ~ 25	1
	拇收肌	10	5 ~ 25	1
	拇对掌肌	10	5 ~ 25	1
拳头紧握	指浅屈肌	50	25 ~ 75	4
	指深屈肌	15	25 ~ 100	2

续表

临床模式	可能涉及的肌肉	平均开始剂量	单次注射剂量范围	注射点"
手内肌阳性手	骨间肌蚓状肌	15	10 ~ 50/ 手	3
屈髋	髂肌	100	50 ~ 150	2
	腰大肌	100	50 ~ 200	2
	股直肌	100	75 ~ 200	3
膝关节屈曲	腘绳肌中束	100	50 ~ 150	2
	腓肠肌	150	50 ~ 150	4
	腘绳肌外侧束	100	100 ~ 200	3
大腿内收	长 / 短 / 大收肌	200/ 腿	75 ~ 300	6/ 腿
膝过伸	股四头肌	100	50 ~ 200	4
足内翻	腓肠肌内 / 外侧束	100	50 ~ 200	4
	比目鱼肌	75	50 ~ 100	2
	胫后肌	50	50 ~ 200	2
	胫前肌	75	50 ~ 150	3
	趾长 / 短屈肌	75	50 ~ 100	4
	蹈屈肌	50	25 ~ 75	2
纹状趾	蹈长伸肌	50	20 ~ 100	2
颈部	胸锁乳突肌 *	40	15 ~ 75	2
	斜角肌复合体	30	15 ~ 50	3
	斜方肌	60	50 ~ 150	3
	肩胛提肌	80	25 ~ 100	3

* 如果双侧胸锁乳突肌注射,剂量应减半。

剂量指南:每次注射建议的最大剂量为 10U/kg,但不超过 400U。每个注射部位的最大剂量是 50U。每个注射点的最大容量通常是 0.5ml。再次注射应间隔至少 3 个月。如果患者 Ashworth 评分低、体重轻、肌肉体积小,或者疗效的可能持续时间长,则可以考虑降低注射剂量(修改自参考文献[11])。

B 型肉毒素（myobloc）——2000 年 FDA 批准 B 型肉毒毒素用于颈部肌张力障碍。在临床上，A 型肉毒毒素与 B 型肉毒毒素的适应证相似，但使用单位不同（在受累肌肉中，B 型肉毒毒素的剂量可从 2 500U 起始到 5 000U）。B 型肉毒毒素可能对那些因反复使用而对 A 型肉毒毒素产生耐药性的患者有效。它在室温下可以存放长达 9 个月，在 2 ~ 8℃冷藏下可以存放 21 个月。它不需要重新溶解，可以用普通的生理盐水稀释，并在 4 小时内使用。

苯酚（羧酸）——苯酚对神经的破坏作用是剂量依赖性的，1 小时开始起效，持续时间可达数年（文献报道的持续时间差异很大）。通过神经刺激器定位后，在靶神经周围直接注射（继发沃勒变性）破坏靶神经。或者通过神经刺激器定位可以注射的肌肉运动点（例如，1 ~ 10ml 的 3% ~ 5% 苯酚溶液肌内注射；最大量：5% 溶液 10ml）。处理后，神经纤维再生后症状恢复。

在单个疗程中，苯酚注射可以与肉毒毒素注射结合使用，尤其是在 BTX 剂量受限时特别有用（例如：苯酚用于大的近端肌而肉毒毒素用于小的远端肌）。与肉毒毒素相比，苯酚的优点包括成本低、很少产生抗体以及疗效更持久。其缺点包括更高的技术要求和潜在的感觉迟钝，通过将注射限制到相对容易定位的运动神经分支可减少感觉迟钝（例如，胸神经、肌皮神经、闭孔神经、臀下神经，和到腘绳肌、比目鱼肌及胫前肌的分支），避免对混合神经进行注射（主要是胫神经和正中神经）。在苯酚神经阻滞术之前，试验性应用局部麻醉剂（如：0.25% ~ 0.5% 的布比卡因）有助于预测可能的效果。

鞘内注射巴氯芬（intrathecal baclofen，ITB）——适用于 SCI（FDA 在 1992 年批准）和脑源性（FDA 在 1996 年批准）所致的严重痉挛（Ashworth 分级 ≥ 3）。它的超说明书应用还包括对慢性背痛和神经根疼痛导致的严重肌肉痉挛有较好疗效，其患者应对保守治疗有效果不佳史，且年龄 > 4 岁或体重 > 18.1kg。在植入体内泵前，通常会对患者进行硬膜外巴氯芬或蛛网膜下外泵导管的试验性治疗。硬膜外巴氯芬筛查试验具体如下：第一天于硬膜外注射 50μg；若无效，则于第二天注射 75μg；若仍无效，则于第三天注射 100μg。试验过程中痉挛状态在 Ashworth 评分表中下降 2 分即可大致预测植入泵有疗效。根据FDA建议[12],如果患者对100μg剂量仍无反应,则不适合长期鞘内注射巴氯芬。

泵通常放置于腹部的左下象限(left lower quadrant of the abdomen,LLQ),远离阑尾。根据使用剂量和泵的大小,泵通常每4～12周复充一次。患者必须坚持到医师处复诊,以便补充药物。电池可使用约5年(必须拆卸泵以更换电池)。与口服药物相比,ITB的优点包括减少CNS副作用(例如,镇静)。植入系统的潜在问题包括感染、导管扭结或脱出、由于脑脊液漏出导管而引起的头痛。腰椎泵的输注速率约为600μg/d。如果痉挛增加,在调整ITB的剂量之前,应先加强其他治疗。

手术方式的选择

目前对于痉挛有多种治疗方法,包括:肌腱移植、肌腱和肌肉的延长,以及神经外科(脑/脊髓)毁损(图27.4)。胫前肌腱转移术(split anterior tibial tendon transfer,SPLATT)可有效治疗痉挛性马蹄内翻足。手术分离胫骨前肌腱远端的外侧部分,并将其重新连接到第三楔形骨和骰骨上。SPLATT通常与跟腱延长术同时进行。

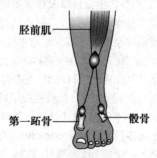

胫前肌

第一跖骨　　　骰骨

图27.4　小腿肌腱
(修改自参考文献[13])

选择性背侧脊神经根切断术对脑瘫(cerebral palsy,CP)有一定效果。手术包括椎板切除术和马尾的暴露。分别刺激背根,切断引起肌肉组织产生异常EMG反应的神经根(被认为是导致痉挛的原因)。不建议前根损伤,因为会继发失神经萎缩,并导致皮肤破坏。神经根切断术的适应对象包括:痉挛性脑瘫患者(无手足徐动症),年龄在 3 ~ 8 岁之间,成熟的异位骨化(heterotopic ossification,HO),良好的躯干平衡及家庭支持。

(田 飞 译,袁 华 校)

参考文献

1. Ghai A. Spasticity – Pathogenesis, prevention and treatment strategies. *Saudi J Anaesth*. 2013;7(4):453–460.

2. Bohannon RW. Interrater reliability on a modified Ashworth scale of muscle spasticity. *Phys Ther*. 1987;67:206–207.

3. Penn RD. Intrathecal baclofen for severe spasticity. *Ann N Y Acad Sci*. 1988;531:15–66.

4. Katz R. Spasticity. In: O'Young BJ, ed. *Physical Medicine & Rehabilitation Secrets*. 2nd ed. Philadelphia, PA: Hanley & Belfus; 2002:144.

5. Grades JM. Physical modalities other than stretch in spastic hypertonia. *Phys Med Rehabil Clin North Am*. 2001;12:747–768.

6. Cutter NC. Gabapentin effect on spasticity in MS: a placebo-controlled, randomized trial. *Arch Phys Med Rehabil*. 2000;81:164–169.

7. Ashton JC. Emerging treatment options for spasticity in multiple sclerosis– clinical utility of cannabinoids. *Degener Neurol Neuromuscul Dis*. 2011;1: 15–23.

8. Chang E. A Review of Spasticity Treatments: Pharmacological and Interventional Approaches. *Crit Rev Phys Rehabil Med*. 2013; 25(1–2): 11–22.

9. Brin MF, ed. *Muscle & Nerve. Spasticity: Etiology, Evaluation, Management, and the Role of BTX-A* (Vol. 6, Suppl). New York, NY: John Wiley & Sons; 1997:S151.

10. Marco O. Botulinum Neurotoxin Type A in Neurology: Update. *Neurol Int*. 2015;7(2):5886.

11. Brin MF. Dosing, administration, and a treatment algorithm for use of BTX-A for adult-onset spasticity. *Muscle Nerve*. 1997;6(Suppl):S214.

12. Lioresal® Intrathecal. Access Data Document. U.S. Food and Drug Administration. http://www.accessdata.fda.gov/drugsatfda_docs/label/2011/020075s021lbl.pdf

13. Keenan MA. *Manual of Orthopaedic Surgery for Spasticity*. Philadelphia, PA: Raven Press; 1993.

第二十八章

神经源性膀胱

　　神经生理学——膀胱扩张激活逼尿肌牵张感受器（δ 受体），通过传入神经向脊髓 $S_2 \sim S_4$ 段的骶髓排尿中枢提供反馈。完整的大脑皮层抑制骶髓排尿中枢和膀胱的反射性收缩。另外，交感神经（起源于 $T_{10} \sim L_2$，腹下神经）通过去甲肾上腺素刺激基底 δ 受体（松弛）和三角区 / 膀胱颈 α 受体（收缩），使膀胱尿液储存而不泄漏。通常膀胱充盈量大概为 100ml 时才能有感觉。膀胱充盈量在 300 ~ 400ml 时，会有满胀感和强烈的尿意。自主排尿时通过体神经（Onuf 核，$S_2 \sim S_4$，阴部神经）来支配尿道外括约肌完成排尿（图 28.1）。

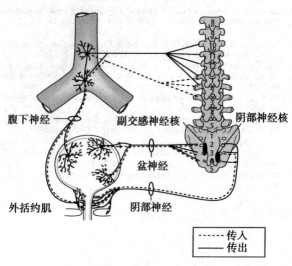

腹下神经　　　　副交感神经核　　　阴部神经核

盆神经

外括约肌　　　　阴部神经

- - - - - 传入
———— 传出

图 28.1　膀胱的神经支配

(修改自参考文献[1])

　　在生理性排尿过程中，骶髓排尿中枢通过骨盆神经的副交感纤维释放乙酰胆碱作用于膀胱的胆碱能（M2）受体，刺激膀胱逼尿肌收缩。脑桥排尿中枢（pontine micturition center，PMC）协调逼尿肌的收缩与尿道括约肌的舒张，使尿液得以排除（图 28.2；助记符：交感神经作用是储尿，副交感神经作用是排尿）。

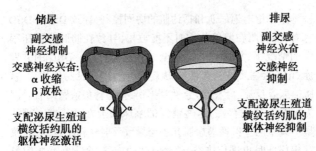

储尿

副交感
神经抑制

交感神经兴奋:
α 收缩
β 放松

支配泌尿生殖道
横纹括约肌的
躯体神经激活

排尿

副交感
神经兴奋

交感神经
抑制

支配泌尿生殖道
横纹括约肌的
躯体神经抑制

图 28.2　膀胱充盈与排空

神经源性膀胱(表 28.1)——脑桥以上的病变[如创伤性脑损伤(traumatic brain injury, TBI)或脑卒中]影响大脑对排尿反射的抑制。临床上典型的表现是由于逼尿肌反射亢进导致尿频和尿失禁。由于 PMC 对膀胱和括约肌的协同控制完好,没有发生逼尿肌 - 括约肌协同失调(detrusor-sphincter dyssynergia, DSD)。治疗方案包括定时排尿(如每 2 小时排尿一次)、使用尿收集器(如套式尿管)和口服抗胆碱能药物,以降低膀胱张力和抑制膀胱收缩。

表 28.1　神经源膀胱的分类

障碍类型	膀胱因素	出口因素
储尿障碍	高张力	
	顺应性降低	盆底失神经支配
		膀胱颈下降
		固有膀胱颈括约肌功能障碍
排空障碍	反射消失	
	低收缩性	逼尿肌 - 括约肌协同失调(横纹肌和膀胱颈)
		非反射性自主括约肌
		机械性梗阻(良性前列腺肥大或狭窄)

资料来源:修改自参考文献[2]。

　　骶髓以上(脑桥以下)的脊髓损伤(spinal cord injury, SCI)破坏了大脑对排尿反射的信号抑制通路,重要的是损害了脑桥排尿中枢对逼尿肌和括约肌的协同控制,导致 DSD。DSD 患者,括约肌在膀胱收缩时不能放松,导致在膀胱收缩压很大的情况下,排尿仍然不完全或者不能排尿。DSD 的并发症(由于经常性或持久性的膀胱压力增高)包括膀胱憩室、膀胱输尿管反流、肾积水、急性肾损伤、肾盂肾炎或肾结石。因为感觉障碍的存在,这些情况的临床表现在 SCI 患者可能是不典型的。慢性逼尿肌亢进会导致反射性膀胱收缩,膀胱容积很低时也进行排空,随着时间的推移,会导致膀胱容量减少。

骶髓以上的 SCI 所致神经源性膀胱的治疗有多种选择,应根据个体差异,结合解剖学、并发症史、能力、目标、动机和资源等情况加以考虑。到目前为止,文献中缺乏确凿的数据来证明一种方法胜过其他方法。脊髓医学会(Consortiumfor Spinal Cord Medicine)关于 SCI 患者神经源性膀胱管理的临床实践指南详细探讨了各种方法的适应证和优缺点[3]。

当患者手部具备足够的技巧或者有护工时,推荐使用间歇性导尿(intermittent catheterization,IC)。身体状态、痉挛、性别和尿道解剖异常可能是有效 IC 的重要阻碍因素。当膀胱容量不足 200ml,或者即使调整摄水量及 IC 的频率膀胱容量仍超过 500ml 时,考虑替代 IC 治疗。当存在自主神经反射障碍时,也不推荐使用 IC。清洁性 IC(clean IC,CIC)包含重复利用间歇性导尿管,即用温和的肥皂水洗涤,进一步彻底地冲洗、风干导尿管,将其储存在一个洁净、干燥的毛巾或袋子里。导尿管可以一直重复利用至变脆或肉眼可见的缺损(如裂纹),或有沉淀物堆积。清洁导尿所用的间歇性导尿管通常每 2～4 周更换一次,也可以根据需要频繁更换。如果 CIC 导致反复发作的症状性感染,则需要考虑使用无菌 IC。如果怀疑反复性尿路感染(recurrent urinary tract infections,UTI)是由于尿道刺激所致,可以考虑使用一次性亲水导尿管。在不具备卫生条件时(如在旅途中或运动期间),可以选择使用非接触式导尿管。

对于男性来说,可以选择使用避孕套导管反射性排尿。这种方法有时要求尿道内支架置入,或经尿道括约肌切开术,或药物治疗以促使尿液流动[如肉毒毒素注射或口服 α- 肾上腺素受体阻滞剂(麻黄碱或苯丙醇胺)]。

以下情况可以考虑留置导尿管：患者手部技巧不佳、护工能力有限或不情愿、侵入性较小的方法不成功、由于逼尿肌压力持续升高导致肾或泌尿系统并发症风险升高。留置导尿管相比操作恰当的 IC 的主要缺点是存在感染风险、自主神经反射异常、尿路结石和膀胱肿瘤风险增加及生活方式的困扰（如佩戴尿袋）。由于尿路上皮的剥脱，不推荐常规灌洗生理盐水或无菌水。留置尿道导管会增加尿道狭窄、尿道下裂、前列腺炎和附睾炎的风险。推荐将导管固定于大腿或腹部以减少尿道侵蚀。当存在尿道畸形或并发症、尿道导管插入困难、反复尿道导管阻塞、心理顾虑（如形象及个人偏好）时，或者为了改善性功能，应考虑使用耻骨上导尿管（首选 #22 或 #24 Fr）。耻骨上导尿管一般每 4 周更换一次，或在导管存在硬结或结石时每 1 ~ 2 周更换一次。

一些治疗手段可增加骶髓以上 SCI 时的膀胱储尿或促进尿排空。增强尿储存的方法包括口服抗胆碱能药（例如奥昔布宁或托特罗定）、膀胱内应用抗胆碱能药（例如辣椒素或树脂毒素）、膀胱内肉毒毒素注射以及膀胱扩张手术。促进／增强尿排空的方法包括口服 α- 肾上腺素受体阻滞剂、经皮回肠膀胱吻合术、米多芬诺夫造口术（利用阑尾创建一段连接从膀胱到腹部皮肤的具有导尿口的导管，开口通常在脐部）或植入骶神经刺激器（通常与骶神经后根切断术相结合）。鉴于低血压风险，必须谨慎使用 α- 肾上腺素受体阻滞剂。

骶神经或周围神经损伤会导致逼尿肌反射消失，可表现为尿潴留，伴或不伴充盈性尿失禁。治疗选择可包括 Valsalva 手法、耻骨上按压（Crede 手法）或叩击、使用胆碱能受体激动剂（如氯贝胆碱，可增强低张膀胱的排空）、CIC 或留置导尿管。

神经源性膀胱治疗的总体目标是：保护肾功能，避免高膀胱压力、尿失禁、尿潴留和感染，优化生活方式和社会参与。尽管目前还没有严谨科学的证据就检查的频率达成共识，但仍需要定期监测上、下尿路以指导膀胱管理。很多医疗中心每年对患者进行例行监测，包括用于监测上尿路的肾脏扫描、CT 扫描和静脉肾盂造影及监测下尿路的尿流动力学、膀胱 X 线照片和膀胱镜检查。

（袁　华　译，徐丽丽　校）

参考文献

1. Blaivas JG, Management of bladder dysfunction in multiple sclerosis. *Neurology*. 1980;30:12–18.

2. Lance L. Goetz, Adam P, Klausner, Diana D. Cardenas; Neurogenic bladder. In Cifu DX, ed. *Braddom's Physical Medicine and Rehabilitation*. 5th ed. Philadelphia, PA: Elsevier; 2016:427–447.

3. Consortium for Spinal Cord Medicine. Bladder management for adults with spinal cord injury: a clinical practice guideline for health-care providers. *J Spinal Cord Med*. 2006;29(5):527–573.

推荐阅读

Burns AS, Rivas DA, Ditunno JF. The management of neurogenic bladder and sexual dysfunction after spinal cord injury. *Spine*. 2001;26(24 Suppl):S129.

Chiodo AE, Scelza WM, Kirshblum SC, et al. Spinal cord injury medicine. Long-term medical issues and health maintenance. *Arch Phys Med Rehabil*. 2007;88(3 Suppl 1):S76.

McKinley WO, Jackson AB, Cardenas DD, DeVivo MJ. Long-term medical complications after traumatic spinal cord injury: a regional model systems analysis. *Arch Phys Med Rehabil*. 1999;80(11):1402.

Thomas B. Spinal cord injury–Genitourinary system. In Cifu DX, ed. *Braddom's Physical Medicine and Rehabilitation*. 5th ed. Philadelphia, PA: Elsevier; 2016: 1126–1127.

第二十九章

语言、言语和吞咽

失语症

　　失语症是一种由脑损伤引起的获得性沟通障碍,损害个体产生和/或理解书面和/或口头语言的能力。缺血性卒中是失语症最常见的原因[1]。其他病因包括肿瘤和中枢神经系统感染,但不仅限于此。

　　失语症可分为流利型或非流利型。非流利型失语症的个体产生词汇困难,且句子缺乏内容。相反,流利型失语症的个体可以产生连续的言语,但难以理解词语的意义。非流利型和流利型失语症的缺陷表现在表达语言(复述、命名和写作)和接收语言(口语理解和阅读理解)的错误。重要的是要记住,一个人的症状可能不能归类于单一的失语症类型。此外,失语症状可与言语障碍并存,如构音障碍和言语失用症(apraxia of speech,AOS)。表 29.1 总结了失语症的类型、相应的病变部位和相关的语言特征。

非流利型失语症

　　Broca 失语症与左脑半球额下回后区的 Broca 区或 Brodmann 44 区[1]损伤有关,可伴有右侧偏瘫和口腔失用症[1]。语言有语法错误,通常局限于名词和动词,而口头输出仅限于短语和短句。命名常常受损,复述仅限于单字或短语,书写受损(拼写错误和字母遗漏显著)。个体的听理解相对完整,但句法复杂时可能有困难。

　　经皮质运动性失语症与大脑前动脉和/或大脑前-中动脉分水岭损伤辅助运动区和/或与额叶外侧裂语言区的连接有关[1]。常见模仿言语和持续言语[1]。命名、听理解和复述能力相对完整,而阅读和书写能力受损。启动言语和完成思考困难是经皮质运动性失语的一个显著特征[1]。

　　经皮质混合性失语症与"前-后分水岭区或多灶性脑栓塞"的损伤有关[1]。个人少有或没有自发言语,并可能出现严重的模仿言语。听理解和阅读、阅读理解和书写都严重受损。可能存在视野缺损。

完全性失语症是一种严重的非流利型失语,所有的交流方式都受损。这是由于左脑半球语言中枢的广泛损伤所致。命名、复述和听理解严重受损。个人可对语音的语调有反应[1]。完全性失语患者常见右侧偏瘫和右侧视野缺损。

表 29.1 失语症的类型

失语症类型	损伤部位	语言特点
Broca 失语症	Broca 区、左额叶	非流利的;命名和书写能力受损;复述受限;对简单材料的听理解较好
经皮质运动性失语症	大脑前动脉和/或大脑前-中动脉、辅助运动区	非流利的;模仿言语;命名和复述能力相对完好;启动言语和完成思考困难;谈话中听理解较好;阅读和书写能力受损
经皮质混合性失语症	前-后分水岭区或多灶性脑栓塞	非流利的;少有或无自发言语;模仿言语、听理解、阅读理解和书写能力严重受损
完全性失语症	左脑半球语言中枢广泛损伤	非流利的;所有交流方式都受损
Wernicke 失语症	左脑半球颞上回后部	流利的;命名障碍严重、言语错乱和语词新作;复述、听理解能力显著受损
命名性失语症	基底颞叶、前下颞叶、颞顶枕交界及下顶叶	流利的;以赘述著称;发音长度正常;命名受损;复述完好;日常会话中听理解好;朗读和阅读理解能力完好
传导性失语症	左脑半球缘上回和弓状束	流利的;常见言语错乱和找词错误;复述能力受损;听理解相对完好;书写障碍
经皮质感觉性失语症	颞枕区或顶枕区	语言流畅;言语错乱;命名受损显著;复述能力相对完好;阅读理解受损

流利型失语症

Wernicke 失语症与左脑半球"颞上回后部"[1]的损伤有关。命名障碍严重、言语错乱和语词新作是其显著特点。

一般而言,Wernicke 失语症患者并不试图自我纠正错误,或表现意识到错误。复述、听理解、阅读和写作能力显著受损。通常 Wernicke 失语症不伴有运动障碍,但可存在右侧视野缺损[1]。

命名性失语症与"基底颞叶、前下颞叶、颞顶枕交界及下顶叶"损伤相关[2]。命名性失语症的个体通常发音长度正常;但可有赘述。命名受损,复述相对完好,日常会话中听理解功能尚可。朗读和阅读理解能力不受损。

传导性失语症是一种流利型失语,通常与"左脑半球缘上回和弓状束"损伤[2]有关。听理解相对完好,自发言语时有显著的言语错乱和找词错误。复述能力受损,特别是重复较长的单词、短语和句子。个人通常能意识到错误,但是难以自我校正。大多数传导性失语症者有书写障碍[1]。

经皮质感觉性失语症与"Wernicke 区附近的颞枕区或顶枕区"的损伤有关[1]。语言流畅,言语错误常见。复述能力相对完好。通常个人能够大声朗读但不理解。命名受损显著。

皮质下失语症

前述失语症与大脑皮层区的损害有关,皮质下失语症可能与"基底核、内囊和左侧丘脑"损伤有关[1]。语言流利,复述能力相对完好。日常会话时听理解尚可,然而,如果材料更复杂,个体理解可能有困难。常见发音错误和找词困难。

失语症的预后与治疗

失语症的结果因人而异,一般受脑损伤部位和严重程度的影响。"发病最初几个月功能改善最多,1 年后恢复速度减慢"[1]。可以咨询言语 - 病理学家以帮助恢复语言能力,并训练家庭成员使用交流策略,将最大限度地提高一个人的生活质量和成功交流。表 29.2 介绍了对失语症患者的各种行为疗法[3]。

表 29.2　失语症的治疗方法

治疗方法	介绍
旋律语调治疗(melodic intonation therapy, MIT)	使用旋律、节奏和重音等语调模式来增加短语和句子的长度。MIT 目标是提高口语水平

治疗方法	介绍
视觉刺激疗法	推荐用于完全性失语症患者。训练一个人使用手势来指示特定的项目
失语症交流效果促进法	旨在提高会话技能。医师和患者轮流向对方发送新信息，医师根据患者的信息是否被理解而对患者作出反应
失语症的朗读	用听觉、视觉和书面线索帮助失语症者大声朗读句子
强化和代偿性沟通	包括使用图片、信息交流板和电子设备

右脑半球损伤

类似的神经病理同样可累及右侧大脑半球，如卒中和肿瘤。右脑半球损伤（right hemisphere damage，RHD）的个体典型表现是在基本的语言理解和表达上少有或没有困难。RHD的特点是组织、推理、排序、问题解决、注意力和语用能力受损。"高达40%的RHD患者可能发生"疾病失认症（否认疾病）[2]。

构音障碍

构音障碍是产生言语所必需的运动功能受损，导致言语可理解度降低。"构音障碍患者的言语以无力、速度减慢、协调不良、肌肉张力改变或运动障碍为特点"[4]。表29.3总结了构音障碍的类型、病变部位和言语特征。

表 29.3　构音障碍的分类

构音障碍类型	损伤部位	言语特点
痉挛型构音障碍	上运动神经元	音质紧张和刺耳、鼻音过强、言语缓慢、单调
运动减少型构音障碍	基底核	声音响度减低、声音单调、语速过快、发音不准确
运动失调型构音障碍	小脑	音质紧张或正常、间距单调、音量单一、语速减低、语音不规则间断
迟缓型构音障碍	下运动神经元	声音微弱、呼吸音、语速降低、鼻音过强

续表

构音障碍类型	损伤部位	言语特点
运动过度型构音障碍	基底核	音质的不同损害、语音中断或非自主语音输出
混合型构音障碍	多种；上和下运动神经元；小脑	音质刺耳、高音、鼻音过强、语速缓慢

痉挛型构音障碍与上运动神经元损伤有关[5]。痉挛型构音障碍的言语特点包括音质紧张和刺耳、鼻音过强、言语缓慢、单调。"痉挛型构音障碍是闭合性头外伤引起构音障碍的最常见类型"[4]。可有双侧面部无力及呕吐过度活跃[6]。神经肌肉缺陷包括肌张力增高、无力和运动范围及速度下降。痉挛型构音障碍可能与假性延髓性麻痹、卒中、脑炎和痉挛性脑瘫有关。

运动减少型构音障碍与基底核损伤有关[5]。僵硬、运动范围和速度减少使声音响度减低、声音单调、发音不准确及语速过快，这是运动减少型构音障碍的语音特征[5]。帕金森病患者通常会出现运动减少型构音障碍。

运动失调型构音障碍是由小脑损伤引起的[5]。运动失调型构音障碍"最常见于小脑炎症和退行性疾病"[4]。口腔肌肉张力低和运动缓慢且不准确导致语速降低。此类构音障碍的特征有音质紧张或正常、间距单调、音节单一或不规则[5]。运动失调型构音障碍常与卒中、肿瘤和酗酒有关。

迟缓型构音障碍由下运动神经元损伤引起，最常见的原因是脑干损伤；而周围神经损伤也可导致迟缓型构音障碍的症状[4]。神经肌肉损害包括无力、低张力和肌束震颤，导致声音微弱、呼吸音、鼻音过强、语速降低[4]。重症肌无力和延髓麻痹与弛缓型构音障碍有关。

运动过度型构音障碍是一种与基底核损伤有关的运动性言语障碍[5]。神经肌肉损害包括"异常节律或不规则和不可预测的、快速或缓慢的非自主运动"[5]，导致"音质的不同损害、语音中断或非自主语音输出"[4]。运动过度型构音障碍与亨廷顿氏病、手足徐动症、痉挛性发音困难、震颤和肌阵挛有关[5]。

上述构音障碍反映了"语言运动系统的局部或中央区

域"的损伤[5]。一个以上的神经病损可发生混合型构音障碍，如多发卒中。混合型构音障碍的言语特点包括音质刺耳、鼻音过强、语速缓慢和高音[5]。混合型构音障碍与中毒性代谢状态、感染、脑干肿瘤、闭合性头损伤、神经退行性疾病和多发性脑梗死有关[5]。

构音障碍的治疗包括药物干预、行为治疗和假体应用[5]。治疗目标包括调整呼吸、发声、发音和韵律，以促进交流的自然性[6]。

言语失用症

失用症是运动程序设计受损。言语失用症（Apraxia of Speech, AOS）是负责言语运动的计划和执行能力受损。AOS与肌肉无力所致的发音错误无关，与语言受损无关。言语产生错误包括声音替换和扭曲、摸索和言语费力[5]。AOS患者表现为语速较慢，按要求增加或改变语速困难、语调受损、言语不流利[5]。虽然长期以来AOS与Broca区损伤有关，但研究也表明"外侧前运动皮层（BA6）、前脑岛、辅助运动区、躯体感觉皮层、缘上回和基底神经节涉及支撑言语生成的一种分布式神经网络"[7]。病因包括血管障碍、创伤和肿瘤。AOS的评定包括在自然语境（如会话）和结构化言语任务（如复述不同长度和音节复杂度的单词）中评估言语失用症的语音症状。

口腔失用症是一种"非言语姿势的口面部运动障碍"[8]。口腔失用症的评定需要检查口腔肌肉随意的、非言语的口腔-面部运动。一般来说，个体在自然环境中没有困难，如给爱人一个吻；然而，指挥他们时很难皱起嘴唇。

失用症的治疗应该"按顺序从更自动的言语到不太自动的言语，最后是自发言语"[6]。根据症状的严重程度，失用症患者可能受益于所有的交流方式（言语表达结合手势、书写或增强的交流设备）。

神经源性口吃

神经源性口吃是一种与神经病变相关的言语不流利。病因包括卒中、锥体外系疾病和药物中毒。神经源性口吃可分为持续性（与双侧脑损伤有关）或暂时性（与单侧脑半球的多处损伤有关[6]）。神经源性口吃的治疗包括：指导患者降低语速，使用延迟的听觉反馈，使用节拍板，放松技术和/或生物反馈[6]。

吞咽障碍

吞咽障碍包括吞咽过程的口腔、咽部和 / 或食管阶段受损。负责功能性的吞咽程序的脑神经是三叉神经(CN Ⅴ)、面神经(CN Ⅶ)、舌咽神经(CN Ⅸ)、迷走神经(CN Ⅹ)、副神经(CN Ⅺ)和舌下神经(CN Ⅻ)。口腔准备期 / 口期的吞咽障碍表现为食物 / 液体在口腔内残留、咀嚼减少或口腔分泌物减少。咽期吞咽障碍的症状包括：咽分泌异常；吞咽前或吞咽后咳嗽、清喉咙；音质潮湿；吞咽反射延迟或消失；呼吸和 / 或呼吸速率改变。进食或饮水时咳嗽可能提示误吸(食物或液体落于声带以下并进入气管)；然而，进行临床评估时隐性误吸不易发现(食物或液体进入气管而没有即刻征兆)。需要器械吞咽检查以排除隐性误吸。吞咽反射的减弱或消失不能决定安全吞咽的能力，有误吸者可能有完好的吞咽反射。患者可有异物感(咽喉肿块或异物)或在进餐期间或餐后食物反流，吞咽时发生胸痛或口中酸味，这些症状提示吞咽困难发生在吞咽食管期。

可能病因有神经系统病变、退行性疾病、感染、代谢紊乱和肌病。吞咽障碍的结构性病因有环咽肌压迹、Zenker 憩室、口咽部肿瘤或骨骼异常。与气管插管有关的喉外伤也可表现出吞咽困难。

虽然吞咽障碍最常见的原因可能是神经系统性的[9]，但药物相关吞咽障碍也是已知原因之一。"药物引起的吞咽障碍比医学文献中报道的更常见，也是吞咽障碍最容易纠正的原因之一"[10]。药物相关吞咽障碍的症状可分为药物副作用所致的吞咽障碍、药物治疗并发症所致的吞咽障碍和药物性食管损伤[10]。

药物副作用所致的吞咽障碍

影响食管平滑肌和横纹肌的药物(抗胆碱能或抗毒蕈碱效应)可能引起吞咽障碍症状[10]。血管紧张素转换酶(ACE)抑制剂和利尿剂可导致口腔干燥(口干)损害吞咽过程[10]。抗精神病药或安定类药物可能会导致口干，面部、舌头和咽部参与吞咽的肌肉发生运动障碍，进而影响吞咽功能[10]。

治疗并发症所致的吞咽障碍

用于抑制中枢神经系统的药物(如用于缓解疼痛的麻醉剂或用于抗焦虑的苯二氮䓬类药物)可减少意识水平和随意

控制,导致吞咽障碍[10]。

食管损伤所致的吞咽障碍

药物可因刺激引起食管损伤。当服药时饮水不足,药物在食管中停留时间过长时,可能发生损伤。"化疗(抗癌)制剂可导致食管肌肉萎缩或损伤,并可能抑制免疫系统使人易感染"[10]。

一位言语-语言病理学家若要完成吞咽的临床评估,需要全面了解患者病史,包括个人过去的用药史和手术史、当前用药情况、吞咽障碍的症状和危险因素。应用不同稠度的食物和液体评估吞咽障碍的表现、严重程度,并确定调整饮食是否会消除或减少吞咽障碍的症状。如果需要进一步评估吞咽功能,推荐使用仪器检测。此外,需要评估个人的认知状态,如警觉水平、进食意识和方向,因为认知能力受损可增加误吸风险及其后果的严重性。

吞咽机制的仪器评估

改良的吞钡检查(modified barium swallow,MBS)是一种电视透视检查,患者摄取混入钡剂的食物和液体,可视化的观察由口腔期、咽期和上段食管期构成的吞咽过程。MBS 允许言语病理学家评估吞咽障碍的类型和程度及误吸的严重程度。

纤维内镜吞咽功能评估及感觉测试(Fiberoptic Endoscopic Evaluation of Swallowing With Sensory Testing,FESST)这项检查应用一个灵活的纤维内镜通过鼻,可直接观察吞咽中的喉部和咽部结构。可"通过应用连续增压的空气脉冲来引发喉内收肌反射"[9]来进行感觉测试。应用不同稠度的食物和液体来评估吞咽机制的结构和功能。FESST 使 MBS 不能检测到的分泌物和声带病理可视化,还可以明确喉咽反流的存在。

当考虑存在食管期吞咽障碍时,言语-语言病理学家可邀请胃肠病学家进行影像诊断(如吞钡或食管 X 线),以全面评估食管的结构和功能。

吞咽障碍的治疗与管理

制订吞咽障碍的治疗计划时应考虑食物偏好、患者和家庭对经口与非经口营养方式的期望及文化背景。在个体吞咽障碍的管理中,饮食调整或质地改变(例如,使用加厚的液体或浓的食物)可改善经口摄入并减少误吸的可能。对于"结构紊乱"的患者,可能需要手术(例如口咽肿瘤)或内镜扩张(例如食管蹼或狭窄)治疗潜在的障碍[9]。吞咽障碍的康复应包括增加力量和改善功能的训练及姿势调整以保护气道。神经肌肉电刺激是一种吞咽障碍的治疗方法,它通过电脉冲引发肌肉收缩来改善肌肉力量。

　　吞咽障碍的治疗计划一经确立,患者家庭和照顾者应接受教育和培训,以执行具体的气道保护策略和调整饮食,以加强家中吞咽安全。

(徐丽丽　译,刘丽琨　校)

参考文献

1. Clark DG. Approach to the patient with Aphasia. *UpToDate*. Up to Date. 2014. Web. 23 May 2016.
2. LaPointe, Leonard L. *Aphasia and related neurogenic language disorders*. Thieme, 2005.
3. Aphasia. *American Speech-Language Hearing Association*. Web, 23 May 2016.
4. Schröter-Morasch, Heidrun, and Wolfram Ziegler. "Rehabilitation of impaired speech function (dysarthria, dysglossia)." *GMS current topics in otorhinolaryngology, head and neck surgery* 4 (2005).
5. Duffy JR. *Motor Speech Disorders: Substrates, Differential Diagnosis, and Management*. Elsevier Health Sciences, 2013.
6. Roseberry-McKibbin C, Mahabalagiri NH. *An Advanced Review of Speech-Language Pathology: Preparation for Praxis and Comprehensive Examination*. Austin, TX: PRO-ED, Inc; 2006.
7. Ballard KJ, Tourville JA, Robin DA. Behavioral, computational, and neuroimaging studies of acquired apraxia of speech. *Front Hum Neurosci*. 2014;8:892.
8. Yadegari F, Azimian M, Rahgozar M, Shekarchi B. Brain areas impaired in oral and verbal apraxic patients. *Iran J Neurol*. 2014;13(2):77–82.
9. Lembo AJ. *Oropharyngeal Dysphagia: Clinical Features, Diagnosis, and Management*; 2014.
10. Balzer KM. Drug-induced dysphagia. *Int J MS Care*. 2000;2(1):40–50.

推荐阅读

Hemphill III, JC. Traumatic brain injury: epidemiology, classification, and pathophysiology. *UpToDate*. UpToDate;2012;21.

Watts CR. A retrospective study of long-term treatment outcomes for reduced vocal intensity in hypokinetic dysarthria. *BMC Ear, Nose and Throat Disorders*. 2016;16(1):1.

第三十章

异位骨化

异位骨化是指间充质细胞生为成骨细胞时,在一个异常的解剖部位形成了板层骨,通常位于软组织。诱发因素包括肌肉骨骼创伤(如骨折、烧伤或关节置换手术)和神经损伤[如脊髓损伤(spinal cord injury,SCI)、脑卒中和脑外伤(traumatic brain injury,TBI)]。异位骨化的危险因素包括长期制动和痉挛程度[1]。由于方法学差异及不确定是否应包含临床静止期的异位骨化,文献报道的发病率各不相同,烧伤后,异位骨化常见的部位包括肘关节(最常见部位:后部>前部)、肩部(成人)和髋关节(儿童)。异位骨化的位置不一定与烧伤部位相吻合。烧伤面积超过身体的 20% 时发生异位骨化的风险更高[1]。在脊髓损伤和脑外伤中,异位骨化常见于:髋关节(前部>后部)>膝关节>肘部>肩部>足部。在脊髓损伤中,胸部和颈椎损伤导致异位骨化的风险更高[1]。全髋关节置换术(total hip arthroplasty,THA)后,髋关节异位骨化较常见。异位骨化也可能发生在截肢的残端。总的来说,典型的异位骨化通常出现在大关节周围以及神经损伤平面以下。

异位骨化的症状可能包括水肿、疼痛和关节活动受限(晚期)。如怀疑异位骨化,可做平片或三相骨扫描。骨扫描可能在 X 线阳性前至少 1 周呈阳性;骨扫描的第 1 期和第 2 期高度敏感。异位骨化的一些并发症包括周围的神经卡压、压疮和关节强直所致的功能障碍。

治疗

建议急性期受累的关节休息 2 周,以减轻炎症和微小出血[2]。冰敷可能也有帮助。虽然存在争议,但仍推荐行轻柔且无痛(被动和 / 或主动)的关节活动以保持关节活动度[3]。在 2 周后可以开始更加积极地关节活动度训练,但如果红肿或肿胀增加[2],则必须减少活动。如果强直不可避免,那么应谨慎地将关节固定在功能位。

药物选择包括非甾体抗炎药(例如吲哚美辛,25mg,口服,3 次 /d × ≥ 6 周)或依替膦酸钠(20mg/kg,口服,1 次 /d × 2 周,随后 10mg/kg,口服,1 次 /d × 10 周,或其他方案)。非甾体抗炎药可抑制前列腺素 E_2，后者在异位骨化形成中有重要作用。目前认为依替膦酸钠可降低成骨细胞/破骨细胞活性和磷酸钙沉淀[2]，进一步减少异位骨化的形成。依替膦酸钠对已成熟的异位骨化没有治疗作用。

放射治疗已被成功地用于预防和(或)治疗髋关节置换术后异位骨化的患者，不过这种疗法很少被使用[3]。

手术切除可用于解决显著的功能障碍。理想的手术患者是没有关节疼痛或肿胀；碱性磷酸酶水平正常(随着异位骨化的成熟而趋于正常)；以及三相骨扫描显示异位骨化已成熟。确保切除前异位骨化已经成熟非常重要，因为切除未成熟的异位骨化后复发率接近 100%。推荐在术后早期(48 小时内)给予轻柔的关节活动度训练[2]。

（琚芬 译，袁华 校）

参考文献

1. Ranganathan K, Loder S, Agarwal S, et al. Heterotopic ossification: basic-science principles and clinical correlates. *J Bone Joint Surg Am.* 2015;97(13):1101–1111.

2. Subbarao J. Heterotopic ossification. In: O'Young BJ, Young MA, Steins SA, eds. *Physical Medicine & Rehabilitation Secrets.* 2nd ed. Philadelphia, PA: Hanley & Belfus; 2002:456–459.

3. Shehab D, Elgazzar A, Collier D. Heterotopic ossification. *J Nucl Med.* 2002;43:346–353.

第三十一章

深静脉血栓形成

深静脉血栓形成的危险因素包括：有静脉血栓栓塞史（venous thromboembolism，VTE）、严重创伤、制动、手术持续时间＞2小时、癌症、长途旅行、瘫痪、脊髓损伤（spinal cord injury，SCI）、住院时间延长、吸烟、充血性心力衰竭、中心静脉介入装置、雌激素升高、怀孕、脑损伤、脑卒中、肥胖、慢性阻塞性肺疾病及遗传性凝血病[1]。大多数深静脉血栓形成（＞90%）发生在下肢。大约有25%的远端深静脉血栓会向近端静脉蔓延。大多数肺栓塞与下肢近端（膝关节以上）的深静脉血栓形成有关。尽管事实上认为深静脉血栓形成是导致医院相关性死亡的一个常见的、可预防的原因，但研究表明许多住院患者并没有接受到适当的预防性护理。例如，Amin等人（2008年）注意到美国医院只有33%的住院患者接受了适当的静脉血栓栓塞预防治疗[2]。

可选择的预防方案

低剂量普通肝素（low-dose unfractionated heparin，LDUH）——低剂量肝素与抗凝血酶Ⅲ结合来抑制Ⅱa因子（凝血酶）和Ⅹa因子（内源性凝血途径）。

低分子肝素（low-molecular-weight heparin，LMWH）——其作用机制与普通肝素相似，但是与血浆蛋白结合的减少，使其半衰期更长、更可预测。低分子肝素使用的禁忌证是肝素诱导的血小板减少症（heparin-induced thrombocytopenia，HIT）。依诺肝素（lovenox）已被FDA批准用于全髋关节置换术（total hip arthroplasty，THA）后，推荐剂量为30mg，皮下注射（subcutaneous，SC），2次/d或40mg，1次/d。对全膝关节置换术（total knee arthroplasty，TKA）后，剂量为30mg，2次/d。达肝素（达肝素钠注射液）也被FDA批准用于全髋关节置换术后，剂量为5 000U，皮下注射，1次/d。

维生素K拮抗剂（vitamin K antagonists，VKA或华法林）抑制维生素K——介导促凝血因子Ⅹ、Ⅸ、Ⅶ、Ⅱ（外源性途径)和抗凝蛋白 C、抗凝蛋白 S 生成。由于抗凝蛋白 C 和抗凝蛋白 S 先被激活，因此首先启动促凝效应(因此，通常不推荐首剂"负荷"剂量 > 5mg，1 次 /d)。相反，国际标准化比值(international normalized ratios，INR)在 5 ~ 9 之间并无明显出血，可给予 1 ~ 2.5mg 维生素 K 口服，或监测 INR 而暂不给予维生素 K。若 INR > 9 且无明显出血，给予 3 ~ 5mg 维生素 K 口服并监测 INRS(必要时重复给药)。对于严重出血的 INR 升高者，给予 10mg 维生素 K 缓慢静脉输注(必要时每 12 小时重复给药)，并补充血浆或凝血酶原复合物浓缩制剂。

磺达肝癸钠(arixtra)，2.5mg，皮下注射，1 次 /d，是一种选择性抑制 Xa 因子的肝素衍生物，FDA 批准其用于髋关节骨折手术后(hip fracture surgery，HFS)、全髋关节置换术后和全膝关节置换术后。

选择直接口服抗凝药物(direct oral anticoagulants，DOAC)——与肝素和华法林相比，直接口服的抗凝药有出血风险低的优点[3]，对实验室监测的要求减少(由于治疗窗口更宽)，并改进了药代动力学。但它们一般禁用于人工心脏瓣膜置换、怀孕、肾功能损害和抗磷脂综合征。直接口服的抗凝药也比华法林贵。达比加群(泰毕全)是一种有效的直接凝血酶抑制剂，抑制了血液凝结和循环凝血酶[4]，对于外科患者静脉血栓栓塞的预防，剂量为术后 1 ~ 4 小时给予 110mg，随后每日 220mg，持续 28 ~ 35 天(髋关节置换)或 10 天(膝关节置换)。用于静脉血栓栓塞的二级预防，剂量为 150mg，2 次 /d。利伐沙班(拜瑞妥)是一种直接 Xa 因子抑制剂，半衰期为 7 ~ 17 小时。对于外科患者静脉血栓栓塞的预防，每日剂量为 10mg，共 35 天(髋关节置换术)或 10 天(膝关节置换)。用于静脉血栓栓塞的治疗和二级预防，剂量为 15mg，2 次 /d，与食物同服 21 天，然后改为每日 20mg，进食时服用[5]。阿哌沙班(艾乐妥)是一种 Xa 因子抑制剂，半衰期为 5 ~ 9 小时，预防外科患者静脉血栓栓塞，剂量为 2.5mg，2 次 /d，连续 35 天(髋关节置换术)或 12 天(膝关节置换术)。在静脉血栓栓塞治疗和二级预防中，剂量为 10mg，2 次 /d，连续 7 天，随后改为 5mg，2 次 /d。

阿司匹林抑制血小板聚集。在美国胸科医师协会（American College of Chest Physicians，ACCP）临床实践指南第9版(2012)及近期多篇骨科综述(例如，Ogonda L等，2016)中均指出，推荐应用低剂量阿司匹林作为原发性关节置换术的主要血栓预防药物。在 ACCP 临床实践指南第8版(2008)中，一般不推荐应用阿司匹林作为常规血栓预防药物。

其他——水蛭素(例如，来匹卢定，15mg，皮下注射，2次/d)是直接凝血酶抑制剂，可用于肝素诱导的血小板减少症。下腔静脉滤器可用于肺栓塞的预防(而非深静脉血栓形成)。

特定情况下深静脉血栓形成的预防

大型骨科手术[6]：THA 或 TKA——推荐低分子肝素、磺达肝素、调整剂量的维生素 K 拮抗剂、达比加群、利伐沙班、阿哌沙班、小剂量阿司匹林或间歇性空气压力治疗(intermittent pneumatic compression device，IPCD)。

髋部骨折手术(hip fracture surgery，HFS)——低分子肝素、磺达肝素、小剂量普通肝素、调整剂量的维生素 K 拮抗剂、阿司匹林或 IPCD。对于 THA、TKA 和 HFS，低分子肝素是最理想的选择。大型骨科手术术后住院期间推荐使用抗血栓药物联合间歇性空气压力治疗的双重预防。建议使用新一代可记录和报告穿戴情况的便携式 IPCD，可穿戴 18h/d，供住院患者和门诊患者使用。

持续时间——建议的预防时间是大型骨科手术术后最少 10 ~ 14 天，最长 35 天。

内科疾病[7]——推荐血栓形成风险增高的急症住院患者应用低分子肝素、小剂量普通肝素(2次/d 或 3次/d)或磺达肝素，建议预防时间不超过固定期或急性住院时间。

SCI——如果没有活动性出血、凝血病或其他禁忌证[8]，机械和抗凝治疗都应尽早开始。SCI 后急性期可应用间歇空气压力治疗联合或不联合渐进加压弹力袜，及使用低分子肝素作为预防性的治疗选择。除非有低分子肝素使用的禁忌证，否则不推荐肝素和华法林。不推荐将下腔静脉滤器作为主要的预防措施。没有必要常规地进行多普勒超声检查以排除深静脉血栓形成。

在康复阶段,建议采取以下措施:低分子肝素,或华法林,或直接口服抗凝药。建议的药物预防的治疗时间依据美国脊髓损伤协会(American Spinal Injury Association,ASIA)分级:

ASIA A 级或 ASIA B 级,有其他危险因素 *	至少 12 周
ASIA A 级或 ASIA B 级,没有其他危险因素 *	至少 8 周
ASIA C 级	最多 8 周
ASIA D 级	住院期间

* 其他危险因素 = 下肢骨折、癌症、既往深静脉血栓形成病史、心力衰竭、肥胖,年龄 > 70 岁。

深静脉血栓形成的治疗

在没有禁忌证的情况下,最初的治疗通常是静脉应用肝素。一旦开始肝素治疗,通常在深静脉血栓形成诊断后的 24h 内开始应用华法林治疗。由于早期异常的高凝状态,华法林的初始剂量首选 5mg 而不是 10mg。当 INR 连续 2 天 ≥ 2 时,停用肝素。华法林通常使用 3 ~ 6 个月。对于门诊非复杂性深静脉血栓患者的治疗,可依据体重给予华法林,与治疗剂量低分子肝素共同开始,而非 IV 型肝素(例如依诺肝素,1mg/kg,皮下注射,2 次 /d,或达肝素,200 U/kg,皮下注射,1 次 /d);5 天后当 INR > 2[9]时,可停用低分子肝素。在广泛近端深静脉血栓形成、低出血风险的患者中,溶栓治疗可能能起一定作用。

对单纯性小腿深静脉血栓的治疗仍有争议。必须衡量患者近端血管血栓形成和危及生命的栓塞之风险、一般单纯小腿血栓良性的自然病史、血栓播散的个体风险及抗凝治疗的并发症[10]。

（琚 芬　译,袁 华　校）

参考文献

1. Snow V, Qaseem A, Barry P, et al. Management of venous thromboembolism: a clinical practice guideline from the American College of Physicians and the American Academy of Family Physicians. *Ann Intern Med.* 2007;146(3):204–210.

2. Amin AN, Stemkowski S, Lin J, Yang G. Preventing venous thromboembolism in US hospitals: are surgical patients receiving appropriate prophylaxis? *Thromb Haemost.* 2008;99(4):796–797.

3. Chai-Adisaksopha C, Hillis C, Isayama T, et al. Mortality outcomes in patients receiving direct oral anticoagulants: a systematic review and meta-analysis of randomized controlled trials. *J Thromb Haemost.* 2015;13:2012.

4. Hauel NH, Nar H, Priepke H, et al. Structure-based design of novel potent nonpeptide thrombin inhibitors. *J Med Chem.* 2002;45:1757.

5. Beyer-Westendorf J, Siegert G. Of men and meals. *J Thromb Haemost.* 2015;13:943.

6. Falck-Ytter Y, Francis CW, Johanson NA, et al. Prevention of VTE in orthopedic surgery patients: Antithrombotic therapy and prevention of thrombosis, 9th ed: American College of Chest Physicians Evidence-Based Clinical Practice Guidelines. *Chest.* 2012;141(2 Suppl):e278S–e325S.

7. Kahn SR, Lim W, Dunn AS, et al. Prevention of VTE in nonsurgical patients: Antithrombotic therapy and prevention of thrombosis, 9th ed: American College of Chest Physicians Evidence-Based Clinical Practice Guidelines. *Chest.* 2012;141(2 Suppl):e195S–e226S.

8. Consortium for Spinal Cord Medicine. *Clinical Practice Guideline. Thromboembolism.* 3rd ed. Washington, DC: Paralyzed Veterans of America; 2016.

9. Levine M. A comparison of home LMWH vs. hospital UH for proximal DVT, *N Engl J Med.* 1996;334:677–681.

10. Kitchen L, Lawrence M, Speicher M, et al. Emergency department management of suspected calf-vein deep venous thrombosis: A diagnostic algorithm. *West J Emerg Med.* 2016;17(4):384–390.

推荐阅读

Ogonda L, Hill J, Doran E, et al. Aspirin for thromboprophylaxis after primary lower limb arthroplasty: early thromboembolic events and 90 day mortality in 11,459 patients. *Bone Joint J.* 2016;98-B(3):341–348.

第三十二章

压力性损伤

1961 年,Kosiak 提出仅需连续施加 70mmHg 的压力超过 2h,大鼠肌肉中就会产生中等程度的组织学改变[1]。1974 年,Dinsdale 提出剪切力可以显著降低血管内压力,从而减少血流量,促进压疮形成[2]。1992—1995 年,美国卫生保健政策与研究署(Agency for Health Care Policy and Research,AHCPR;现在的医疗保健研究与质量局,Agency for Healthcare Research and Quality,AHRQ),发表了具有里程碑意义的压疮预防和治疗指南。2014 年,美国国家压疮咨询委员会(National Pressure Ulcer Advisory Panel,NPUAP)联合其他国际组织发表了综合性临床实践指南,该指南包含了 575 项循证医学意见(选购可参考此网站 www.npuap.org)。

由于早期将 1 期压疮描述为溃疡,2016 年 4 月,NPUAP 将压力性溃疡更名为压力性损伤(压疮),压力性损伤的定义为[3]:

发生于皮肤和 / 或潜在皮下软组织的局限性损伤,通常发生在骨隆突处或与医疗或其他医疗器械有关。损伤表面皮肤可呈现为完整的皮肤或开放性溃疡,可伴有疼痛。强的和 / 或长期的压力或压力联合剪切力可导致损伤出现。皮下软组织对压力和剪切力的耐受性受微环境、营养、灌注、并发症和软组织条件的影响。

根据 NPUAP 指南,压力性损伤可被划分为如下阶段(以阿拉伯数字取代了罗马数字):

1. 期压力性损伤:红斑不发白,皮肤完整——局部皮肤完好,红斑指压不变白,深肤色的人群可有不同的表现。指压变白的红斑或者感觉、皮温、硬度的改变可能会先于可见的皮肤改变。此期的颜色改变不包括紫色或栗色变色,这些颜色变化可能提示存在深部组织损伤(图 32.1A)。

2. 期压力性损伤:部分皮层缺失伴真皮层暴露——创面有活性、呈粉色或红色、湿润,可见完整或破损的血清性水疱。脂肪及深部组织未暴露。无肉芽组织、腐肉和焦痂。该期损伤往往是由于骨盆皮肤微环境破坏和受到剪切力,以及足跟受到的剪切力所致。该期应与潮湿相关性皮肤损伤（moisture associated skin damage，MASD）区分，如失禁性皮炎（incontinence associated dermatitis，IAD）、皱褶处皮炎（intertriginous dermatitis，ITD）以及医疗黏胶相关性皮肤损伤（medical adhesive related skin injury，MARSI）或创伤性伤口（皮肤撕脱伤、烧伤、擦伤）（图 32.1B）。

3. 期压力性损伤：全层皮肤缺失——全层皮肤缺失，常常可见脂肪、肉芽组织和边缘内卷。可见腐肉和 / 或焦痂。不同解剖位置的组织损伤的深度存在差异；皮下脂肪丰富的部位会发展成深部伤口。可能会出现潜行或窦道。无筋膜、肌肉、肌腱、韧带、软骨和 / 或骨暴露。如果腐肉或焦痂掩盖组织缺损的程度，则为不可分期压疮（图 32.1C）。

4. 期压力性损伤：全层皮肤和组织缺失——全层皮肤和组织缺失，暴露筋膜、肌肉、肌腱、韧带、软骨或骨头，可见腐肉和 / 或焦痂，常常会出现边缘内卷、窦道和 / 或潜行。不同解剖位置的组织损伤的深度存在差异。如果腐肉或焦痂掩盖组织缺损的程度，则为不可分期压疮（图 32.1D）。

不可分期压力性损伤：全层皮肤和组织缺失，损伤程度被掩盖——全层皮肤和组织缺失，由于被腐肉和 / 或焦痂掩盖，不能判断组织损伤的程度。只有去除足够的腐肉和 / 或焦痂，才能判断损伤是 3 期还是 4 期。缺血肢端或足跟的稳定型焦痂（表现为：干燥，紧密黏附，完整无红斑和波动感）不应去除。

深部组织压力性损伤：持续的指压不变白，颜色为深红色、栗色或紫色——完整或破损的局部皮肤出现持续的指压不变白的深红色、栗色或紫色，或表皮分离呈现黑色创面或充血性水疱。疼痛和温度的变化通常先于可见的皮肤改变。深肤色的人群可能出现不同的表现。这种损伤是由于强的和 / 或长期的压力和剪切力作用于骨骼和肌肉交界面导致。此种伤口可迅速发展暴露组织缺失的实际程度，也可能消退而不出现组织缺失。如果可见坏死组织、皮下组织、肉芽组织、筋膜、肌肉或其他深层结构，说明这是全皮层的压力性损伤（不可分期、3 期或 4 期）。该分期不可用于描述血管、创伤、神经性伤口或皮肤状况（图 32.1E）。

其他压力性损伤的定义：

医疗器械相关压力性损伤（该概念描述了损伤的原因）：

医疗器械相关压力性损伤是指由于使用用于诊断或治疗的医疗器械而导致的压疮,损伤部位形状通常与医疗器械形状一致。这一类损伤可以根据上述分期系统进行分期。

黏膜压疮:由于使用医疗器械导致相应部位黏膜出现的压力性损伤。由于这些损伤组织的解剖特点,这一类损伤无法进行分期。

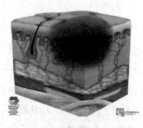

(A)1期
红斑不发白,皮肤完整

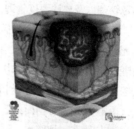

(B)2期
部分皮层缺失伴真皮层暴露

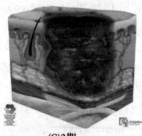

(C)3期
全层皮肤缺失

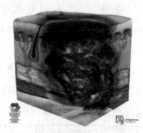

(D)4期
全层皮肤和组织缺失

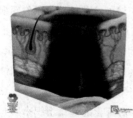

(E)深部组织压力性损伤

图 32.1　压疮分期:(A)1 期;(B)2 期;(C)3 期;(D)4 期;
(E)深部组织压力性损伤
(修改自参考文献[3],经美国国家压疮咨询委员会
许可使用,www.npuap.org)

预防与治疗

压力性损伤的预防应当包括适当的坐/卧设备、恰当的体位、减压常识教育(例如坐位时每 15～20 分钟应减压 ≥ 30 秒;卧床时每 2h 翻身一次)以及恰当的皮肤检测。其他需要处理的问题还包括营养、组织灌注、氧合作用、身体局部热量管理以及皮肤湿度管理。

压力性损伤的治疗包括减压、病因治疗、治疗感染、清除坏死组织(尖锐组织、机械组织、酶组织或者自溶组织)、定期清理伤口以及使用恰当的伤口敷料。使用外用抗生素(如磺胺嘧啶银)对于在最佳清创术情况下仍无法愈合的伤口可能有效。通常认为对创面细菌培养是无效的,因为大多数伤口伴有细菌滋生。骨髓炎、感染性蜂窝织炎或者系统性感染可采用全身抗生素治疗。

临床上可采用物理因子治疗如电刺激(electrical stimulation,ES)、超声波(ultrasound,US)、紫外线(ultraviolet,UV)、激光照射、高压氧等疗法加速创面修复。电刺激对各期的急慢性创面愈合效果显著。电刺激可以减少感染、增强细胞免疫力、增加灌注以及加速皮肤创面愈合[4,5]。超声波可以通过空泡化及微流作用加速愈合。空泡化是使皮下软组织内形成微小的、微米级气泡并使之振动。对这些气泡施加压力可产生细胞变化。超声波同时也产生微流作用,即因机械压力而引起的皮下液体运动。超声波的这些特性可以改变细胞活性,从而促进创面愈合[5]。超声波还可用于评估与显示创面。近年来,不同频率和振幅的低强度振动(low-intensity vibration,LIV)也被用于创面愈合,旨在通过改善大循环和微循环以提高血流量以促进愈合[5]。

外科皮瓣,通过使用具有良好血管化的健康组织来填充组织空隙,可加速非感染性深层溃疡的愈合。但皮瓣本身易受压力性损伤的影响,尤其是在早期愈合阶段。

(曹辉　译,袁华　校)

参考文献

1. Kosiak M. Etiology of decubitus ulcers. *Arch Phys Med Rehabil*. 1961;42:19–29.
2. Dinsdale SN. Decubitus ulcers: role of pressure and friction in causation. *Arch Phys Med Rehabil*. 1974;55:147–154.
3. The National Pressure Ulcer Advisory Panel. Stages of a Pressure Ulcer from the National Pressure Ulcer Advisory Panel (NPUAP) announces a change in terminology from pressure ulcer to pressure injury and updates the stages of pressure injury. www.npuap.org
4. Ennis WJ, Lee C, Gellada K, et al. Advanced technologies to improve wound healing: electrical stimulation, vibration therapy, and ultrasound-what is the evidence? *Plast Reconstr Surg*. 2016;138(3 Suppl):94S–104S.
5. Ud-Din S, Bayat A. Electrical stimulation and cutaneous wound healing: a review of clinical evidence. *Healthcare (Basel)*. 2014;2(4):445–467.

第三十三章

质 量 改 进

介绍[1-5]

卫生保健的质量可以定义为"卫生服务的改善水平与个人和人群期望的健康结果直接相关"[2]。这一质量的目标是围绕着使医疗安全、有效、以患者为中心、高效、及时和公平。

美国卫生和人类服务部(Health and Human Services)将质量改进(quality improvement, QI)定义为"通过系统的和持续的行动,使医疗服务和目标人群的健康状况达到可测量的改善"[2]。2001 年,美国医学研究所(Institute of Medicine, IOM)发布了一篇"跨越质量鸿沟"的报告:21 世纪的新医疗体系强调了卫生保健目前所提供的与能提供的之间的"鸿沟",重点是卫生保健制度如何再创新,如何"培育创新和改善服务"。该报告指出为了满足患者的需要、改善功能、减少医疗保健相关负担和残疾必须达到的六个目标,包括安全、有效、以患者为中心、及时、高效和公平的卫生保健。该系统必须能同时满足当前的医疗保健需求和可预测的未来的需求[3]。

实施 QI 项目可以改善患者的健康状况,提高工作效率,减少浪费,改善沟通,主动解决问题。为了提高质量,必须改变现有的微系统和整体系统。

为了实现这一变化,必须遵从以下四个关键原则:① QI 在系统和过程上起作用,这些改变提高了性能,且符合特定的个体需要;② QI 优先考虑患者的健康,卫生保健必须是安全的,由能胜任的医师提供,经过调整的,对文化敏感;③ QI 采用多学科方法,它将每个团队成员的技能和思想结合起来,创建有效的领导、政策和程序;④ QI 是数据驱动的,它使用定量和定性的方法来了解当前系统是如何工作的,有什么障碍,如何实施干预,以及他们的成功水平。

接受康复治疗的患者在康复护理连续体内转移时会增加受伤的风险。这种连续的护理包括急性期住院康复、亚急性期、门诊和家庭环境中的照护。急性期住院康复中心的损伤可包括感染、血栓、压疮、药物不良反应和跌倒。在门诊环境中的损伤可包括介入操作的创伤、热疗烧伤和跌倒。

使用 QI 方法对这些损伤风险进行系统的识别和研究,可作为实施干预措施的基础,从而最大限度地减少这些损伤发生。

此外,人们对康复医学的安全性和质量也越来越感兴趣。医疗保险和医疗补助服务中心(Centers for Medicare and Medicaid Services,CMS)需要报告质量相关数据,例如感染和跌倒,诸如康复设施鉴定委员会(Commission on Accreditation of Rehabilitation Facilities,CARF)等认证机构需要收集结果数据,并基于对这些数据的分析参与 QI 活动。对于执业的物理治疗师,美国物理医学和康复委员会(American Board of Physical Medicine and Rehabilitation,ABPMR)要求完成一个实践改进项目(practice improvement project,PIP)以获得 ABPMR 执照。2012 年以前获得证书的要求是每一个周期完成一个项目,2012 年后需要每个周期完成两个项目[5]。

如何实施 QI[6]

QI 项目的有效实施需要改变组织的文化和基础设施,以打破传统的障碍,并朝着共同的目标努力。QI 项目中包括的经典步骤有:

(a)确定团队,可包括日常领导、数据录入人员、供应商支持者、操作协调员和数据专家。多样化的团队带来独特的视角、经验和背景;员工参与是成功实施项目的关键。

(b)描述需要改进的问题或领域。团队成员还应对相关资料和参考文献进行文献检索。

(c)确定变量和基准以评估结果。

(d)定义当前过程中的步骤。

(e)识别目前需要改进的过程的障碍和瓶颈。

(f)头脑风暴可能的干预措施。

(g)实施干预措施。

(h)在干预措施开始后收集结果数据。

(i)分析数据以确认所有相关问题已得到解决,干预成功。

(j)向利益相关者传达"吸取的教训"。

QI 模型的选择列表包括护理模式(高质量疾病和预防管理);学习模型(成本和时间效率);改进模型(参见 PDSA 循环部分);FADE(聚焦、分析、开发、执行)和 Six Sigma(基于测量的策略以改进过程和减少问题)。最后,为了项目的近期和长期开展,必须随时进行绩效追踪,这可以通过正式和非正式的交流/会议、时事通讯等完成。

Plan-Do-Study-Act 循环[6,7]

医疗保健促进研究所(Institute for HealthcareImprovement, IHI)提倡将改进模型作为加速改进的工具。Plan-Do-Study-Act(PDSA)循环旨在测试实际工作环境中的变化,在更大规模上实施变化(试点群体或单位),并最终传播变化[6]。这个模型由三个基本问题组成,随后进行 PDSA 循环(图 33.1)。这些问题包括设定特定时间的目标,建立和使用定量措施来确定改进成功,并选择改进措施。PDSA 循环的每个组成都有一个特定的目标。"Plan"阶段要确定需要回答的问题/实施的变更、项目负责人、时间节点和必要的资源/数据。"DO"阶段需要进行一个小规模的测试,收集适当的数据。"Study"阶段包括分析结果和数据,与计划阶段的预期相比较,确定成功、失败和意外的后果。"Act"阶段描述了基于这些数据必须进行的改变;项目可以被调整(修改变化和重复循环)、采用(在更大范围内进行变更)或者放弃(用新问题重新启动循环[7])。

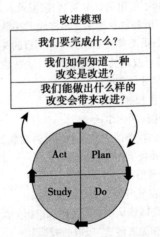

图 33.1 由联营公司开发的 PDSA 循环和改进模型:
一个用于测试想法和衡量其影响的质量改进工具

(资料来源:引自参考文献[8])

工具箱[7,9]

执行 QI 项目可使用大量的工具。这些工具可依据需要改进的情况分类,包括数字工作、创意工作或团队协作。以下列表中的工具可作为实施 QI 项目的一部分:

● 鱼骨图(因果图;图 33.2A)是一个创意工作的例子,允许团队识别和图形化地显示导致问题或效果的潜在原因。如果定量数据有限,这种方法特别有用。为了构建鱼骨图,将问题作为一个"为什么"放在图的头部,每个骨刺的目标是回答问题。与这一问题/结果相关的不同类原因构成分支。例如,一些不同类别原因包括人、过程、工厂和设备。

● 控制图(图 33.2B)是一个数字工作的例子,用图形追踪一个时间过程,以识别和研究变化的来源并改进性能。

● 树形图是一个团队工作的例子,用来把一个大目标分解成更小的、详细的行动,完成这些行动就能达到整体目标。

● 头脑风暴是一个创意工作的例子,涉及一个小组共同努力,针对一个特定的主题,创造性和高效地收集大量的想法。头脑风暴可以在结构化的(轮流的)或非结构化的环境中进行,也可以安静地或大声地进行。

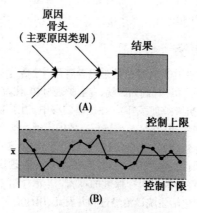

图 33.2 鱼骨图(A)和控制图(B)的例子;
质量改进工具包的两个基本组成部分
(资料来源:引自参考文献[9])

根本原因分析[6,10]

根本原因分析(root cause analysis,RCA)是一种回顾性工具,可以用来识别不良事件和具体失败的原因,改变这些原因可以防止错误再次发生。RCA 的目标是关注错误的原因,而不是追究责任。它提出一个问题:"什么情况下一个理性的人作出理性的决定,却导致了不好的结果?"[3]这个团队由 4 ~ 6 个不同部门的人组成,也可包括患者和家庭成员。执行 RCA 有六个步骤:①准确地识别发生了什么;②确定在理想情况下应该发生的事情;③确定导致事件发生的原因和因素;④产生因果陈述(原因、影响和事件);⑤为防止未来发生类似的情况提出建议;⑥与其他相关成员分享发现和事件概要。

失效模式与效应分析[6,9]

失效模式和效应分析(Failure Mode and Effects Analysis,FMEA)是一种工具,它专注于识别过程中的潜在故障,并采取主动措施避免此类故障,从而减少不良事件和潜在危害。FMEA 包括:描述过程中的步骤,可能出错的地方,为什么会出错,以及出错的后果。因此,与 RCA(反应性)相反,FMEA 是一个主动的过程,它试图在事件真正发生之前识别潜在的故障及其影响。

转移 / 切换

医疗护理中的转移指的是患者离开一个医疗机构并转移到另一个医疗机构(例如医院、专业护理机构、住院康复机构、家庭照护、初级护理医师)。在这些转移中,为了避免混淆患者的病情和用药情况,必须进行有效的沟通。这个过程中的差错可能导致伤害 / 不良事件、重复检查、不一致的监测和普遍的用药错误。这些错误会影响患者安全、护理质量和健康结果,并最终导致对医疗保健的不满[7]。治疗组之间传递的关键信息应包括住院诊治经过和并发症、用药史和手术史、相关结果(实验室、放射学)、手术和操作报告、用药情况、过敏史、预设医疗指示和联系信息(近亲属)。医疗服务提供者、患者和家庭成员进行良好的沟通和对关键要素进行口头讨论,对确保安全转移至关重要[11]。

(徐丽丽 译,刘丽琨 校)

参考文献

1. Health and Medicine Division of the National Academies of Sciences, Engineering, and Medicine. http://www.nationalacademies.org/hmd

2. Quality Improvement U.S. Department of Health and Human Services Health Resources and Services Administration. April 2011.

3. IOM. Shaping the Future for Health. The National Academy of Sciences; March 2001

4. Kalra L, Yu G, Wilson K, Roots P. Medical complications during stroke rehabilitation. *Stroke*. 1995;26:990–994.

5. The American Board of Physical Medicine and Rehabilitation Maintenance of Certification Booklet of Information 2015–2016.

6. Institute for Health Care Improvement. http://www.ihi.org

7. Centers for Medicare and Medicaid Services. PDSA Cycle Template. www.CMS.gov

8. How to Improve. http://www.ihi.org/resources/Pages/HowtoImprove/default.aspx

9. Six Sigma Quality. www.SixSigma.com

10. Cristian A, Batmangelich S. *Physical Medicine and Rehabilitation Patient Centered Care: Mastering the Competencies*. New York, NY: Demos Medical Publishing; 2015.

11. National Transitions of Care Coalition. *Improving Transitional Communications*. September 2010.

推荐阅读

CARF International. http://www.carf.org/home

Brassard, M, Ritter D. *The Memory Jogger II Healthcare Edition*. Salem, NH: GOAL/QPC. 2008.

缩 略 语

2D	two-dimensional	二维
6MWT	6-minute walk test	6分钟步行试验
AAPM&R	American Academy of Physical Medicine and Rehabilitation	美国物理医学与康复学会
ABI	ankle-brachial index	踝臂指数
ABPMR	American Board of Physical Medicine and Rehabilitation	美国物理医学与康复委员会
AC	acromioclavicular	肩锁关节
ACC	American College of Cardiology	美国心脏病学会
ACCP	American College of Chest Physicians	美国胸科医师学会
ACL	anterior cruciate ligament	前交叉韧带
ACPA	anticitrullinated protein antibody	抗瓜氨酸蛋白抗体
ACSM	American College of Sports Medicine	美国运动医学院
ADL	activities of daily living	日常生活活动
ADM	abductor digiti minimi	小指展肌
AFO	ankle-foot orthosis	踝足矫形器
AHA	American Heart Association	美国心脏协会
AHCPR	Agency for Health Care Policy and Research	卫生保健政策和研究机构
AHRQ	Agency for Healthcare Research and Quality	美国卫生保健研究与质量管理处
AIDP	acute inflammatory demyelinating polyradiculoneuropathy	急性炎症性脱髓鞘性多发性神经根神经病

AKA	above-knee amputation	膝上截肢
ALARA	As Low As Reasonably Achievable	合理抑低
ALND	axillary lymph node dissection	腋窝淋巴结清扫术
ALS	amyotrophic lateral sclerosis	肌萎缩侧索硬化
ALT	alanine transaminase	丙氨酸转氨酶
ANA	antinuclear antibody	抗核抗体
AOS	apraxia of speech	言语失用
AP	action potential	动作电位
APB	abductor pollicis brevis	拇短展肌
APL	abductor pollicis longus	拇长展肌
AS	ankylosing spondylitis	强直性脊柱炎
ASA	acetylsalicylic acid；American Stroke Association	乙酰水杨酸；美国脑卒中协会
ASIA	American Spinal Injury Association	美国脊髓损伤协会
AST	aspartate transaminase	天冬氨酸转氨酶
AT	anaerobic threshold	无氧阈
ATFL	anterior talofi bular ligament	距腓前韧带
AVERT	A Very Early Rehabilitation Trial	早期康复试验
AVM	arteriovenous malformation	动静脉畸形
AVN	avascular necrosis	缺血性坏死
BESS	Balance Error Scoring System	平衡误差评分系统
BKA	below-knee amputation	膝下截肢
BMD	Becker muscular dystrophy；bone mineral density	贝克肌营养不良症；骨密度
BTX-A	botulinum toxin-A	肉毒毒素 -A

BW	birth weight	出生体重
BZD	benzodiazepine	苯二氮䓬类
CABG	coronary artery bypass graft	冠状动脉旁路搭桥术
CAD	coronary artery disease	冠状动脉疾病
CARF	Commissionon Accreditation of Rehabilitation Facilities	康复设备鉴定委员会
CASH	cruciform anterior spinal hyperextension	十字形前脊髓过伸
CBPP	congenital brachial plexus palsy	先天性臂丛神经麻痹
CC	coracoclavicular	喙锁
CDT	complete decongestive therapy	完全解除充血疗法
CEA	carotid endarterectomy	颈动脉内膜切除术
CF	cystic fibrosis	囊性纤维化
CFL	Calcaneofibular ligament	跟腓韧带
CHF	congestive heart failure	充血性心力衰竭
CIC	clean IC	清洁 IC
CIDP	chronic inflammatory demyelinating polyneuropathy	慢性炎症性脱髓鞘性多发性神经病
CIMT	constraint-induced movement therapy	强制性使用运动疗法
CIPN	chemotherapy-induced peripheral neuropathy	化疗诱导性周围神经病
CK	creatine kinase	肌酸激酶
CMAP	compound motor action potential	复合运动动作电位
CMS	Centers for Medicare and Medicaid Services	医疗保险和医疗补助服务中心
CMV	cytomegalovirus	巨细胞病毒
CNS	central nervous system	中枢神经系统

CO	cardiac output	心输出量
COG	center of gravity	重心
COPD	chronic obstructive pulmonary disease	慢性阻塞性肺疾病
COX-2	cyclooxygenase-2	环氧化酶 -2
CP	cerebral palsy	脑瘫
CPP	cerebral perfusion pressure	脑灌注压
CPU	central processing unit	中央处理器
CR	cardiac rehabilitation	心脏康复
CRD	complex repetitive discharge	复合重复放电
CRP	C-reactive protein	C 反应蛋白
CRPS	complex regional pain syndrome	复杂性区域疼痛综合征
CRS-R	JFK Coma Recovery Scale-Revised	修正 JFK 昏迷恢复量表
CSF	cerebrospinal fluid	脑脊液
CSW	cerebral salt wasting	脑耗盐
CTS	carpal tunnel syndrome	腕管综合征
CV	conduction velocity	传导速度
CVA	cerebrovascular accident	脑血管意外
DAI	diffuse axonal injury	弥漫性轴索损伤
DAPRE	Daily Adjusted Progressive Resistance Exercise	每日调整渐进抗阻训练
DBP	diastolic blood pressure	舒张压
DF	dorsiflexion	背屈
DI	diabetes insipidus	尿崩症
DIP	distal interphalangeal	远端指间关节
DJD	degenerative joint disease	退行性关节病

DMOAD	disease-modifying osteoarthritis drug	改变病情的骨关节炎药物
DOAC	direct oral anticoagulant	直接口服抗凝血药
DRG	dorsal root ganglion	背根神经节
DRS	Disability Rating Scale	残疾等级量表
DSD	detrusor-sphincter dyssynergia	逼尿肌括约肌协同失调
DVT	deep venous thrombosis	深部静脉血栓形成
DXA	dual-energy x-ray absorptiometry	双能量 X 线吸收测定法
EBV	Epstein-Barr virus	EB 病毒
ECF	extracellular fluid	细胞外液
ECM	extracellular matrix	细胞外基质
ECOG	Eastern Cooperative Oncology Group	东部肿瘤协作组
ECRB	extensor carpi radialis brevis	桡侧腕短伸肌
ECRL	extensor carpi radialis longus	桡侧腕长伸肌
EDB	extensor digitorum brevis	趾短伸肌
EMD	Emery-Dreifuss muscular dystrophy	Emery-Dreifuss 肌营养不良
EPB	extensor pollicis brevis	拇短伸肌
EPP	end plate potential	终板电位
ES	electrical stimulation	电刺激
ESI	epidural steroid injection	硬膜外类固醇注射
ESR	erythrocyte sedimentation rate	红细胞沉降率
EULAR	European League Against Rheumatism	欧洲风湿病防治联合会
FAST	Fitness Arthritis and Seniors Trial	

FCU	flexor carpi ulnaris	尺侧腕屈肌
FEESST	Fiberoptic Endoscopic Evaluation of Swallowing WithSensory Testing	纤维内镜下吞咽功能评定感觉测试
FES	functional electrical stimulation	功能电刺激
fib	fibrillation	纤维颤动
FIM	Functional Independent Measure	功能独立性测量
FM	fibromyalgia	纤维肌痛
FMEA	Failure Mode and Effects Analysis	失效模式与效应分析
FRC	functional residual capacity	功能残气量
FSH	follicle-stimulating hormone	卵泡刺激素
FSHD	facioscapulohumeral muscular dystrophy	面肩肱型肌营养不良
FVC	forced vital capacity	用力肺活量
GBM	glioblastoma multiforme	多形性胶质母细胞瘤
GBS	Guillain-Barré syndrome	Guillain-Barré 综合征
GCS	Glasgow Coma Scale	格拉斯哥昏迷量表
GERD	gastroesophageal reflux disease	胃食管反流疾病
GFR	glomerular filtration rate	肾小球滤过率
GGT	gamma-glutamyl transferase	γ-谷氨酰胺转移酶
GH	glenohumeral	盂肱
GI	gastrointestinal	胃肠道的
GOAT	Galveston Orientation Amnesia Test	加尔维斯顿定向遗忘试验
GRF	ground reactive force	地面反作用力
H&P	history and physical examination	病史与体格检查

HA	headache	头痛
HDL	high-density lipoprotein	高密度脂蛋白
HFS	hip fracture surgery	髋部骨折手术
HIT	heparin-induced thrombocy-topenia	肝素诱发的血小板减少症
HLA	human leukocyte antigen	人类白细胞抗原
HMSN	hereditary motor sensory neuropathy	遗传性运动感觉神经病
HO	heterotopic ossification	异位骨化
HR	heart rate	心率
HTN	hypertension	高血压
IADL	instrumental activities of daily living	工具性日常生活活动
IAPV	intermittent abdominal pressure ventilation	间歇性腹压通气
IASP	International Association for the Study of Pain	国际疼痛研究学会
IBP	inflammatory back pain	炎症性背痛
IC	intermittent catheterization; internal capsule	间歇性导尿术;内囊
ICP	intracranial pressure	颅内压
IGF-1	insulin-like growth factor-1	胰岛素样生长因子-1
IHI	Institute for Healthcare Improvement	医疗卫生质量改进委员会
INR	international normalized ratio	国际标准化比值
IOM	Institute of Medicine	医学会
IP	interphalangeal	指间的
IPCD	intermittent pneumatic compression device	间歇式气动压缩装置

IPPV	intermittent positive pressure ventilation	间歇正压通气
ITB	iliotibial band;intrathecal baclofen	髂胫束;鞘内注射巴氯芬
IVH	intraventricular hemorrhage	脑室内出血
IVIG	intravenous immunoglobulin	静脉滴注免疫球蛋白
JAK	janus kinase	Janus 激酶
JIA	juvenile idiopathic arthritis	青少年特发性关节炎
KAFO	knee ankle foot orthosis	膝 - 踝 - 足矫形器
KF	knee flexion	屈膝
KPS	Karnofsky Performance Scale	远期生活质量评估
LBP	low back pain	腰痛
LDL	low-density lipoprotein	低密度脂蛋白
LDUH	low-dose unfractionated heparin	低剂量普通肝素
LEAP	Lower Extremity Assessment Project	下肢评估项目
LEMS	Lambert-Eaton myasthenic syndrome	Lambert-Eaton 肌无力综合征
LH	luteinizing hormone	黄体生成素
LIV	low-intensity vibration	低强度振动
LLQ	left lower quadrant of the abdomen	左下腹部
LMN	lower motor neuron	下运动神经元
LMWH	low-molecular-weight heparin	低分子量肝素
LOC	loss of consciousness	意识丧失
LT	light touch	轻触
MAC	manually assisted cough	手法辅助咳嗽
MAO	monoamine oxidase	单胺氧化酶

MBS	modified barium swallow	改良吞钡检查
MCA	middle cerebral artery	大脑中动脉
MCL	medial collateral ligament	内侧副韧带
MCP	metacarpophalangeal	掌指的
MCS	minimally conscious state	微弱意识状态
MEPP	miniature end plate potential	微终板电位
MG	myasthenia gravis	重症肌无力
MI	myocardial infarction	心肌梗死
MLD	manual lymphatic drainage	徒手淋巴引流
MPZ	myelin protein zero	髓鞘蛋白 0
MS	multiple sclerosis	多发性硬化
MSC	mesenchymal stem cell	间质干细胞
MTX	methotrexate	甲氨蝶呤
MU	motor unit	运动单位
MUAP	motor unit action potential	运动单位动作电位
mV	millivolt	毫伏
MVA	motor vehicle accident	机动车事故
MWD	microwave diathermy	微波透热疗法
NASCET	North American Symptomatic Carotid EndarterectomyTrial	北美症状性颈动脉内膜切除术试验
NCS	nerve conduction study	神经传导研究
NCV	nerve conduction velocity	神经传导速度
NDT	neurodevelopmental treatment	神经发育疗法
NIH	National Institutes of Health	国立卫生研究院
NMES	neuromuscular electrical stimulation	神经肌肉电刺激
NMJ	neuromuscular junction	神经肌肉接头

NOAC	novel oral anticoagulant	新口服抗凝药
NOF	National Osteoporosis Foundation	美国国家骨质疏松症基金会
NPUAP	National Pressure Ulcer Advisory Panel	国家压疮咨询委员会
NSAID	nonsteroidal anti-inflammatory drug	非甾体类抗炎药
NT	not testable	不可测试的
NTD	neural tube defect	神经管缺陷
NYHA	New York Heart Association	纽约心脏学会
OA	osteoarthritis	骨关节炎
O-Log	Orientation Log	方位记录
OP	osteoporosis	骨质疏松症
ORIF	open reduction internal fixation	切开复位内固定术
OT	occupational therapy	作业疗法
PAID	paroxysmal autonomic instability with dystonia	阵发性自主神经不稳定伴肌张力障碍
PAS	periodic acid–Schiff	过碘酸 - 希夫
PCF	peak cough flow	咳嗽峰流量
PCI	percutaneous coronary intervention	经皮冠状动脉介入疗法
PCL	posterior cruciate ligament	后交叉韧带
PD	Parkinson's disease	帕金森病
PDSA	Plan-Do-Study-Act	计划 - 执行 - 研究 - 行动
PE	pulmonary embolism	肺栓塞
PF	plantar flexion	跖屈
PFO	patent foramen ovale	卵圆孔未闭

PIP	practice improvement project; proximal interphalangeal	时间改进项目;近端指间关节
PLS	primary lateral sclerosis	原发性侧索硬化症
PLSO	posterior leaf spring orthosis	后钢板弹簧矫形器
PMC	pontine micturition center	脑桥排尿中枢
PMPS	post-mastectomy pain syndrome	乳房切除术后疼痛综合征
PNF	proprioceptive neuromuscular facilitation	本体感觉神经肌肉促进技术
PNS	peripheral nervous system	周围神经系统
PP	pinprick	针刺
PPE	preparticipation evaluation	准备性评价
PPS	post-polio syndrome	小儿麻痹症后综合征
PR	pulmonary rehabilitation	肺疾病康复
PRP	platelet-rich plasma	富血小板血浆
PsA	psoriatic arthritis	银屑病关节炎
PSW	positive sharp wave	正尖波
PT	physical therapy;protime	物理治疗;凝血酶原时间
PTA	post-traumatic amnesia	创伤性遗忘
PTFL	posterior talofibular ligament	距腓后韧带
PTPS	post-thoracotomy pain syndrome	胸口切开术后疼痛综合征
PVL	periventricular leukomalacia	脑室周围白质软化病
PWB	partial weight bearing	部分负重
QI	quality improvement	质量改进
QSART	Quantitative Sudomotor Axon Reflex Testing	定量催汗神经轴突反射试验
RA	rheumatoid arthritis	风湿性关节炎

RAS	reticular activating system	网状激活系统
RCA	root cause analysis	根本原因分析
RCT	randomized controlled trial	随机对照试验
RF	rheumatoid factor	类风湿因子
RFS	radiation fibrosis syndrome	放射性纤维化综合征
RHD	right hemisphere damage	右半球损伤
RICE	rest, ice, compression, and elevation	休息, 冰敷, 加压, 抬高
RM	repetition maximum	最大重复
RNS	repetitive nerve stimulation	反复神经刺激
RPE	Rating of Perceived Exertion	自感用力度分级
RSD	reflex sympathetic dystrophy	反射性交感神经营养不良
RV	residual volume	残气量
SACH	solid ankle cushioned heel	硬质脚踝缓冲鞋跟
SAH	subarachnoid hemorrhage	蛛网膜下腔出血
SBP	systolic blood pressure	收缩压
SCAT5	Sport Concussion Assessment Tool 5th edition	运动性脑震荡评估工具第 5 版
SCI	spinal cord injury	脊髓损伤
SCIWORA	SCI without radiographic abnormality	无影像学异常的 SCI
SCS	spinal cord stimulator	脊髓刺激物
SDHs	subdural hemorrhage	硬膜下出血
SEP	somatosensory evoked potential	躯体感觉诱发电位
SFEMG	single-fiber EMG	单纤维肌电图
SGA	small for gestational age	小于胎龄儿
SI	sacroiliac	骶髂的

SIADH	syndrome of inappropriate antidiuretic hormone	抗利尿激素分泌不足综合征
SIJ	sacroiliac joint	骶髂关节
SIS	second impact syndrome	第二冲击综合征
SLAP	superior labral tear from anterior to posterior	上唇前后撕裂
SMA	spinal muscular atrophy	脊髓性肌萎缩
SNAP	sensory nerve action potential	感觉神经动作电位
SNRB	selective nerve root block	选择性神经根阻滞
SNRI	serotonin–norepinephrine reuptake inhibitor	血清素-去甲肾上腺素再摄取抑制剂
SpA	seronegative spondyloarthropathy	血清阴性脊柱关节病
SPLATT	split anterior tibial tendon transfer	胫前肌腱分离转移
SSA	sulfasalazine	柳氮磺胺吡啶
SSRI	selective serotonin reuptake inhibitor	选择性5-羟色胺再摄取抑制剂
STIR	short T1 inversion recovery	短T1反转恢复
SV	stroke volume	每搏输出量
SWD	shortwave diathermy	短波透热疗法
TBI	traumatic brain injury	脑外伤
TCM	Traditional Chinese Medicine	传统中国医学
TD	terminal device	终端设备
TF	transfemoral	经股的
TG	triglyceride	甘油三酯
TH	transhumeral	经肱骨
THA	total hip arthroplasty	全髋关节置换术

TKA	total knee arthroplasty	全膝关节置换术
TLC	total lung capacity	肺总量
TLSO	thoracolumbosacral orthosis	胸腰骶矫形支具
TMJ	temporomandibular joint	颞下颌关节
TNF	tumor necrosis factor	肿瘤坏死因子
TNF-α	tumor necrosis factor-alpha	肿瘤坏死因子-α
tPA	tissue plasminogen activator	组织型纤溶酶原激活物
TR	transradial	经桡骨的
TSBA	total body surface area	总体表面积
TSF	tibial stress fracture	胫骨应力性骨折
TT	transtibial	经胫骨
TUG	Timed Up and Go	起立行走试验
TV	tidal volume	潮气量
UMN	upper motor neuron	上运动神经元
UPDRS	unified Parkinson's disease rating scale	统一帕金森病评分量表
US	ultrasound	超声
UTI	urinary tract infection	尿道感染
UV	ultraviolet	紫外线
UVA	ultraviolet A	紫外线A
UVB	ultraviolet B	紫外线B
VATS	video-assisted thoracoscopic surgery	电视辅助胸腔镜手术
VC	vital capacity	肺活量
V_{CO_2}	carbon dioxide production	二氧化碳生成量
VCUG	voiding cysto-urethrogram	膀胱尿路造影
V_E	pulmonary ventilation	肺通气量

续表

VKA	vitamin K antagonist	维生素 K 拮抗物
VMO	vastus medialis oblique	股内侧斜肌
VTE	venous thromboembolism	静脉血栓栓塞
WB	weight bearing	负重
WBAT	weight bearing as tolerated	容许承重
WBC	white blood cell	白细胞
XRT	radiation therapy	放射疗法